W0011485

Miriam Meckel
Mein Kopf gehört mir

Miriam Meckel

Mein Kopf gehört mir

Eine Reise durch die schöne neue Welt
des Brainhacking

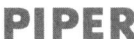

Mehr über unsere Autoren und Bücher:
www.piper.de

ISBN 978-3-492-05907-7
2. Auflage 2018
© Piper Verlag GmbH, München 2018
Satz: Kösel Media GmbH, Krugzell
Gesetzt aus der Minion Pro
Litho: Lorenz & Zeller, Inning am Ammersee
Druck und Bindung: GGP Media GmbH, Pößneck
Printed in Germany

Where is my mind?
Pixies, 1988

Inhalt

Kopfbahnhof

Bitte einsteigen und mitdenken

Immer schon war ich anfällig dafür, Dinge auszuprobieren, die mir nicht guttun. Auch gehe ich gerne mal volles Risiko, ohne darüber nachzudenken, was das mit mir machen könnte. Und so ist die Entscheidung für dieses Buch an einem Tag im April 2017 in Boston, Massachusetts, gefallen. Nach 36 Stunden ohne Schlaf und Essen setzte eine prägende Erkenntnis ein: Das Gehirn ist ein sehr feines System, absolut faszinierend, gleichzeitig aber auch noch weitgehend unverstanden, unberechenbar. Wir sollten vorsichtig mit ihm umgehen, respektvoll, bevor es zu spät ist.

Ich hatte in Boston gerade meine erste Erfahrung im Brainhacking gemacht, hatte ein Gerät ausprobiert, mit dem man sein Gehirn ankurbeln kann, um aktiver oder entspannter zu werden. Mit einer App steuert man niedrigschwelligen Strom über zwei Elektroden am Kopf ins Gehirn. Der Strom soll das vegetative Nervensystem beeinflussen, um für mehr Energie oder Entspannung zu sorgen. Eine interessante Erfahrung. Der Test hat bei mir gewirkt. Ich war sehr energetisch. So energetisch, dass ich mich mehrmals übergeben musste, an Essen oder Schlafen die nächsten 36 Stunden nicht zu denken war. Diese Optimierung des Gehirns hat sich alles andere als optimal angefühlt.

Hinter dieser misslungenen Erkundungsübung steckt die Vorstellung, es könne gelingen, sich über die Ankurbelung der geistigen Kräfte noch mehr Schwung zu verleihen, erfolgreicher, begehrter und vielleicht auch glücklicher zu werden. Sie passt perfekt in unsere Zeit. Denn dies ist die Zeit der

9

Selbstverbesserungswilligen. Fast schon prophetisch mutet in diesem Zusammenhang ein Satz an, der dem US-Managementguru Peter F. Drucker (1909–2005) zugeschrieben wird: »Was du nicht messen kannst, kannst du nicht managen.« Drucker dachte dabei sicherlich an das Management von Unternehmen, das sich an vergleichbaren Kennzahlen orientieren sollte. Heute ist diese einfache Formel zu einem Leitsatz unseres gesamten Lebens geworden: Selbststeuerung zugunsten von Selbstverbesserung, und zwar auf allen Ebenen – bis hinauf ins Gehirn.

Fast alles, was wir tun, kann vermessen und also auch verglichen werden. Mit Fitnessarmbändern, Uhren und anderen technischen Geräten ist es möglich, die eigene Leistungsfähigkeit zu erfassen, Schritte, Kalorienverbrauch, Stresslevel zu messen. Zählen und messen alleine reicht aber nicht. Es muss doch auch möglich sein, besser zu werden. Fitnessstudios versprechen, knappe zwanzig Minuten elektronischer Muskelstimulation einmal pro Woche reichten aus, um fit zu werden. Mehr Effizienz und Effektivität sorgen für ein glücklicheres Leben, für mehr Erfolg, Anerkennung, und gesünder ist das alles auch noch. Das Netzwerk »The Quantified Self« (quantifiedself.com) hat sich selbst das Credo »self knowledge through numbers« verpasst. Es ist vielleicht kein Zufall, dass die deutsche Übersetzung doppeldeutig anmutet: »the quantified self« – das vermessene Selbst.

Die Selbstvermesser haben sich erst einmal den Körper vorgeknöpft: mehr Bewegung, mehr Sport, kontrollierter Schlaf, gesünderes Essen, Smoothies, Detox, wohin das Auge reicht. Aber damit nicht genug. Inzwischen sind Selbstvermessung und Selbstverbesserung uns wortwörtlich zu Kopfe gestiegen. Auch das Denken muss besser werden. Was einmal mit Dr. Kawashimas Gehirnjogging begann, ist längst zu einem Wettrennen um die Leistungsfähigkeit des Gehirns geworden, dem kein Hilfsmittel fremd ist. Die Annahme, man könnte das eigene Denken mit technischen Mitteln schneller, präziser, besser machen – nichts anderes bedeutet Brainhacking –, übt heute einen ungeheuren Reiz auf immer mehr Menschen aus.

Es gab noch einen Nachklapp zu der Geschichte in Boston. Niemand wusste von meinem Selbstversuch. Tage später, alles war für mein Empfinden wieder normal, reiste ich zurück nach Berlin. Als ich nach Hause kam, machte meine Frau mir die Tür auf und sah mich erschrocken an: »Wie siehst du denn aus?« Was mir selbst in meiner offenbar verzerrten Wahrnehmung noch gar nicht aufgefallen war, hatte Anne sofort gesehen. Mein Gesicht sah anders aus. An der Stelle, an der die vordere Elektrode gesessen hatte, wirkte es wie eingedrückt. So als hätte jemand meinen Kopf mal kurz in einen Schraubstock gelegt und ein bisschen zugedreht. »Da kann man ja Angst kriegen«, sagte meine Frau. Das kann nicht die Logik der Selbstverbesserung sein. Man kann plötzlich ganz super denken, aber bleibt leider allein.

Nach ein paar weiteren Tagen war alles weg, ich sah wieder normal aus. Aber auf den Fotos, die ich an den Tagen nach dem Experiment gemacht habe, sehe ich, was da war: Ich bin mir fremd auf diesen Bildern. Das ist eine treffende Metapher für dieses Buch. Wenn wir sorglos an unserem Gehirn herumschrauben, glauben, wir könnten unsere Denkfähigkeit, unsere Stimmungslagen und Gefühle beliebig beeinflussen und verändern, dann ist das eine gefährliche, auch überhebliche Annahme. Statt besser, schneller und effizienter zu denken, treiben wir uns vielleicht einfach in den Wahnsinn. Aus dem Versuch der Selbstoptimierung wird dann Selbstbeschädigung. Denn im Gehirn steckt der Kern unserer Persönlichkeit. Das Gehirn zu manipulieren heißt, die Persönlichkeit zu manipulieren. Das Gesicht der Menschheit wird sich verändern, wenn wir beginnen, unser Gehirn als Zone stetiger Selbstverbesserung und als ökonomische Ressource zu begreifen. Wir werden einander fremd werden. Uns selbst auch.

Doch hinter dem Ehrgeiz, das Denken zu optimieren, steckt bereits eine ganze Industrie. Schließlich steigt der

Druck auf jeden Einzelnen, immer und überall voll einsatz- und leistungsbereit zu sein. Medikamente, wie Ritalin oder Modafinil, werden eingesetzt, um besondere Leistungen zu erbringen, zum Beispiel in Prüfungs- oder beruflichen Belastungsphasen, man spricht dann von pharmakologischem Neuro-Enhancement. Neurostimulationen durch am Kopf befestigte Elektroden sollen – wie in meinem eigenen Brainhacking-Experiment – das Gehirn und den dazugehörigen Menschen innerhalb von zehn Minuten in die situativ gerade notwendige Aktivitäts- oder Ruhephase versetzen. Überhaupt ginge alles sehr viel schneller, wenn man nicht mehr tippen, wischen oder klicken müsste, um einen Computer oder ein Smartphone zu betätigen. Am besten wäre es doch, ich könnte meine Nachrichten an andere gleich zu ihnen rüberdenken. Auch dieses Buch wäre viel schneller in den Computer gedacht als getippt.

Wenn die optimale Leistungsfähigkeit und das optimale Ergebnis Maßstab für das Denken werden, bekommen wir ein Problem. Denn so geht Denken nicht. Man setze sich auf einen Stuhl und nehme sich fest vor, jetzt eine zündende Idee für einen Text, ein Start-up, ein neues Produkt, ein Musikstück zu haben. Es wird dann viel geschehen. Der Druck steigt, die Anspannung auch, der Frust kommt, nur eines kommt ganz sicher nicht: die gute Idee.

Das Gehirn als Produktivkraft zu betrachten, die sich in ihrer Leistung optimieren lässt, verändert nicht nur das Denken über das Gehirn. Es verändert auch das Menschenbild. Nur die Schnelldenker kommen weiter. Die anderen müssen schauen, wie sie sich und ihr Gehirn selbst optimieren können. Und wer dafür kein Geld hat, darf nicht mehr mitmachen, wird Teil des Hirnprekariats. Das wäre dann eine neue Zeit, in der die Möglichkeiten im Leben gänzlich von der eigenen kognitiven Leistungsfähigkeit abhängen – die Zeit des Neurokapitalismus. Der Anschluss an die Hirn-Daten-Cloud für 299 Euro im Monat ist zu teuer? Da bleibt leider nur Hartz-IV für die allzu ergrauten Zellen.

Es gibt die moderne Legende, wir nutzten nur zehn Prozent unserer Gehirnleistung. Sie ist schlicht falsch. Aber das ändert nichts daran, dass sie sich im Bewusstsein vieler Menschen hält wie eine Klette in Schurwolle. Passt sie doch auch allzu perfekt in die Logik der neuen Effizienz des Denkens. 90 Prozent ungenutzte Ressourcen? Da muss ja ranzukommen sein, neuronale Goldgräberstimmung. Aus diesem Unsinn hat Luc Besson, einer der großartigen Regisseure Hollywoods, sogar kürzlich noch einen ganzen Film gemacht. Der ist so schlecht, dass man den Regisseur eigentlich wegen Beleidigung der geistigen Kräfte verklagen müsste. Und doch landete er gleich nach Filmstart auf Platz eins der deutschen Kinocharts. »Lucy«, das ist die Geschichte einer Frau, die durch eine Überdosis Drogen übermächtige Kräfte verliehen bekommt. Ihr Gehirn dreht auf, und Lucy kann alle Energien um sie herum für sich nutzen, kann über elektromagnetische Felder SMS in die Welt schicken. Sie sieht die Vergangenheit und die Zukunft und blickt in fremde Galaxien. Und als ihr Gehirn tatsächlich 100 Prozent Leistung erreicht hat, wird sie zu purer Energie, zu einem allgegenwärtigen Bewusstsein, das entkoppelt von ihrem Körper existieren kann.

So weit muss man vielleicht nicht gleich gehen. Aber die Vorstellung, wir könnten mithilfe von Medikamenten, Stromstößen oder dauerhaften Implantaten im Kopf mehr aus unserem Gehirn herausholen, ist ein Dauerbrenner. Der amerikanische Psychologe und Philosoph William James schrieb vor mehr als hundert Jahren: »Wir nutzen nur einen kleinen Teil unserer mentalen und physischen Ressourcen.«[1] Seitdem denkt die Menschheit immer wieder darüber nach, ob und wie es möglich sein kann, die Leistung des Gehirns zu verbessern, um die Schwächen und Defizite auszubügeln, die jeder gelegentlich bei sich selbst erkennen kann. Aber kann das funktionieren?

Wenn ich mir morgens einen Kaffee mache, geht das beinahe automatisch. Ein »No-Brainer«, eine Handlung, die fast keinen geistigen Aufwand verlangt. Das ist ein Irrtum. Um

13

einen Kaffee zu machen, muss ich in die Küche gehen, mich der Kaffeemaschine nähern, den An-Knopf drücken, wahrscheinlich Wasser nachfüllen, weil das sonst wieder keiner gemacht hat, in jedem Fall Kaffee, dann die Tasse unter den Auslass stellen und womöglich auch noch Milch und Zucker hinzugeben. Damit das klappt, tobt in meinem Gehirn ein Gewittersturm der Neuronen, von dem ich nichts merke. Zahlreiche Areale im Gehirn ändern ihre Aktivität, sodass Bedürfnisse (»jetzt einen Kaffee«), Bewegungen (»Knopf drücken«) und Sinnesreize (»hmm, lecker ...«) miteinander koordiniert werden. Wenn man sich mithilfe der funktionellen Magnetresonanztomografie anschauen würde, was im Hirn passiert, um einen einzigen Kaffee zu machen, würde man sich wohl wundern, wie oft das unfallfrei klappt.

Uns ist gar nicht bewusst, wie hochkomplex selbst banalster Alltag ist und welch unglaubliche Leistungen unser Gehirn in jeder Sekunde vollbringt. Stattdessen wollen wir einfach immer mehr. Früher haben wir Mofas und Autos frisiert, heute sind unsere grauen Zellen dran. Wir stehen noch am Anfang einer Entwicklung rund um das Gehirn als neuem Objekt der Begierde nach Selbstoptimierung. Doch der bessere Mensch scheint bereits zum Greifen nahe, wenn man mit Pillen, Stromstößen oder der Verbindung von Gehirn und Computer, von menschlicher und Künstlicher Intelligenz nachhelfen kann. Oder sagen wir lieber: der schneller und effizienter denkende Mensch scheint zum Greifen nahe. Ob es auch der bessere ist?

Damit stehen wir am Anfang einer Auseinandersetzung um die Möglichkeiten des Brainhacking, die nicht nur jeder Einzelne mit sich selbst führen muss. Es wird eine gesellschaftliche Debatte darüber geben müssen, was möglich und wünschenswert ist. Wo muss das Gehirn als Zentrum des Denkens und der individuellen Persönlichkeit geschützt werden? Welche Ansprüche haben wir an unsere geistige Selbstbestimmung, auch an geistige Intimität und den Schutz privater Gedanken? Und wer wird sie gewährleisten können?

14

Werden wir selbst künftig noch das Recht haben, auf diese Gewährleistung zu pochen? Welche Pflichten haben wir selbst dabei, welche Verantwortung?

Ich bin keine Neurowissenschaftlerin, und ich möchte auch nicht so tun, als wäre ich eine. Mit vielen Forscherinnen und Forschern, Expertinnen und Experten habe ich für dieses Buch gesprochen. Sie alle wissen viel mehr über das Gehirn, als ich je wissen werde. Die Fragen aber, die ich in diesem Buch stelle, gehen nicht nur die Hirnexperten etwas an. Sie betreffen jeden Menschen, der für sich selbst entscheiden möchte, was mit seinem Gehirn und seinem Bewusstsein geschehen soll. Es sind keine wissenschaftlichen Spezialfragen, sondern sie betreffen die Zukunft unserer Menschlichkeit, unserer Eigenständigkeit und unserer Freiheit. Deshalb können wir die Antworten nicht allein den Neurowissenschaftlern überlassen. Wir müssen sie selbst finden.

Als ich vor Jahren begann, mich mit dem Thema zu beschäftigen, kam mir ein Satz in den Sinn, der nun Titel dieses Buches geworden ist: »Mein Kopf gehört mir.« Es ist ein Satz, der ein historisches Echo in sich trägt. Er beschreibt einen anderen Kampf um Selbstbestimmung, der unsere Gesellschaft verändert hat. In den Siebzigerjahren nahm endlich auch in Deutschland die Frauenbewegung Tempo auf. Unter dem Motto »Mein Bauch gehört mir« kämpften Frauen für das Recht auf Abtreibung als Ausdruck der Selbstbestimmung über den eigenen Körper und das eigene Leben.

Dafür reicht es nicht, sich gegen etwas entscheiden zu können. Es gehört das Recht dazu, sich nicht für etwas entscheiden zu müssen. Darum geht es, wenn das Gehirn zur neuen Eroberungszone im Neurokapitalismus wird und wir alle und jeder Einzelne von uns vor vollkommen neue Herausforderungen gestellt werden. Wird Denken eine Frage des Geldes? Haben wir auch zukünftig die Wahl, mit unserer Intelligenz, unseren kognitiven Leistungen zufrieden zu sein, wenn es doch immer mehr Möglichkeiten gibt, sie aufzupolieren, zu verbessern? Haben wir die Wahl, unser Denken privat zu hal-

15

ten, wenn neue Technologien es möglich machen, Gedanken direkt aus dem Gehirn zu lesen und über die digitalen Netzwerke auszutauschen? Haben wir die Wahl, uns für die Unversehrtheit unseres Gehirns zu entscheiden, wenn eine wachsende Zahl von Menschen keine Probleme mehr damit hat, sich über Elektroden, Computerchips oder Nanosonden Zugänge zu ihrem Gehirn legen zu lassen, um Teil eines globalen Netzwerks der Kommunikation und des Wissens zu werden, angeschlossen an eine Datencloud, auf die wir mit jedem Gedanken zugreifen können? Die Antwort erscheint derzeit noch einfach: Klar haben wir die Wahl.

Wirklich? Ein Blick zurück in die Geschichte zeigt, dass sich technologische Fortschritte letztlich durchsetzen, wenn sie das Leben angenehmer machen. Auch wenn irgendwann so viele Menschen Teil der Entwicklung geworden sind, dass die Widerständigen zu Abgehängten werden. Längst haben die meisten Menschen ein Smartphone in der Tasche, das sie nutzen wie eine Fernbedienung für das Leben. In einigen Jahren werden alle Gegenstände unseres Alltags an das Internet angeschlossen sein und miteinander reden. Der Kühlschrank wird entscheiden, wann er Obst und Gemüse nachordert, die Waschmaschine, wann sie wäscht, um die günstigsten Stromtarife auszunutzen. In ein paar mehr Jahren werden wir uns im selbst fahrenden Auto durch die Gegend kutschieren lassen. Wir werden die Strecke fahren, die das Auto auswählt, weil es am schnellsten geht. Diese Entwicklungen machen das Leben einfacher und bequemer. Aber es sind erste Schritte auf dem Weg zu einer Entmündigung des Denkens.

Wenn es medizinisch und technisch möglich ist, das Gehirn zu einem Knotenpunkt in diesem Netzwerk zu machen, wird das geschehen. Längst arbeiten Forscherteams an Universitäten in aller Welt und Unternehmen im Silicon Valley daran, eine Hirn-Computer-Schnittstelle zu entwickeln, die diesen Weg eröffnet. Erste Erfolge gibt es. Menschen können mit ihren Gedanken am Computer Spiele spielen, Texte schreiben, einen Roboterarm bewegen.

16

Das ist nur der Anfang. Wenn diese Möglichkeiten weiterentwickelt werden, breitere Anwendung finden, wird das Gehirn ein offenes Buch. In ihm können wir dann lesen, wie es um uns und andere bestellt ist. Es erlaubt auch den Blick hinter die Kulisse unseres Gesichts, hinter den »Bildschirm« der Persönlichkeit. Was im Gehirn an Informationen, Gefühlen, Wünschen und Begehren verarbeitet wird, ist Teil der Identität und Einzigartigkeit eines jeden Menschen. Ein wesentlicher Teil unserer Freiheit besteht darin, dass all dies nicht für alle anderen sichtbar und erkennbar ist.

Um 1780 trat ein Text seinen Siegeszug durch die Welt an, der als Protestnote gegen politische Überwachung und Fremdbestimmung in das deutsche Kulturgut eingegangen ist.

Die Gedanken sind frei, wer kann sie erraten,
sie fliegen vorbei wie nächtliche Schatten.
Kein Mensch kann sie wissen, kein Jäger erschießen,
mit Pulver und Blei: die Gedanken sind frei.

Tatsächlich wird inzwischen zur Jagd auf die Gedanken geblasen. Es hat seinen eigenen, vielfachen Reiz, das Geheimnis des Denkens zu entschlüsseln und zugänglich zu machen. Nicht zuletzt als großes Versprechen auf neue Märkte und Verdienstmöglichkeiten. Das Unternehmen, das ein erstes marktfähiges Gerät zum Gedankenlesen oder zur Hirn-zu-Hirn-Kommunikation anbieten kann, wird einen Milliardenwettkampf eröffnen. Pulver und Blei sind dazu nicht mehr nötig. Es reicht eine Hirn-Computer-Schnittstelle, um das Denken anzuzapfen. Niemand muss dann mehr Gedanken erraten. Man kann sie einfach auslesen.

Immer mehr Fragen werden sich mit dieser Entwicklung noch einmal neu und drastisch stellen. Wer denkt da eigentlich, wenn unzählige Gehirne im Gedanken-Crowdsourcing zu einem gemeinsamen Ergebnis kommen? Wer hat das Copyright auf einen Gedanken, der aus dem eigenen Kopf ausgelesen und weiterverarbeitet wurde? Wird es eine Datenschutzverordnung für Gedanken geben? Und wie verhindern wir, dass allein durch das technisch Mögliche eine »Gedankenpolizei« entstehen kann, wie sie George Orwell in seinem Roman 1984 beschrieben hat.

Am Übergang zum Neurokapitalismus gilt nicht mehr der marxistische Leitsatz »Das Sein bestimmt das Bewusstsein«. In der Welt der Gedankenvernetzung bestimmt das Bewusstsein das Sein. Gehört mein Kopf dann wirklich noch mir? Ich hoffe es. Aber ich werde auch etwas dafür tun müssen, dass dies so bleibt.

Denn es darf auch künftig nicht von der Elektrifizierung des Geistes abhängen, ob man in der Welt noch mithalten kann. Wenn pures Menschsein zum Überlebensnachteil wird, kriegen wir ein Problem.

Mein Kopf gehört mir, das ist nicht nur ein Satz, der programmatisch für die Selbstbestimmung eines jeden Menschen über sein Gehirn und sein Bewusstsein eintritt. Es ist auch der Satz, der für mich den Kern einer menschlichen, demokratischen und freien Gesellschaft beschreibt. Im Gehirn kommt zusammen, was einen Menschen ausmacht. Wer das Gehirn manipuliert, werkelt am Ich. Bevor wir damit anfangen, wäre es gut, das Gehirn wirklich in allen seinen Details zu verstehen. Davon sind wir bei allem Fortschritt noch immer weit entfernt. Einstweilen gilt daher: Ob und wie weit man das eigene Gehirn zur Trainingszone der Selbstverbesserung macht, darüber sollte niemand anders entscheiden dürfen als der kluge Kopf, der bald noch klüger werden soll. Wer mit Medikamenten, Elektrostimulation oder der Verbindung zwischen Hirn und Computer die Leistungskraft seiner grauen Zellen erweitern (Neuro-Enhancement) oder verändern (Brainhacking) möchte, kann das tun. So viel Freiheit darf sein.

Freiheit ist aber nicht nur Ermächtigung, sondern auch Verpflichtung. Wir werden diese neue Welt gestalten müssen.

Das Gehirn als Eroberungszone: an der Schwelle zum Neurokapitalismus

Station 1

Das Gehirn – Aufbruch in bekanntes und unbekanntes Terrain

An die erste bewusste Begegnung mit meinem Gehirn erinnere ich mich sehr genau. Wobei: Ich bin nicht sicher, ob diese Erinnerung eine Form der Konfabulation sein könnte. Also eine Ausprägung der Arbeitsweise des Gehirns, mit der es Erinnerung anreichert oder überhaupt erst herstellt. Dann vermischt es die vergangenen Erlebnisse des Menschen, zu dem es gehört oder für den es denkt, mit alternativen Szenarien zu einer Gesamterzählung, die das menschliche Bewusstsein ausmacht. Das geschieht ganz regelmäßig bei Patienten, die einen Hirnschaden erlitten haben. Aber nicht nur bei ihnen. Auch tatsächlich oder vermeintlich gesunde »Hirnnormalos« leben in einer Erinnerungswelt, die nur in Teilen aus tatsächlich gemachten Erfahrungen besteht. Wenn das so ist, dann ist es ein Beleg dafür, wie das Gehirn arbeitet, was für ein kreatives und konstruktives Organ da in unserem Kopf sitzt. Oder besser schwimmt, denn das Hirn schwebt im Liquor cerebrospinalis oder Nervenwasser (das nichts mit einem Beruhigungsschnaps gemein hat). So bleibt es von den äußeren Erschütterungen der Welt verschont. Mit den inneren hat es meist schon genug zu tun.

Es mag also eine Konfabulation sein, wenn ich mich daran erinnere, wie ich als kleines Kind in meinem Bett lag und mir immer wieder mit der Hand an den Kopf schlug, um die Hühner zu verscheuchen, die sich dort eingenistet hatten. Eine ganze Hühnerfarm war da in meinem Kopf. Sie ließen mich nicht schlafen, gackerten laut vor sich hin und machten mich mit ihrem Herumgerenne und -gefliege ganz wirr im Kopf, lange bevor es »Moorhuhnjagd« oder »Angry Birds« gab. Es waren auch keine freundlichen Hühner. Sie waren angriffslustig, hackten aufeinander ein, stoben auseinander, um dann wieder in einer Wolke und mit kratzenden Geräuschen auf dem Boden meiner Gedanken zu landen. An Schlaf war nicht zu denken. Irgendwann habe ich laut nach meiner Mutter gerufen, manchmal eher nach ihr geheult, damit sie mir half, die Farm im Kopf auszusperren. Dazu musste man ganz erwachen, aufstehen, in den Arm genommen werden, und manchmal ging es dann wieder, und der Schlaf kam zurück.

Meiner Erinnerung nach war ich damals vier oder fünf Jahre alt. Das könnte insofern stimmen, als es einige Jahre braucht, bis ein Mensch zur Selbsterkenntnis und Selbstreflexion fähig ist. Ein neugeborenes Baby, dem man einen Spiegel vorhält, weiß nicht, wen oder was es da sieht. Es dauert etwa 15 bis 24 Monate, bis ein Kind sein Spiegelbild erkennt: Das bin ja ich! Sich selbst im Spiegel zu erkennen ist nicht gleichbedeutend mit einem »Ichbewusstsein«. Bis das ausgebildet ist, dauert es noch einmal weitere zwölf bis 36 Monate. Erst dann entsteht eine Verbindung zwischen dem Menschen und seinem Gehirn: Das bin ja ich, die da denkt. Und bis man versteht, was René Descartes mit seinem berühmten Satz »cogito ergo sum« (ich denke, also bin ich) gemeint haben könnte, dauert es in der Regel noch mal viele Jahre, bei manchen ein ganzes Leben. Und bei manchen klappt es gar nicht. Aber die sterben dann vielleicht sogar glücklich, weil sie sich nie mit diesem Problem der Erkenntnisphilosophie haben herumschlagen müssen.

Zurück zu den Hühnern. Ich glaube sie im Alter von vier oder fünf Jahren zum ersten Mal in meinem Kopf erlebt zu haben. Seitdem sind sie bei mir geblieben. Mal in friedlicher, mal in aggressiver Mission. Aber ich weiß: Sie gehören zu mir. Da ist etwas in meinem Kopf, das Bilder, Töne, Gefühle und Gedanken entstehen lassen kann. Das ist eine der aufregendsten Erkenntnisse meines Lebens. Ich habe Ehrfurcht

22

davor, dass so etwas möglich ist, was die Evolution da hervorgebracht hat. Und auch wenn ich nicht an Gott glaube, so gibt es immer wieder Momente, in denen ich zweifele, wie man das Gehirn als Ort unseres Denkens, Fühlens und Seins rein rational erklären will, und ob es überhaupt richtig ist, das zu tun.

Jedenfalls habe ich in meinem Leben dem Gefährten in meinem Oberstübchen viel zu verdanken. Vieles habe ich nämlich nicht gekonnt, nicht gut gemacht, mich nicht getraut. Aber wenn es daranging loszudenken, dann war ich ganz gut. Wenn es darum ging, schwierige Probleme zu durchdenken, war ich ganz gut. Und was ich mich in meinem Leben in der wirklichen Welt nicht getraut habe, darin bin ich in meinem Gehirn zu voller Größe aufgelaufen. Ich war immer eher eine Piratin der geistigen Irrfahrten, glücklich auf dem Abenteuerspielplatz meines eigenen Denkens.

Das Gehirn ist ein Schatz, den uns die Evolution mit auf den Weg gegeben hat und den wir ein Leben lang entdecken. Es macht jeden Menschen erst zu dem, was er oder sie ist. Und so bin ich neugierig geworden, wie das Gehirn funktioniert, ob man seine Arbeit beeinflussen kann und welche Auswirkungen das wohl hätte. Das Gehirn zu manipulieren, schneller und vielleicht auch besser zu machen, kann ein riskantes Unterfangen sein, wenn noch immer viele seiner Funktionsweisen unerforscht und unerkannt sind. Die Verfechter einer konsequenten Ausbeutung unserer Denkressourcen gehen von einer wundersamen Denkvermehrung ohne Risiken und Nebenwirkungen aus. Das muss nicht stimmen. Im Gegenteil ist die Wahrscheinlichkeit hoch, dass das kleine Imperium in unserem Kopf zurückschlägt. Die Revolution der kognitiven Erneuerung fräße dann ihre Kinder. Es wäre nicht das erste Mal, dass so etwas schiefgeht.

Das Gehirn ist noch immer ein großes Geheimnis. Vielleicht das einflussreichste Geheimnis der Menschheit. Auch Jahrhunderte der Forschung haben es bislang nicht vollständig lüften können. Zu glauben, man könne es mit einfachen technischen Tricks manipulieren, ist also naiv.« Wenn das menschliche Gehirn so einfach gestrickt wäre, dass wir es verstehen können, wären wir so einfach gestrickt, dass wir es nicht können«, sagt der US-Neurowissenschaftler Moran Cerf.[1]

Wir wissen heute einiges über das menschliche Gehirn, jedoch längst nicht alles. Es ist die Steuerungszentrale unseres Denkens, Fühlens und Handelns. Seit drei bis vier Milliarden Jahren entwickelt sich das Leben auf der Erde. Mehr als 650 Millionen Jahre hat es gedauert, wenn man von den ersten mehrzelligen Lebewesen ausgeht, bis dieses unfassbare Kunstwerk aus Nervenzellen und ihren Verbindungen über elektrische und biochemische Signale so gebaut war und funktionierte, wie es heute der Fall ist. Das Gehirn ist Zentralorgan für die Kommunikation mit uns selbst und der Außenwelt. Es ist nicht autoritär, sondern lern- und veränderungsfähig. Und irgendwo in diesem wunderbaren Organ sitzt auch das Bewusstsein des Menschen oder das, was wir die Seele nennen. So glauben manche. Andere glauben das nicht, was vielleicht an sich schon eine seelenlose Haltung ist, weil man sich fragt: Wenn nicht im Gehirn, wo denn dann?

Unser Gehirn ist auch ein Wunderwerk der Koordination in der Verarbeitung von Sinneswahrnehmungen. Dabei wirken die vielen unterschiedlichen Bereiche des Gehirns zusammen. Das Großhirn ist dafür zuständig, alle höheren kognitiven Funktionen zu organisieren. Das Kleinhirn steuert vor allem die sensomotorischen Funktionen und sorgt zum Beispiel dafür, dass wir die Balance halten können. Und der Hirnstamm ist für die grundlegenden Überlebensfunktionen zuständig: Atmen, Herzschlag, Blutdruck. Er koordiniert aber auch die automatischen Augenbewegungen, mit denen wir uns durch einen Raum und durch die Welt bewegen.[2]

Der Physiker Michio Kaku hat eine schöne Analogie gefunden, die beschreibt, wie diese Koordination gelingen kann. Für ihn ist das Gehirn wie ein großes Unternehmen mit Hierarchien, einer gewissen Bürokratie und ganz vielen Informationen, die hin und her fließen. Bei aller Begeisterung für alternative Führungs- und Entscheidungsmodelle, wissen wir aus vielerlei Erfahrung: Irgendjemand muss mal entscheiden, sonst gibt es Chaos. Im Gehirn ist das die Aufgabe des präfrontalen Cortex. Das ist sozusagen der oberste Planungschef des Gehirns, zuständig für die höheren kognitiven Aufgaben. Er bekommt nur einen ganz kleinen Teil der Informationen, die im Gehirn verarbeitet werden. Aber er übernimmt die große Aufgabe, diese Informationen so zu koordinieren, dass unser Gehirn als Ganzes entscheiden kann. Dazu macht er allerdings keine Top-down-Ansagen, wie das im Management vieler Unternehmen immer noch üblich ist. Vielmehr »telefoniert« der präfrontale Cortex ständig mit allen »Unternehmensteilen« und vermittelt zwischen ihnen.[3] Ein Ansatz, den wir aus der Politik kennen. Auch unser Gehirn »merkelt«.

Ohne diese Koordinationsleistung würden die etwa 86 Milliarden Nervenzellen einfach wild vor sich hin funken. Es gäbe ein Feuerwerk der neuronalen Aktivität, aber ohne jeden Sinn und Verstand. Sinn und Verstand entstehen erst dadurch, dass die Aktivitäten der Nervenzellen im Gehirn zusammengeführt werden. Es ist schon bei einfachen Dingen ausgesprochen kompliziert, ein gelingendes Zusammenspiel zu orchestrieren. Wenn zwei Menschen sich verabreden, gemeinsam etwas zu tun, Kaffee trinken zum Beispiel, kann unfassbar viel schiefgehen. Dagegen ist das, was das Gehirn an Verabredungen und Koordinationsarbeit leistet, eine Mammutaufgabe, und zwar eine, die für jeden Menschen lebenswichtig, ja sogar überlebenswichtig ist.

Für all das verbraucht das Gehirn, das gerade einmal zwei Prozent unseres Körpergewichts ausmacht, 20 Prozent der täglichen Energie, in Stresszeiten gerne auch deutlich mehr. Könnte man eine Leuchte direkt ans Hirn anschließen, sie würde mit der Helligkeit einer Zwanzig-Watt-Glühlampe in die Welt scheinen. Das klingt nach Funzel, aber damit täten wir dem Gehirn unrecht. Es soll ja nicht für Helligkeit sorgen, für Erleuchtung hingegen schon. Und die gibt es beim Gehirn vergleichsweise günstig. Ließe man diese Zwanzig-Watt-Glühlampe das ganze Jahr brennen, es würden Stromkosten von etwa 50 Euro auflaufen. 50 Euro für ein Lebensjahr voller Denken und Fühlen, gefüllt mit Arbeit, Sport, Lieben und Leben? Wäre das Gehirn ein Kühlschrank (was man sich bei manchen Menschen durchaus vorstellen kann), ihm gebührte fraglos die Energieeffizienzklasse A+++.

Das Gehirn ist damit die energieeffizienteste Steuerungszentrale, die es gibt. Auch Hochleistungsrechner kommen da bei Weitem nicht mit und brauchen für dieselbe Rechenleistung noch immer Strom für mehrere Millionen Euro im Jahr. Das Gehirn braucht hingegen vor allem gute Nährstoffe, Eiweiße, Fette, Vitamine, ein paar Kohlenhydrate, Mineralstoffe und Wasser. Wer glaubt, die allein durch Cheeseburger und Bratwurst zuführen zu können, irrt. Das zeigt sich unter anderem an der Müdigkeit und Denkfaulheit, die einen nach einem schweren Essen überfallen kann. Ein bisschen gesünder darf es also schon sein. Fisch, Fleisch, Eier, Nüsse, Gemüse und Hülsenfrüchte, das sind die Dinge, aus denen das Denken wird. Und manchmal ein Stück Schokolade, wegen der Polyphenole und Flavanoide. Und, ja, vielleicht auch manchmal ein Glas Rotwein. Aber dazu gibt es ebenso viele Studien, die abraten, wie solche, die zuraten.

Das sind nur einige wenige beeindruckende Einsichten in die graue Masse, die unser Leben koordiniert. Und doch wird klar, warum es gar nicht sein kann, dass wir nur zehn Prozent unseres Gehirns nutzen. Es mag Situationen der Ruhe oder der Meditation geben, in denen der Informationsaustausch zwischen den verschiedenen Hirnbereichen tatsächlich reduziert ist. Aber in der Regel arbeiten viele verschiedene Bereiche zusammen, und selbst im Schlaf, wie wir noch sehen werden, passiert im Gehirn sehr viel mehr, als man aus der Betrachtung eines schlafenden Menschen ableiten kann. Dass wir nur zehn Prozent unserer Hirnleistung nutzen, ist jedenfalls ziemlich unrealistisch. Vielmehr verstehen wir vielleicht gerade einmal zehn Prozent davon, wie das Gehirn tatsächlich arbeitet.

26

Für Jeff W. Lichtman, Molekular- und Zellbiologe an der Harvard University, steht diese Erkenntnis über das eigene Unwissen am Anfang allen Wissens über das Gehirn. In seinen Kursen fragt er die Studentinnen und Studenten erst einmal: »Wenn alles, was wir über das Gehirn wissen müssen, einen Kilometer beträgt, wie weit sind wir in diesem Kilometer schon gekommen?« In der Regel entsteht erst einmal Stille, dann kommen die ersten zögerlichen Antworten. »250 Meter«, »einen halben Kilometer«, »einen Dreiviertelkilometer«. Lichtman hält dann inne, holt einmal tief Luft und sagt: »Knapp zehn Zentimeter.«

Prägende Trugschlüsse: anschaulich, aber seit jeher falsch

Es ist daher auch nicht verwunderlich, dass seit Jahrhunderten in Naturwissenschaften und Philosophie kräftig über das Gehirn gestritten wird. Eigentlich geht es bei diesem Streit gar nicht nur um das Gehirn. Es geht um den Menschen an sich, seine Freiheit, Individualität und Einzigartigkeit. Und um die Rechte und Pflichten, die mit diesen Merkmalen verbunden sind. Bin ich frei, weil ich ein Gehirn habe, das mir erlaubt, meine Entscheidungen klug, also durch Abwägen von Informationen und Meinungen, zu treffen? Weil niemand anders außer mir diese Entscheidung mit den vorgelagerten Denkprozessen exakt genauso treffen könnte? Oder glaube ich das nur, weil es sich besser anfühlt, während die Nervenzellen und Synapsen in meinem Gehirn sich vor Lachen ausschütten über meine naive Selbstüberschätzung.

Das Gehirn ist nicht nur als Ganzes umstritten und umkämpft. Die Frontlinien verlaufen schon entlang der kleinsten Entscheidungen, die Menschen mit ihrem und für ihr Gehirn treffen. Womit wir wieder bei den vielen unergründeten Kleinstgeheimnissen des Gehirns als größtem Geheimnis der Menschheit wären. Es arbeitet wie eine Maschine, die außerhalb seiner selbst erst noch erfunden werden muss. Eine Intelligenz außerhalb der menschlichen Intelligenz und ihrer Heimat, dem Gehirn, kann nur durch die Zusammenarbeit vieler Gehirne entstehen, die man das menschliche Denken oder auch den Weltgeist nennen kann.

Genau daran arbeitet die Menschheit seit vielen Jahrzehnten. Die eigene Fähigkeit zu denken, also die menschliche Intelligenz zu replizieren, daran arbeiten weltweit Forscherteams im Feld der Künstlichen Intelligenz (KI). Manch einem würde es genügen, Computer so leistungsfähig zu machen, dass sie uns, den Menschen, vorgaukeln können, sie wären wie wir. Und aus der Sicht des Konstruktivismus betrachtet, würde das auch absolut ausreichen. Denn wenn ich als Mensch nicht mehr in der Lage bin, festzustellen, ob ein Computer ein Computer ist, dann ist dieser Computer jedenfalls mindestens so schlau wie ich. Und er hätte den sogenannten Turing-Test bestanden. Das ist die Prüfung, die Alan Turing sich 1950 ausgedacht hat, um festzustellen, ob eine Maschine denken kann wie ein Mensch. 2014 ist es einer Software namens »Eugene Goostman« in der Simulation eines dreizehnjährigen ukrainischen Jungen übrigens zum ersten Mal gelungen, den Turing-Test zu bestehen. Das Computerprogramm überzeugte ein Drittel der Juroren beim Wettbewerb der Royal Society in London von seiner Menschlichkeit und gewann. Einen kleinen Turing-Test machen wir übrigens regelmäßig, wenn wir beim Zugang zu einer Website eine Zahlen- und Buchstabenfolge eingeben müssen, genannt »captcha«. Die Abkürzung steht für »Completely Automated Public Turing test to tell Computers and Humans Apart«.

Anderen Verfechtern der Maschinenintelligenz genügt es nicht, sich an die erkenntnistheoretische Maginot-Linie heranzutasten, die menschliche von Künstlicher Intelligenz unterscheidet. Sie wollen die Grenze überschreiten, wollen eine wahrlich eigene Maschinenintelligenz erschaffen, die besser und leistungsfähiger ist als das menschliche Denken und irgendwann in die Autonomie entlassen wird oder, eher:

sich selbst entlässt. Wenn sie Erfolg haben, werden Maschinen angetrieben von selbst lernenden Algorithmen, die sich reprogrammieren, immer weiterentwickeln und verbessern können, und uns irgendwann existenziell überholen. Das wäre dann der evolutionäre Scheideweg, an dem wir in unserer psycho-physiologischen Entwicklung abgehängt und von den Maschinen abgelöst werden. Der KI-Forscher Marvin Minsky hat die leichte Verunsicherung, die einen ob dieser Aussichten auf die kommenden künstlich intelligenten »Overlords« beschleichen kann, einmal so kommentiert: »Wenn wir Glück haben, behalten sie uns als Haustiere.«[4]

Wenn so viel und intensiv am Nachbau des menschlichen Gehirns gearbeitet wird, so zeigt das vor allem, wie faszinierend das Organ für uns ist. Das Gehirn mit seiner immensen Leistungsfähigkeit ist bislang einzigartig und unnachahmlich. Das ist ein wesentlicher Teil seines Mysteriums. Könnten wir es in all seinen Details und Funktionen verstehen, wir hätten die Einzigartigkeit unseres Denkens entschlüsselt und uns selbst damit durchschaubar gemacht.

Aber stimmt es denn überhaupt, dass unser Gehirn einzigartig ist? Wenn wir die evolutionäre Entwicklung des Menschen Revue passieren lassen, gibt es gute Gründe für die Annahme, dass dies nicht so ist. Denn im menschlichen Gehirn finden sich verschiedene Teile oder Bereiche, die auf Vorstufen der Entwicklung hindeuten. So wie es auf dem Weg zum derzeitigen Gehirn Zwischenstufen der Entwicklung gegeben hat, so könnte auch unser Gehirn eine Zwischenstufe auf dem Weg zu etwas noch Größerem, Leistungsfähigerem sein. Das ist der Traum, den die Propheten des Neuro-Enhancement aus dem Silicon Valley träumen. Doch dazu später mehr.

Für Michio Kaku ist »das menschliche Gehirn wie ein Museum, das Überbleibsel sämtlicher vorangegangener Stadien unserer langen Evolutionsgeschichte enthält«[5]. So liegt im hinteren Bereich das »Reptiliengehirn«, vermutlich der älteste Teil, der noch heute für sehr grundlegende Lebensfunktionen wie Atmung, Paarung oder auch Verteidigungsverhalten verantwortlich zeichnet. Mehr in Richtung Zentrum des Gehirns findet sich das »alte Säugergehirn« mit dem limbischen System, das vor allem für Emotionen zuständig ist. Und dann gibt es noch die Großhirnrinde, den evolutionär jüngsten Teil des menschlichen Gehirns, der die komplexeren kognitiven Prozesse bewältigen muss.

Das Gehirn heutiger Zeit mag die höchstentwickelte Form organisch basierten menschlichen Denkens sein. Die letztgültige Form muss es keineswegs sein. So zügig die Forschung in den vergangenen zwanzig, dreißig Jahren vorangeschritten ist, so erstaunliche Erkenntnisse sie auch gewonnen hat: Wir müssen noch viel mehr in Erfahrung bringen, um irgendwann einmal wissen zu können, was in Zukunft in unserem Kopf geschehen wird.

Wo etwas schwer begreiflich ist, da macht man sich auf die Suche nach Vergleichsbeispielen oder Metaphern, um das Verstehen einfacher zu machen. Beim Gehirn hat diese Suche nach dem Vergleich für das Unvergleichliche eine lange Tradition. In biblischen Zeiten begann es mit dem aus Lehm geformten Menschen, grobschlächtig und dumm wie Brot. Lehm war in der frühen Menschheitsgeschichte ein wichtiges Baumaterial. Also musste auch der Mensch daraus geschaffen sein. Das ist nur ein Beispiel aus der geschichtlichen Auseinandersetzung mit dem Gehirn, das zeigt, wie wir ticken: Die jeweils gültigen Denkmodelle der Zeit haben immer auch die Interpretation von Hirn und Geist beeinflusst. Was wir nicht denken konnten, wurde gefüllt mit dem, was wir denken konnten.

Der Mensch aus Lehm wurde erst durch eine göttliche geistige Infusion zu dem, als der er gedacht war. Gott konnte denken und deshalb den Menschen schaffen. Und er schuf ihn angeblich nach seinem Vorbild. Der Mensch war in seinen geistigen Befähigungen von Gott abhängig. Diese Vorstellung hat sich über Hunderte von Jahren bis weit ins Mittelalter hinein gehalten. Eine der schönsten Beschreibungen für die geistige Erweckung des Menschen ist die Legende vom Prager Golem aus der Mitte des 19. Jahrhunderts, den der Rabbi Judah Löw zum Schutz gegen gewalttätige Angreifer schuf. Der aus Lehm gemachte Koloss saß so lange untätig in der Zimmerecke herum, bis der Rabbi ihm einen Zettel mit dem Namen Gottes unter die Zunge legte, worauf der Golem zum Leben erwachte. Und was passierte dann? Vielleicht hat der Golem den Zettel ja irgendwann aus Versehen verschluckt und wurde damit zum Vorfahren der dauerhaft geistig inspirierten und beseelten Menschheit?

Lange hat sich in der Geschichte auch die Vorstellung gehalten, in unserem Oberstübchen wohne ein Homunculus, ein Miniaturmensch, der aus dem Inneren unserer grauen Zellen alle Handlungen und Entscheidungen steuert. Wo es keine besseren Erklärungen gab, musste es wiederum eine Variante des Menschen sein, die Antrieb des Gehirns war. Erkenntnisphilosophisch allerdings gerät diese Erklärung zu einem unendlichen Kurzschluss des Denkens. Was ist denn mit dem Gehirn des Homunculus? Sitzt darin ein weiterer Mini-Homunculus, um dessen Entscheidungen zu treffen? Und in dessen Hirn sitzt ein noch kleineres Männlein, das vorflüstert, was zu tun ist? Das geht dann immer so weiter, bis wir uns den Kopf eines jeden Menschen wie eine Matrjoschka-Puppe vorstellen müssen, ein perspektivisch endloser Tunnel des Denkens, das Menschlein für Menschlein ineinander verschachtelt füreinander vornehmen?

Schon immer hat auch der technische Fortschritt die Konzeptualisierung des Gehirns bestimmt. Mit der Erfindung der Hydraulik entstand die Vorstellung, ein ausgeklügeltes System verschiedener Flüssigkeiten im menschlichen Körper zeichne für dessen physische und geistige Fähigkeiten verantwortlich. Erste Erfolge in der Automatisierung veranlassten den britischen Philosophen Thomas Hobbes im 17. Jahrhundert zu der Annahme, mechanische Abläufe im Gehirn seien für das Denken verantwortlich. Und die Neuentdeckungen in der Chemie und Elektrizität ließen im 19. Jahrhundert den deutschen Physiker Hermann von Helmholtz sich das Gehirn als Telegrafen vorstellen. Damit sind wir dann schon ziemlich nahe an der Analogie, die seit einigen Jahrzehnten unser Denken über das Denken bestimmt.

Heute ist der Computer der beherrschende Vergleich, der herangezogen wird, wenn man über das Gehirn sprechen will: die Maschine, die uns das Denken ermöglicht. Und das Denken ist dann wiederum, in der Analogie verbleibend, die Software, mit der die Maschine zum Laufen gebracht wird. Unser Gehirn prozessiert Gedanken, so lautet der Satz, in dem diese Analogie am besten zum Ausdruck kommt. Die Suche nach Vergleichen zur Beschreibung und Erklärung des Gehirns steht immer in Verbindung mit der Zeit, in der sie stattfindet. Jetzt leben wir eben im Computerzeitalter. John von Neumann, einer der Väter der Computerwissenschaft, schreibt in seinem Buch *The Computer and the Brain* von 1958, das menschliche Nervensystem funktioniere »prima facie digital«[6]. Dem ersten Anschein nach digital? Das ist ein attraktiver Vergleich, den von Neumann da hergestellt hat, wie sein Erfolg bis heute zeigt. Leider ist er falsch.

Computeresk: die Grenzen des Menschlichen

Ein tieferer Blick auf Gehirn und Nervensystem zeigt, warum das eben nicht so ist. Wer einen Computer kauft, muss ihn nicht erst in jahrelanger Arbeit an sich selbst, das Familienumfeld, die sozialen und kulturellen Rahmenbedingungen gewöhnen, bis er funktioniert. Man schaltet ihn an, spielt die Software auf, wenn die nicht bereits vorinstalliert ist – und schon kann es losgehen. Computer müssen nicht erzogen, Daten nicht sozialisiert werden. Sie funktionieren immer gleich.

Beim menschlichen Gehirn ist das anders. Es bildet sich im Laufe der frühen Lebensjahre Schritt für Schritt aus. Dabei spielen die Erbanlagen, also die menschlichen Gene, eine wesentliche Rolle, die individuell unterschiedlich sind. Diese Gene werden außerdem über Umwelteinflüsse verändert, die schon in der Zeit im Mutterleib einsetzen. In den ersten Jahren nach der Geburt entwickelt sich die menschliche Psyche, bestimmt durch Gene und Erbanlagen, aber auch in Auseinandersetzung mit den jeweiligen Lebensumständen, durch Belohnung, durch Gewohnheiten, durch Erziehung und Sozialisation. Ein Kind wächst in sein soziales Umfeld und die Gesellschaft hinein, und sein Gehirn wächst mit. All das ist beim Computer anders. Vor allem aber existiert der Computer nicht in erster Linie aus dem Bedürfnis und Wunsch nach sozialer Bindung. Er kann jahrelang in der Ecke stehen, ohne depressiv zu werden. Man kann den Computer jeden Tag anschreien, das ist ihm egal. Beim Menschen verhält sich das anders. Das macht ihn besonders, auch besonders fragil zuweilen. In jedem Fall unterscheidet es ihn ganz grundlegend vom Computer.

Warum ist dann der Vergleich zwischen Maschine und Gehirn, Software und Gedanken nicht totzukriegen? Dafür gibt es einen Grund, der im menschlichen Bestreben nach Veränderung und Verbesserung liegt. Seit etwa zehn Jahren scheint am Horizont der Zukunftsprognostiker die Vision auf, der Computer könne uns dabei helfen, allerlei Grenzen der menschlichen Existenz zu überwinden. Und eine, vielleicht die wichtigste dieser Grenzen, liegt im Gehirn. So fantastisch dieses Organ arbeitet, so überraschend und kreativ die Ergebnisse sein können, seine Leistungsfähigkeit ist doch begrenzt. Es gibt die Hochbegabten, diejenigen, die 300 Nachkommastellen von Pi aufsagen, komplizierteste Rechenaufgaben lösen oder über ein fotografisches Gedächtnis verfügen. Es gibt diejenigen, die zum Beispiel als Folge des Asperger-Syndroms über ungewöhnliche Gedächtnisleistungen oder Rechenkünste verfügen. Und es gibt Menschen, wie die Amerikanerin Jill Price, die über das absolute Gedächtnis verfügt und sich seit ihrer Pubertät präzise an jeden Tag ihres Lebens erinnern kann. Inklusive Emotionen.

Und dann gibt es die Genies, wie den Astrophysiker Stephen Hawking, der den Anfang und die Unendlichkeit des Universums erklären kann. Menschen wie Hawking gehören zu den Genies des Geistes, wie Arthur Schopenhauer sie einst beschrieben hat: »Das Talent gleicht dem Schützen, der ein Ziel trifft, welches die Uebrigen nicht erreichen können; das Genie dem, der eines trifft, bis zu welchem sie nicht ein Mal zu sehen vermögen.«[7]

Solche Menschen sind die Ausnahmen. Der Normalfall ist, dass Menschen beim Denken an Grenzen stoßen. Und das ist keine schöne Erkenntnis. Man muss ja nicht gleich Genie sein. Aber hätten wir nicht auch gerne die Chance, etwas talentierter, schneller und besser im Denken zu sein? »Das letzte Ziel ist es, die flüssige Intelligenz zu verbessern, also die Menschen schlauer zu machen«[8], so hat es Raja Parasuraman auf den Punkt gebracht, ein Psychologe an der George Mason University in Virginia und militärischer Berater.

Wäre das Gehirn ein Computer, wir müssten nur technisch aufstocken. Schnellere Prozessoren, mehr Speicherkapazität, schlauere Algorithmen, und schon liefe die Sache auf Genialität hinaus. Genauso geht die Logik derjenigen, die überzeugt sind, man könne das Gehirn tunen wie ein Auto, dopen wie einen Körper, der sportliche Höchstleistungen erbringen soll, und man könne es an ein weltweites Computernetz anschließen, bei dem die echten Computer die stumpfen Arbeiten übernehmen, während die menschlichen Gehirne als Megacomputer Kurs auf eine hyperintelligente Zukunft der Menschheit nehmen. Möglich werden soll all das als Erweiterung der menschlichen Intelligenz durch Neurotechnologien und die Verbindung von menschlicher und Künstlicher Intelligenz.

Längst wissen wir, dass durch Technik vieles vorstellbar ist. Umfassende Analysen von Milliarden von Daten in Sekundenbruchteilen machen es möglich, Muster in eigentlich allem zu finden, auch im menschlichen Denken. Aus diesen Mustern lässt sich ableiten, wann Menschen wie entscheiden.

Sie erlauben zuweilen sogar vorherzusagen, wie künftige Entscheidungen oder zukünftiges Verhalten ausfallen könnten. Das führt zu großartigen Resultaten, zum Beispiel in der Medizin, wo die Auswertung von Milliarden Krankheitsdaten neue Therapien hervorbringen kann – Ergebnisse, für die man früher noch jahrzehntelang geforscht hätte. Technischer Fortschritt kann also tatsächlich helfen, den Mensch in seinem Denken zu unterstützen und die Gesellschaft voranzubringen. Und wenn der Computer sozusagen mitdenkt, dann ist das natürlich ein Hinweis darauf, dass Denken und Rechnen ähnlich sind. Die Metapher vom Gehirn als Computer bleibt also intakt.

Was aber macht das mit uns? Mit einer Menschheit, die sich aus der Kraft ihres Geistes und Bewusstseins immer wieder neu erfunden hat? Die ihre Schaffenskraft, ihre Kreativität und ihre sozialen Beziehungen aus einem Organ speist, das längst nicht in Gänze verstanden wird? Auch darin unterscheidet sich das Gehirn fundamental vom Computer: Das Gehirn ist die Voraussetzung unseres Denken und Schaffens, während der Computer dessen Ergebnis ist. Wenn die Beschaffenheit der Maschine nun zum Orientierungspunkt, ja, zur Messgröße für die menschliche Intelligenz und Leistungsfähigkeit wird, vertauschen wir Ausgangs- und Zielpunkt, vielleicht sogar Ursache und Wirkung.

Mensch gleich Maschine, Denken gleich Rechnen – in dieser Analogie steckt für den Menschen der Teufel der unverzeihlichen Unzulänglichkeit. Er streckt ihm drohend seinen Dreizack entgegen, wenn der gerade nicht so »performt« oder »prozessiert«, wie die Maschine das kann. Künstliche Intelligenz oder die Computerisierung des Denkens stehen dann für eine schnellere, verlässlichere und damit höhere Form der Informationsverarbeitung. Wie man schnell merkt, weigere ich mich, dies als Denken zu bezeichnen. »Das Denken ist das Selbstgespräch der Seele«, hat der griechische Philosoph Platon im vierten Jahrhundert vor Christus gesagt. Unter den Bedingungen der Hirnoptimierung wird aus diesem Selbstgespräch ein Reiz-Reaktions-Schema. Klug ist dann, wer im Vergleich mit anderen die Kennziffern der jeweiligen Höchstleistung erfüllt. Und überall dort, wo ein Mensch nicht mehr mitkommt, übernimmt der Computer. Der langsam denkende, zuweilen ambivalente, zaudernde Mensch? Brauchen wir nicht mehr. Setzen, Sechs!

Ironie der Geschichte: Während wir beim Computer daran arbeiten, ihn durch bessere Software und schlauere Algorithmen in die Lage zu versetzen, aus Erfahrung zu lernen, also irgendwie menschlicher zu werden, geht es beim Menschen in die andere Richtung. Er soll schneller, besser und effizienter denken, also der Maschine ähnlicher und berechenbarer werden. Er verlöre damit viel von seiner Außergewöhnlichkeit. Vielleicht liegt in dieser Ironie ein existenzieller Irrtum der Menschheit.

Station 2

In der Dunkelkammer – ein Trip durch eine Welt von Sinnen

Wäre es nicht toll, wir könnten mit unserem Gehirn in ein Zwiegespräch eintreten? Es fragen: Möchtest du gerne besser werden? Möchtest du dich mit neuen Technologien verbinden, um mehr leisten zu können? Und würde das dir und mir und uns zusammen guttun? Das wäre ein echtes Aufklärungsgespräch, wenn ein Mensch mit seinem eigenen Bewusstsein aushandeln könnte, was sich verändern soll, was die beiden gemeinsam zulassen und wogegen sie sich wehren wollen. Man hätte sicher schnell herausgefunden, wo die Grenzen der Selbstoptimierung liegen.

Leider geht das nicht. Denn mit dieser ausgedachten Gesprächsszene schlittern wir schnurstracks mitten in ein erkenntnisphilosophisches Problem hinein. Wir können unser Gehirn nicht bei der Arbeit beobachten und es fragen, ob es ihm dauerhaft gut geht oder was sich an ihm verändert. Es sitzt ja in unserem Kopf. Und selbst wenn man es gefahrlos herausnehmen, in den Händen wiegen und verzückt betrachten könnte, würden wir nicht das sehen, was wir sehen müssten, um unsere Fragen beantworten zu können. Man könnte zwar das Gehirn fragen: »Geht es dir gut?« und »Möchtest du mitmachen bei dem, was wir mit dir vorhaben?« Doch wahrscheinlich würde es nur dazu führen, dass uns nahestehende Menschen den baldigen Besuch bei einem Psychotherapeuten anrieten, nicht aber zu einer Antwort.

Das Gehirn als Zentralorgan unseres Denkens und Handelns ist Beobachter und Beobachtungsobjekt zugleich. Das kann nicht gelingen. Warum nicht, damit hat sich die Soziologie intensiv beschäftigt, vor allem der Theoretiker Niklas Luhmann. Er nennt das die System-Umwelt-Differenz, und die ist leider so kompliziert, wie sie klingt. Vereinfachend ausgedrückt, beschreibt der Begriff, dass ein System, also auch ein Mensch, also auch ein Gehirn, immer nur die jeweilige Umwelt beobachten kann, nicht aber sich selbst. Wer versucht, sich selbst zu beobachten, verendet in einem blinden Fleck. Ich kann meine Hand beobachten, wie sie sich bewegt, nach einem Glas greift oder eine andere Hand ergreift. So weit klappt das noch. Aber ich kann nicht beobachten, wie ich selbst beobachte oder denke. Denn in jedem Versuch, das zu tun, stecke ich selbst ja immer schon drin. Ich bin die subjektive Voraussetzung der Beobachtung meiner Subjektivität. Damit bin ich Ausgangs- und Zielpunkt zugleich, und das ist – wiederum im übertragenen Sinne – überhaupt nur in der Quantenphysik möglich, in deren Welt ein quantenmechanisches Ereignis gleichzeitig Ursache und Wirkung oder eine Katze gleichzeitig lebendig und tot sein kann, wie Erwin Schrödinger 1935 in seinem Gedankenexperiment veranschaulicht hat. Um das eigene Gehirn zu analysieren, müsste man aus sich selbst heraustreten, sich als Subjekt objektivieren, also vom eigenen Denken und seinem physischen Ort, dem Gehirn, lösen können, um dann festzustellen, wie das eigentlich beschaffen ist. Die Folgen wären Wahnsinn oder Tod. Einer nach dem anderen.

So sehr man versucht, ins Gehirn hineinzuschauen, selbst noch so ausgeklügelte technische Methoden werden es nicht möglich machen, dem eigenen Denken zuschauen zu können. Hirnströme lassen sich messen, Synapsenaktivität lässt sich dokumentieren. Was das aber mit Denken zu tun hat, bleibt weiter größtenteils Deutung und Interpretation. Wir müssen uns deshalb bislang damit zufriedengeben, unser Sprechen, unsere Entscheidungen, unser Verhalten als Ausprägungen und Folgen des Denkens zu beobachten. Dabei ziehen wir lediglich Schlussfolgerungen aus Verhaltensweisen, von denen wir glauben, dass sie auf eine bestimmte Beschaffenheit oder Aktivität des Gehirns hindeuten.

Ein Intelligenztest stellt zum Beispiel auf Basis allgemeiner Standards fest, wie »schlau« ein Mensch ist, also, wie gut sein Gehirn arbeitet. Grundlage sind soziale Annahmen, und die sind abhängig von der Zeit und dem gesellschaftlichen Umfeld, in dem sie entstanden sind. Ist ein Mensch mit einem IQ von 125 tatsächlich klüger als der mit einem IQ von 110? Und was sagt diese Zahl überhaupt aus? Intelligenz ist eben nicht, »was ein Intelligenztest misst«, wie der amerikanische Psychologe Edwin Boring 1923 gesagt hat. Vielmehr ist der Intelligenztest ein Versuch, etwas messbar und vergleichbar zu machen, was sich unserer Analyse weitgehend entzieht. Er ist ein soziales Messinstrument, eine Währung, mit der sich der Wert von kognitivem Kapital ausdrücken lässt. In der Sprache der Soziologen ist er also eine Beobachtung zweiter Ordnung, mit der wir feststellen können, welche Unterscheidungen wir treffen, wenn wir versuchen, Intelligenz zu beobachten und zu messen.

Das Gehirn lässt sich in seinen biologischen und neuronalen Funktionen zwar inzwischen erforschen. Als Ort unseres Denkens bleibt es aber eine Blackbox. Vielleicht hilft es also, sich mitten hineinzubegeben. Das heißt nicht, ins eigene Gehirn einzudringen, sondern eine Situation zu schaffen, in der man beobachten kann, wie sich die Aktivitäten des Gehirns in dieser Situation von denen in anderen Situationen des normalen Alltags unterscheiden. Um Licht ins Dunkel des Gehirns zu bringen, muss man sich womöglich zunächst in die Dunkelheit vorwagen. Diesen Versuch habe ich gemacht.

Nichts: kein Licht, kein Geräusch, kein Mensch

An einem sonnigen Augusttag habe ich mich für 24 Stunden in eine geräuschisolierte Dunkelkammer begeben. Der Raum liegt im zweiten Kellergeschoss der Zürcher Hochschule für Angewandte Wissenschaften in Winterthur. Ich habe ihn über eine Recherche nach Experimentalräumen für störungsfreie Tests von Technologien und Geräten gefunden. Genau das soll mein kleines Experiment werden: ein Test meines Gehirns in einem reizfreien Umfeld, sozusagen einem Sinnesreinraum.

Der Vertrag mit der Hochschule hielt fest: »Frau Miriam Meckel beabsichtigt im Rahmen eines wissenschaftlich motivierten Selbstversuchs, sich in unserem Usability-Labor während etwa 24 Stunden möglichst weitgehender (Sinnes-) Reizfreiheit auszusetzen (unter anderem in umfassender Dunkelheit und Geräuschlosigkeit) und dabei ihre diesbezüglichen Erfahrungen in geeigneter Weise auszuwerten.« Ich habe versichern müssen, dass dieses Experiment meine freiwillige Entscheidung ist. Ich hätte den Raum jederzeit verlassen können. Außerdem habe ich noch zugesichert, dass ich für allfällige Schäden an den Möbeln aufkommen würde. So viel vorab: Es gab kaum Möbel, und es gab auch keine Schäden.

An diesem Augusttag bin ich mit dem Auto zur Hochschule gefahren, habe den Wagen in der Tiefgarage abgestellt in dem Gefühl, ihn als Fluchtfahrzeug aus der Dunkelheit immer in der Nähe zu haben. Im zweiten Untergeschoss habe ich mich mit dem kleinen wissenschaftlichen Team getroffen, um mich in den Raum einweisen zu lassen. Die Mitarbeiterin des Lehrstuhls, zu dem das Labor gehört, nahm sich Zeit und erklärte mir alles ausführlich. Wo ist der Lichtschalter für den Notfall, wo die Toilette? Hier, in Ordnung. Ist es vielleicht besser, mich in diesem Raum einzuschließen, während ich hier im Stockdunklen hocke? Ja, besser ist das. Wie rufe ich um Hilfe, sollte das nötig sein? Es gibt in diesem Keller keine Funkverbindung, ich werde also nicht telefonieren können. Ich müsste eine E-Mail schicken, denn es gibt WLAN. Wer die dann mitten in der Nacht lesen soll, das frage ich lieber nicht.

In dem Raum, der in Kürze zum Darkroom meiner Sinneserfahrung werden soll, stehen ein Schreibtischstuhl und ein

40

Sessel, an der Wand zwei Tische, auf denen ich meine Tasche ablege, es gibt kein Bett. Ich nehme die beiden Wasserflaschen und die Butterbrote heraus, die ich als Verpflegung mitgebracht habe. Der Raum ist etwa vierzig Quadratmeter groß, fast quadratisch. Das ist jetzt mein kleines Universum für die nächsten 24 Stunden. Alles schön nahe beieinander, der Tisch an der Wand und die beiden Stühle daneben. Wenn es stockdunkel ist, muss alles in Reichweite und schnell ertastbar sein. Alles gesehen, alles verstanden, alles eingeprägt.

Die Tür ist von innen verriegelt, es kann losgehen mit den 24 Stunden Selbsterfahrung. Mit dem Versuch eines Gesprächs mit meinem Gehirn und meinem Bewusstsein. Auf dem Tisch liegt jetzt mein Diktiergerät und zeichnet auf. Falls sich in diesem Raum wirklich ein Gespräch entwickeln sollte, möchte ich ja dokumentieren können, wie das gelaufen ist. Vermutlich wird am Ende nicht viel drauf sein außer Stille, dachte ich. Da habe ich mich geirrt, wie das folgende Erfahrungsprotokoll zeigt. (Meine Aufzeichnungen habe ich am Tag nach dem Experiment durch ein Erinnerungsprotokoll vervollständigt.)

Niemals hätte ich gedacht, dass das so gehen könnte. Dass ich 24 Stunden in einem geräuschisolierten Darkroom verbringen könnte. Aber es geht. Es geht gut. Es geht sogar besser, als ich dachte. Noch bevor das Licht ausging, habe ich mich gefragt, was tue ich hier bloß die ganze Zeit? Und ich habe gemerkt, wie mir, noch bevor es losging, ein Schreck durch den Körper gefahren ist. Ich kann ja nichts lesen im Dunkeln. Und doch, ich könnte etwas lesen. Mein iPad liegt in meiner Tasche, ich könnte es herausnehmen, aufklappen, und der Bildschirm würde aufleuchten. Er würde den Raum erhellen, ein wenig zumindest, mir Orientierung und vielleicht auch etwas Sicherheit geben. Und ich könnte beginnen zu lesen. Ich könnte auch einen Film schauen, auf irgendetwas Stumpfsinniges starren. Sogar im Internet. Es gibt WLAN-Zugang hier, und ich habe das Passwort im Vorfeld bekommen. Ich bin also verbunden in diesem stillen, dunklen Raum im Kellergeschoss eines Universitätsgebäudes, verbunden mit der Außenwelt, mit der ich Kontakt aufnehmen könnte, wenn ich es wollte.

Ich habe gedacht, dass ich es wollen würde, aber ich will es nicht. Nach einer Phase der Irritation und Eingewöhnung tut es gut, einfach hier zu sein. Es tut so gut, sich einzulassen auf die eigene Wahrnehmung. Denn die wandelt sich plötzlich. Ich spüre anders. Meine Hände und Füße, die sonst oft kalt sind, sind jetzt ganz warm. Ich spüre das Blut durch meine Fingerspitzen und durch meine Zehen pulsieren. Ich höre auch anders. Ich höre Geräusche, die nicht in diesem Raum sind. Sie sind in mir, sie legen sich ganz sanft auf die Stille. Mein Gehirn legt sie auf die Stille, um die Stille für mich hörbar und damit erträglich zu machen. Und ich sehe auch in diesem schwärzesten Dunkel. Ich sehe Lichtspiele, Formen, die sich wandeln, ich sehe Lichtflecken und ihre Schatten, die allesamt wahrscheinlich nicht da sind. Mein Gehirn legt sie mir auf meine Netzhaut, um die Dunkelheit sichtbar zu machen.

Und so sitze ich hier, und es vergeht Minute um Minute, und es ist nichts. Und das Nichts ist schön. Ich bin glücklich, so wie ich hier sitze. Ich denke nicht daran, wann die Zeit bald zu Ende geht, die ich in diesem Raum verbringen werde. Ich denke daran, wie schade es ist, dass sie irgendwann zu Ende geht. Ich weiß nicht, wie lange ich so denken würde, gäbe es kein festgelegtes Ende. Wüsste ich nicht, dass ich nach 24 Stunden diesen Raum wieder verlassen werde, dass dann auch jemand kommen wird, um mich zu holen, um mich aus diesem Raum wieder herauszubringen. Vielleicht wäre das dann eine andere Situation. Aber diese ist diese, und sie ist gut, so wie sie ist. Sie ist gut für mich. Ich denke anders als sonst. Auf andere Art und Weise. Ich denke auch über andere Dinge nach. Über die Dinge, über die man im Alltag so selten nachdenkt, weil man sich dann auf sie einlassen müsste, zulassen müsste, dass man sich entfernt von den Dingen, die eigentlich gerade geschehen, in denen man eine Rolle spielt, etwas tun muss, funktionieren muss. In solchen Situationen lässt sich nicht über Dinge nachdenken, die

42

das Nichts, die Stille voraussetzen, Gedanken, die aus der Rolle fallen, die keinen Zweck haben, sondern einfach einen Sinn.

Die Internetverbindung ruht, die Geräte sind stumm geschaltet. Die Welt bleibt draußen. Niemand kann mich erreichen, und auch ich kann niemanden anrufen, selbst wenn ich es wollte. Ich könnte Hilfe holen, wenn etwas nicht gut wäre. Ich könnte dann eine E-Mail schreiben: »Holt mich hier raus.« Aber ich brauche keine Hilfe. Die Hilfe entsteht in der Situation, ich habe sie mir sozusagen selbst mitgebracht. Mir hilft das Nichts, das jetzt um mich herum ist. Es hilft mir, meinen Gedanken und Empfindungen näher zu sein.

Das Licht geht, und das Dunkel kommt. Mit seinem großen schwarzen Mantel umfängt es alles, das Nahe und das Ferne, das Schöne und das Hässliche, das Geliebte und das Verhasste. Im Mantel des Dunkeln werden sie alle gleich. Ununterscheidbar. Du weißt nicht, wer ist wer. Sie alle müssen sich neu aufstellen in eine Reihe, und dann beginnt das Gespräch. Mit einem jeden musst du das Gespräch beginnen, ganz von vorne beginnen, um herauszufinden, wer wer ist. Und manchmal wechselt dann der eine mit dem anderen, und der eine geht in der Gestalt des anderen im Dunkeln davon.

Es ist ein Grenzübertritt. In ganz unterschiedlicher Hinsicht. In dem Moment, in dem ich den Raum im zweiten Kellergeschoss des Hochschulgebäudes betreten habe, bin ich von einer Welt in eine andere übergetreten. Ich bin aus der Realzeit in eine Spezialzeit übergetreten, die genau 24 Stunden, also einen ganzen Tag, dauern wird, und für deren Lauf ich mich aus der realen Welt draußen verabschiedet habe. Es ist auch ein Grenzübertritt der Sinne. Ihnen werden die Orientierungspunkte genommen, Lichtwellen, Geräusche, alles, was das Gehirn nutzen kann, um es als Input zu verarbeiten. Ich bin sehr gespannt, was mein Gehirn daraus machen wird.

In meiner Erinnerung an die Einweisung gehe ich noch mal diesen Raum und meine Situation durch. Der Raum ist nicht besonders heimelig, eher karg, ein zweckmäßiger Raum in einem zweckmäßigen Gebäude. Ausgelegt mit dunkelgrauem

Kunstfaserteppich, die Wände weiß, an der hinteren Wand zwei längs aneinandergestellte Tische, davor zwei Stühle, ein brauner Ledersessel, Corbusier-Imitat, und ein schwarzer Bürostuhl. An der linken Wand zieht sich eine große Glasscheibe durch die Wand hindurch, so eingelassen, dass sie fast die gesamte Wandbreite ausfüllt. Das hier ist ein Experimentallabor, in dem üblicherweise technische Geräte unter Laborbedingungen geprüft werden. Durch die Scheibe können die Prüfer beobachten, was im eigentlichen Raum geschieht. Heute ist da niemand, der Raum hinter meinem Raum ist leer und verschlossen, davon habe ich mich vor Beginn des Experiments selbst überzeugt. Trotzdem werde ich hier heute geprüft, nein, das stimmt so nicht, ich prüfe mich selbst. Ich habe mich entschieden, dieses kleine Selbstexperiment durchzuführen mit dem Unterschied, dass mich niemand beobachten wird, dass keine Kameras auf mich gerichtet sein werden und nichts aufgezeichnet wird. So viel Privatsphäre muss sein. Abgesehen davon, wird es für die 24 Stunden in dem Raum stockdunkel sein. Er ist schall- und lichtisoliert. Keine Geräusche dringen ein und auch kein Tageslicht. Und also könnten die Kameras, wären sie denn auf mich gerichtet, auch gar nichts sehen. Wärmebildkameras vielleicht? Aber ich möchte, dass nichts und niemand meine ganz intime Dunkelheit aufzeichnet.

Vielleicht ist das eine verrückte Entscheidung, sich diesen Versuch anzutun. Ich habe in den vergangen Tagen immer wieder ein Unwohlsein gespürt, vielleicht Anflüge von Angst davor, was in diesem Raum in diesen 24 Stunden geschehen könnte. Wie es sich anfühlen wird, dass es sich anfühlen wird, aber vielleicht nicht so, wie es gut für mich wäre. Doch genau das möchte ich. Ich möchte, dass es sich anfühlt. Dass ich mich fühle. Und dass es für mich keine Ablenkung in diesem Sich-selbst-Erspüren gibt. Die Freunde, denen ich im Vorfeld von diesem kleinen Experiment erzählt habe, haben mich etwas schräg angeschaut, manchmal verständnislos, und gefragt: »Wozu das denn?« Aber als ich dann erklärte, warum ich das tun möchte, war zumeist die Faszination geweckt.

44

Ich werde für 24 Stunden in diesem Raum sein, ohne Licht, ohne Geräusche, ohne irgendetwas. Ich werde hier vermutlich nicht schlafen, sondern in diesem Sessel sitzen oder auf dem Stuhl oder einfach im Raum herumstehen, denn das Gehen in der Dunkelheit ist ja nicht ganz leicht. Ich werde einfach hier sein und meinem Gehirn beim Arbeiten Gesellschaft leisten. Ein Freund sagte im Gespräch darüber zu mir: »Für Tiere wäre das wahrscheinlich gesetzlich verboten.« Das mag sein, aber Tiere haben auch nicht die Entscheidungsmöglichkeiten, die ich habe. Wenn, dann werden sie in einen solchen Raum gesteckt. Ich habe das für mich selbst entschieden.

Früher wurden solche Räumlichkeiten »Deprivationsräume« genannt und in der psychiatrischen Behandlung eingesetzt. Patienten wurden für eine Zeit in Räume wie diesen gesperrt, um sie von allen äußeren Umweltreizen zu befreien. Das versprach Therapieerfolge. Inzwischen wird dieser Therapieansatz nicht mehr verfolgt. Vielleicht tue ich also etwas komplett Unsinniges. Aber eine Erfahrung kann es sein. Vielleicht sogar eine gute.

Jederzeit kann ich den Raum verlassen, wann immer etwas nicht stimmt, es mir nicht gut geht, ich einfach keine Lust mehr habe, kann ich gehen. Mein Auto steht in der Tiefgarage, ich weiß, wie ich zum Auto zurückkomme, und werde auch die Tiefgarage jederzeit verlassen können. Wie oft muss ich mir das eigentlich noch selbst versichern? Es gibt nichts, was mich hier hält außer ich selbst. Das Team der Forschungsstelle hat mir erklärt und gezeigt, wie ich notfalls aus dem Gebäude herauskomme, um frische Luft zu schnappen, und dann auch wieder hinein. Alles ist geregelt, alles ist besprochen. Es kann losgehen. Wir haben uns verabschiedet. »Spätestens morgen Mittag um zwölf komme ich nach Ihnen schauen«, sagte die Mitarbeiterin der Forschungsstelle. »Alles klar?«, fragte sie. Ich nickte, mitten in dem kahlen Raum stehend, dann ging das Licht aus, und die schwere Tür schloss sich mit einem satten Geräusch.

Ich stehe im Dunkeln. Es dauert nur wenige Minuten, bis ich zu begreifen glaube, was gemeint ist, wenn von »dröhnender

Stille« die Rede ist. In diesem Raum ist es still, so still, dass meine Ohren es kaum aushalten, dass ich es kaum ertragen kann. Etwas kreischt in mir, die Stille kreischt und brüllt in mich hinein, und ich merke, wie ein erster Schub von Stress entsteht. Zudem kann ich nichts sehen. Es ist wirklich stockdunkel hier. Ich stehe da mitten in dem Raum, fuchtele mir mit den Händen vor meinen Augen herum, um festzustellen, ob ich nicht doch irgendetwas erkennen kann. Aber da ist nichts. Manchmal bilde ich mir ein, ich sähe die Schatten meiner Hand und meiner Finger an meinen Augen vorbeigleiten, um dann festzustellen, dass diese Schatten an verschiedenen Stellen gleichzeitig sind, dass sie bleiben, obwohl ich die Hand bewege, dass sie also Ausgeburt meiner Imagination sind, meines Wunsches, etwas sehen zu können, nicht aber Teil der dunklen Wirklichkeit in diesem Zimmer.

Ich habe mir gemerkt, wo die Stühle stehen. Langsam taste ich mich in die Richtung, immer beide Arme vor dem Körper haltend, um nirgendwogegen zu laufen. Mit der Fußspitze des linken Fußes berühre ich etwas, ich beuge mich leicht vor und erspüre den Bürostuhl. Ein Stück weiter steht der Sessel, ich drehe mich um und lasse mich hineinfallen. Dann streife ich die Schuhe von den Füßen und lege die Beine auf den Bürostuhl. Ich sitze jetzt hier in der vollständigen Dunkelheit und Stille. Es gibt nichts, das um mich herum ist. Nicht die normale Reizüberflutung des Alltags. Kein Angriff der Infokavallerie mit multiplem Hornsignal. Nicht ein einziges Signal der Außenwelt. Aber mein Gehirn feuert zurück, wie ein Soldat in furioser Raserei, der aus lauter Angst in alle Richtungen um sich schießt, ohne zu wissen, wo der Feind ist und ob es ihn überhaupt gibt.

So sitze ich also auf diesem Stuhl, die Beine hochgelegt, bereit, mich einfach in Denken und Fühlen treiben zu lassen. Doch nach einer kurzen Phase der Entspannung klappt das nun gar nicht mehr. Die Gedanken rasen in meinem Kopf. Ich denke kurz darüber nach, warum es schön ist, laut sprechen zu können, aber da schießen andere Gedankenstränge wie Nadeln durch den ersten hindurch. Ich denke über Termine nach, darü-

46

ber, wie spät es ist (obwohl ich gerade erst in diesem Raum angekommen bin), formuliere letzte Sätze für einen Artikel, den ich bald abgeben muss. So wird das nichts. An echtes, an wahres Denken ist nicht zu denken. Mein Gehirn fühlt sich an wie elektrisch überladen. Überall in der Dunkelheit blitzen kleine Lichter auf. Ich versuche ihnen mit den Augen zu folgen, sie zu verorten, aber das gelingt nicht. Wann immer ich mit den Augen an dem Punkt ankomme, an dem ich meine, das Licht gesehen zu haben, ist es weg.

Ich senke meinen Kopf auf meine Brust, und dann schließe ich die Augen. Das hilft erstaunlicherweise. Alles beruhigt sich etwas. Als ob die Augenlider Vorhänge wären, die man zwischen die Welt, die Außen- und die Innenwelt, ziehen kann, um beide zeitweilig voneinander zu trennen. Als ob die Augenlider eine Schutzhülle wären, die man über das Gehirn legt, um es einzubetten und zu umfangen. Vielleicht ist das wirklich so, aber jetzt ist es hier stockdunkel in diesem Raum, deshalb gibt es ja nichts, wovor ich die Augen und das Gehirn schützen könnte. Und dennoch verändert sich etwas. Vermutlich hat mein Gehirn das so gelernt, die Augen gehen zu, die Augenlider schließen sich, und dann ist Ruhe. Vor allem gibt es dann keine visuellen Reize mehr. Und da das evolutionär so gelernt, vielleicht sogar genetisch so angelegt ist, stellt sich die Wirkung auch jetzt ein. Mit geschlossenen Augen wird es stiller im Kopf, obwohl draußen alles still ist, wird der innere Blick ruhiger, obwohl es in dieser Dunkelheit gar nichts zu sehen gibt.

Das tut gut. Die Gedanken fließen etwas langsamer, aber noch immer gelingt es mir nicht, länger als ein paar Sekunden bei einem Gedanken zu bleiben. Mein Gehirn braucht ein Geländer, an dem es sich festhalten, an dem es sich erst einmal entlanghangeln kann, bis ihm der Raum, die Umgebung, die Situation etwas vertrauter geworden sind. Ich denke mir meinen Kalender als Geländer. Ich gehe die Tage durch, beginnend mit dem morgigen Dienstag ab dem Nachmittag, wenn ich aus diesem Raum wieder raus sein werde. Ich gehe die Dinge durch, die dann geschehen werden, geschehen könnten, die ich viel-

47

leicht tun möchte, gehe Termine der folgenden Tage durch, am Mittwoch, Donnerstag und Freitag, und merke, dass diese Struktur im Moment hilfreich ist, so wenig sie auch das ist, was ich mir unter Denken, unter wahrem Nachdenken im Reizentzug vorgestellt habe. Mein Gehirn und ich, wir brauchen Zeit, um uns unter diesen Bedingungen neu aneinander zu gewöhnen.

Ich muss irgendwann kurz eingeschlafen sein. Die Dunkelheit macht müde. Als ich wieder aufwache, habe ich plötzlich das Gefühl, ich beobachtete etwas an der hinteren Wand des Raums. Als hinge dort ein großer Bildschirm mit runtergedimmter Helligkeit, auf dem Gestalten umherlaufen, alles in Farbtönen von Dunkelblau, Dunkelviolett und Dunkelrot getränkt und irgendwie nicht real. Aber ich sehe da etwas, und dann sehe ich plötzlich, dass Schatten vor dem Bildschirm hin und her laufen. Und jetzt richte ich mich ein wenig in meinem Stuhl auf und bekomme tatsächlich ein bisschen Angst, bin irritiert, ob da möglicherweise doch noch eine Verbindung zu einem anderen Raum ist, in dem Menschen umherlaufen.

Ob sie mich womöglich doch beobachten können, mich gar filmen, wie ich hier sitze, in diesem Raum, und mich in dieser Dunkelheit und Stille lächerlich mache und versuche, mich zu orientieren und die Oberhand über die Situation zurückzugewinnen. Ich starre auf diese Wand und auf den Punkt, der dort wie ein Bildschirm zu mir herüberscheint, und dann ist er plötzlich wieder weg. Dann gibt es keinen Bildschirm mehr, und ich kann gar nichts mehr sehen in den Tiefen der Dunkelheit. Doch wenig später taucht langsam, ganz langsam, wieder ein dumpfer, entfernter, sehr diffuser Lichtfleck auf. Und ich frage mich jetzt wirklich: Ist da etwas, oder spielt mein Gehirn mir einen Streich, projiziert sozusagen über seine Imaginationsfähigkeit etwas vor meine Augen oder in meine Augen hinein, das außerhalb meines Gehirns gar nicht existiert?

Ich starre auf diese Wand. Merke, wie ich die Augen aufreiße und auch, wie mich dieses angestrengte Starren körperlich müde macht, wie angespannt meine Muskeln sind, mein Nacken sich

48

verspannt und ich insgesamt in einem Zustand bin, der weit von der Stille des Denkens entfernt ist, die ich eigentlich erkunden wollte. Da ist doch ein Lichtfleck. Irgendetwas ist da, ich kann es genau sehen. Aber sobald ich versuche, meinen Blick ganz konzentriert auf den Lichtfleck zu richten, ihn zu identifizieren und zu erkennen, verschwindet er. Wenn ich die Augen dann abwende, sehe ich im äußeren Sichtfeld, in dem Bereich, den ich nicht mehr klar fokussieren kann, dass dort etwas ist.

Und dann sehe ich plötzlich grüne Lichter, seltsame Formen, die aufscheinen, kleine Sternchen und dann auch, mitten in meinem Blickfeld, einen blauen Punkt. Versuche ich auf den blauen Punkt zu fokussieren, ist er weg. Was ist das, was ich da sehe? Das möchte ich herausfinden, denn ich merke, dass es mich doch sehr unruhig macht. Ich denke darüber nach, dass ich nun aufstehen sollte, dass ich versuchen sollte, mit meiner rechten Hand nach dem Tisch zu greifen, der neben meinem Stuhl steht, mich an diesem Tisch entlangzutasten, um dann zur Wand hinüberzugehen, mich durch den Raum weiter vortastend, um die gegenüberliegende Wand noch einmal genau zu erkunden. So denke ich – und tue nichts. Ich sitze wie gelähmt, ja, wie festgeklebt auf diesem Stuhl und merke, dass ich keine Bewegung machen kann.

Ich sollte dorthin gehen, sollte diese Wand untersuchen, sollte mir klar werden, was ich dort drüben sehe, was für ein Licht das ist, das mich hier beunruhigt. Aber dafür müsste ich aufstehen und diese wenigen Schritte tun, um zur Wand zu kommen und noch einmal von Nahem zu versuchen hindurchzuschauen. Das scheint schwierig zu sein. Ich sitze und sitze und sitze und beschäftige mich in Gedanken damit, wie ich gehe, Schritt für Schritt entlang des Tisches, entlang der Wand, hin zu der anderen Wand, um dann zu schauen. Und ich tue nichts. Ist das die erste Erscheinung einer seltsamen Erstarrung des Körpers in der totalen Deprivation der Sinne? Oder ist es eine Überreaktion meines Körpers, der jetzt auch beginnt, Kälte zu fühlen, ein wenig zu frösteln? Die Härchen an meinen Armen richten sich auf, und noch immer tue ich nichts. Es dauert insgesamt sicher-

49

lich zwanzig Minuten, bis ich mich tatsächlich entscheide, diese Schritte zur anderen Wand zu tun. Vielleicht sind es aber auch nur zwei Minuten, die mir wie zwanzig vorkommen.

Ich richte mich endlich aus dem Stuhl auf und taste mich langsam am Tisch entlang, an der Wand entlang und stehe schließlich am Ende des Raums, sehr viel schneller als gedacht, der Raum scheint kleiner, als ich ihn in Erinnerung habe. Dort lege ich beide Hände an die Wand, um mir klar zu werden, was ich da sehe. Und ich sehe einen Lichtschein. Oder ich glaube einen Lichtschein zu sehen, doch auch dieser Lichtschein bleibt diffus. In jedem Fall ist da kein großer Bildschirm, auf dem Menschen hin und her gehen, die ich ja eben noch gesehen habe. Ich sehe einfach nur einen Lichtschein in der Wand. Und so stehe ich da und frage mich, ob da auf der anderen Seite vielleicht doch jemand ist. Das wäre schrecklich. Ich hoffe sehr, sehr intensiv, dass das nicht der Fall ist. Dass jetzt nicht plötzlich ein Schatten durch den Lichtschein hindurchhuscht, weil ich mich dann sehr erschrecken würde und weil ich nicht sicher bin, ob ich dann noch länger in diesem Raum ausharren könnte oder ob ich nicht sofort Licht machen, aus dem Raum hinausstürzen und nachschauen müsste, was oder wer da ist. Aber niemand geht vorbei, nichts passiert hinter der Wand.

Ich glaube, ich starre jetzt seit Stunden auf dieses seltsame Licht. Dabei habe ich inzwischen das Gefühl, meine Augen seien von innen mit zwei Leuchtringen beleuchtet. So wie Kosmetikspiegel in Hotelbadezimmern. Warum das so ist, weiß ich nicht, und ich kann tun, was ich will, sie gehen nicht weg, weder bei geöffneten noch bei geschlossenen Augen. Meine Augen leuchten von innen, während um mich herum alles dunkel ist. Und durch diese Leuchtringe in meinen Augen sehe ich ein weiteres Licht. Wenn ich länger darauf starre, dann entsteht um das Licht herum ein Sternenhimmel. Sterne, die aufleuchten und wieder vergehen, die flackern und wieder verschwinden. Und das Licht selbst formt seltsame Gestalten. Immer wieder erscheint mir ein lang gezogener grüner Punkt. Und ab und zu habe ich den Eindruck, als führe dort hinter der Wand ein Auf-

zug von unten nach oben mit einer sehr diffus und indirekt beleuchteten Kabine, in der ich sogar gelegentlich Umrisse von Menschen zu beobachten glaube. Der Aufzug fährt, er beginnt irgendwo unten am Boden und fährt langsam nach oben. Und je mehr mein Blick ihm folgt, desto weiter fährt er aus meinem Blickfeld heraus. Mir tun die Augen weh. Das Starren im Dunkeln scheint nicht weniger anstrengend zu sein als das Starren bei Licht.

Inzwischen sitze ich wieder in meinem Sessel. Es hilft ja nichts. Da ist nur die Wand. Und alles, was ich sonst dort sehe, entspringt meiner Vorstellungskraft. Mein Gehirn arbeitet, als müsse es den Mangel an Sinnesreizen mit doppelter Energie ausgleichen. Mit fortschreitender Zeit gewöhnt es sich nicht an die Dunkelheit und die Stille. Es wird hyperaktiv. So, als würden sich meine Synapsen in einen Rausch der Imagination hineinfeuern. Und so ähnlich ist das tatsächlich, was ich hier durchlebe. Ein Rausch. Nur ohne Drogen.

Auch meine Ohren spielen kleine Spielchen mit mir. Wenn ich geradeaus gegen die Wand mit den Lichtspielen schaue, dann höre ich mit dem rechten Ohr ein summendes Geräusch. Drehe ich den Kopf um neunzig Grad nach rechts, hört das Geräusch auf. Drehe ich den Kopf wieder nach links, beginnt das Geräusch wieder. Das erscheint mir ein Beleg dafür, dass es ein Geräusch gibt, das ich offenbar nur hören kann, wenn ich mich in einem bestimmten Hörwinkel zu der Geräuschquelle befinde. Ein Unsinn, denn in diesem Raum gibt es keine Geräusche. Nur die, die ich selbst mache, tatsächlich oder auch eingebildet.

Es ist aber auch seltsam, mitten in der Nacht im tiefen Keller eines verlassenen Hochschulgebäudes zu sitzen. Hier ist niemand außer mir. So glaube ich. Glaube ich? Hoffe ich? Was ist das bessere Gefühl? Dass ich alleine hier in diesem Gebäude bin? Dass irgendwo jemand bei mir ist, von dem ich nichts weiß? Darüber denke ich nach, Minuten vielleicht oder auch Stunden. Und irgendwann gelange ich zu der festen Überzeugung, dass ich im Inneren eines Bergwerks gefangen bin. Ich bin gar nicht im zweiten Kellergeschoss eines Universitätsgebäudes. Dieses Bergwerk ist um mich herum, und ich kann es hören und spüren. Gelegentlich gibt es Vibrationen, leichte Erschütterungen, die sicherlich von den Bohrungsarbeiten im Fels kommen. Ich höre dann auch, wie der Bohrer sich mit einem dumpfen, mahlenden Geräusch in den Stein frisst. Alles ganz weit weg, sehr indirekt, aber ich höre es. Und gelegentlich gibt es kleine Explosionen, auch die nicht wirklich laut, aber deutlich hörbar, und dann knackt alles in den Wänden um mich herum.

»Herr X ist ein höflicher Mensch.« So könnte der Artikel beginnen, den ich noch schreiben muss. Das könnte der erste Satz sein. »Herr X ist ein höflicher Mensch.« Ich denke diesen Satz nun seit Minuten. Immer wieder diesen Satz. Ich denke diesen Satz nicht, mein Gehirn denkt ihn. Mein Gehirn steckt mit diesem Satz in einer Zeitschleife. Der Satz fühlt sich an, als spräche ich ihn innerlich in Großbuchstaben, jeden Buchstaben lang gezogen, jeder Buchstabe mit eigenem Akzent. »HERR X IST EIN HÖFLICHER MENSCH.« Das geht immer weiter so. Irgendwann schreie ich diesen Satz lautlos durch den Raum, wieder und wieder. »Herr X ist ein höflicher Mensch«, »ist ein höflicher Mensch«, »ein höflicher Mensch«, »höflicher Mensch«, »Mensch«.

Ich lehne mich auf dem Sessel nach vorne, die Füße habe ich längst von dem Bürostuhl genommen, weil die entspannte Körperhaltung so überhaupt nicht mehr meinem Empfinden entspricht, stütze meine Ellenbogen auf die Knie und halte mir die Ohren zu. Nein, ich presse meinen Kopf mit beiden Händen von den Seiten her zusammen. Ich presse mein Gehirn zusammen, in dem dieser verdammte Satz steckt. »Herr X ist ein höflicher Mensch.« Ich presse so lange mein Gehirn zusammen, bis ich diesen Satz aus ihm herausgepresst habe. Irgendwann lege ich meinen Kopf erschöpft auf den Knien ab, meine Arme hängen rechts und links neben den Beinen herunter, die Hände berühren den rauen Teppichboden. In dieser Haltung kauere ich eine Weile.

52

In diesem Moment fährt, so glaube ich, die Linie 18 oben vorbei. Zwei Stockwerke über mir rattert sie über die Gleise. Ich kann das Geräusch genau erkennen, die Abstände, in denen die Räder über die Schwellen rumpeln, und ihr leichtes, helles Quietschen an den Schienen. Sie fährt nach Istanbul, nicht nach Köln-Klettenberg, aber das ist sie ganz bestimmt. Und dann höre ich Glocken läuten. So wie ich es zu Hause in meiner Wohnung in St. Gallen immer höre, regelmäßig jede Stunde, so höre ich es jetzt hier auch, dumpfes, leises, ganz weit entferntes Glockenläuten. Gibt es diese Glocken? Läutet da irgendetwas oder irgendwer? Oder passiert das alles in meiner Einbildung? Und über die ganze Stille mit ihren seltsamen untertönigen Geräuschen legt sich ein hoher Kammerton, so eine Art Pfeifen, sanft und doch auch etwas schrill. Ist er wirklich da? Oder entsteht dieser schrille Kammerton in meinem Gehirn, um der vollständigen Stille etwas entgegenzusetzen? Ich finde keine eindeutigen Antworten.

Seit Ewigkeiten keine Bewegungen mehr gemacht mit meinem Gesicht. Wann gibt es das sonst? Wir sind ja sonst immer in Regung und Bewegung, mit dem Körper, aber auch mit dem Gesicht. Nicht nur wenn wir sprechen, mit anderen Menschen zusammen sind, agieren und reagieren, sondern auch wenn wir zuhören, beobachten, einfach dabeisitzen. Es gibt ja keine regungslose Reaktion. Irgendetwas tun wir immer mit unserem Gesicht. Wir runzeln die Stirn, ziehen eine Augenbraue hoch, klimpern mit den Augen, legen die Stirn in Falten, lächeln oder lassen die Mundwinkel hängen. Irgendwas ist immer, wofür unser Gesicht in Aktion treten muss, die Gesichtsmuskeln, die kleinen feinen und auch die großen rund um den Kiefer und an den Schläfen. Hier nicht. Ich sitze hier ohne jede Regung. Auch ohne jede Bewegung. Ich würde zu gerne wissen, was geschähe, wenn nun ganz plötzlich, ohne jede Vorbereitung, ein Blitz die Dunkelheit durchfahren und eine Fotografie meines Gesichts gemacht würde. Wie sähe ich darauf aus? Wie ich selbst oder ganz fremd? Entspannt oder maskenhaft? Ein Zombie der Deprivation?

Lana Del Rey singt »Lost but now I am found« (welches Lied noch mal?). Sie singt sehr schön. Ich sitze in diesem Sessel und höre ihr gerne zu. Mit weit offenen Augen starre ich in die Dunkelheit und höre Lana Del Rey singen. Vor meinen Augen zieht eine Scherenschnitt-Karawane von rechts nach links durch das Zimmer, das Schwarz der Figuren, der Wagen, sie alle heben sich kaum vor dem grauen Unterton ab. Ich sitze da und schaue und höre zu. Vielleicht seit drei Stunden sitze ich jetzt in diesem Stuhl. Oder fünf? Oder noch länger? Ich habe aufgehört, mich zu fragen, ob ich jetzt durchdrehe. Das ist jetzt so. Ich schaue einfach zu, was geschieht. Auf der Wand laufen dunkle Fußspuren entlang, erst in die eine, dann in die andere Richtung. Über mir läuft jetzt Badewasser ab. Wer badet denn mitten in der Nacht in der Hochschule?

Und wenn sie mich hier vergessen? Dann gehe ich einfach raus.

Was ist jetzt geschehen? Ich liege, den Körper eingerollt, in einer Ecke des Zimmers. Wie an die Wand geschmiegt. Wie in die Wand hineingeschmiegt. Da war etwas. Ich bin über mich selbst gefallen. Weil die Fragen so schwer waren, so schwer zu beantworten, aber auch schwer zu ertragen darin, dass sie einfach gestellt wurden. Und ich habe die ganze Zeit das Gefühl gehabt, ich werde beobachtet, vielleicht gar gefilmt. Hinter dieser Wand ist jemand. Nicht nur ein diffuses, schwaches Licht, das verschiedene Formen annimmt, das hin und her wandert, das mal weißlich, mal grünlich schimmert. Da ist jemand, der Geräte bedient, um das aufzuzeichnen, was ich hier tue. Irgendwann war ich überzeugt, dass dort doch jemand ist. Und dann bin ich wieder hingegangen, habe beide Hände an die kalte Wand gelegt und habe gerufen: »Hey, ist da wer?« Und dann habe ich noch mal gerufen, immer lauter habe ich gerufen. Und dann habe ich angefangen, mit beiden Händen gegen die Wand zu schlagen, und weitergerufen. »Mach das Licht an!« »Zeig dich!« Und immer weitergehämmert mit den Händen gegen die dicke, feste Wand. Und niemand hat sich gezeigt, und kein Licht ist angegangen, bis auf das schwache, dumpf glimmende

Leuchten, das in diesem Raum immer bei mir bleibt. Ich habe mit den Händen gegen die Wand getrommelt, geschrien, die imaginäre Person angeschrien, mich selbst angeschrien – »Raus hier!«, »Schluss jetzt!«, »Raus aus diesem Raum!« –, geschrien und geklopft und getrommelt, immer wieder, bis ich ganz durchgeschüttelt war.

Und jetzt liege ich hier, zurückgezogen in die Ecke, zurückgezogen fast in die Wand. Da war noch etwas. Ich glaube, ich habe etwas gehört. Ich habe gehört, wie sich jemand an der Tür zu schaffen macht. Die Tür ist abgeschlossen, aber ich bin nicht eingeschlossen hier, ich kann hier jederzeit gehen. Außer mir ist niemand in diesem Gebäude. Tagsüber waren viele Menschen da, jetzt nicht mehr. Das weiß ich. Aber da ist etwas, da ist jemand. Ich höre, wie die Türklinke sich langsam, leise bewegt. Wie sie heruntergedrückt wird, und dann höre ich, wie die Tür sich lautlos öffnet. Ich weiß nicht, wie ich das hören kann, weil es lautlos ist, aber ich höre es. Vielleicht spüre ich vielmehr, wie die Tür sich öffnet. Vielleicht gibt es eine Veränderung der Luft im Raum, einen kleinen Luftzug, einen Austausch von Sauerstoff und anderen Bestandteilen der Luft, den ich spüren kann. Ich weiß jedenfalls, die Tür zu meinem Raum ist soeben aufgegangen. Ich starre ins Dunkle, auch meine Ohren »starren« ins Dunkle. Und ich warte, was jetzt geschieht. Ich atme kaum. Ich merke, hier ist jemand im Raum, hier bewegt sich jemand ganz langsam und leise und auch vorsichtig. Und er bewegt sich auf mich zu. Ich liege hier in dieser Ecke, zurückgezogen gegen, in die Wand und bin wie erstarrt. Und dann gibt es einen Ruck, oder ich gebe mir einen Ruck und setze mich auf und krieche auf allen vieren auf die Person zu, die ja auch gerade auf mich zusteuert, so lange, bis ich mit meinem Kopf und einem Rumms gegen die Tür pralle, die nicht geöffnet ist, sondern geschlossen. Und ich bin auf meiner Kriechspur auch niemandem begegnet. Und so setze ich mich mit dem Rücken an die Tür, lehne den Hinterkopf dagegen und atme ein paarmal tief durch. Vielleicht war ich einfach nur kurz eingeschlafen, vielleicht auch länger, und habe geträumt. Das hier ist eine Achterbahnfahrt der Sinne und der Gefühle. Mein Gehirn ist mein Verstand. Mein Gehirn bringt mich um den Verstand.

Am Horizont rennt ein kleines Kind, erst nur ein Punkt, dann langsam größer werdend. Das kleine Kind bin ich. Ich bin vielleicht zwei Jahre alt, laufe holprig, alle Glieder von mir gestreckt, als müsse das sein, um das Gleichgewicht zu bewahren. Ich habe ein kleines, dunkelblaues Strickkleid an, am Kragen und an den Ärmelchen sind weiße und orangefarbene Streifen. Auf meinem Kopf sitzt ein kleiner Strohhut. Beide Arme sind während des Laufens horizontal zur Erde ausgebreitet, an meinem linken Arm hängt ein kleiner, roter Plastikeimer. Ich laufe auf die Kamera zu. Von dieser Situation gibt es ein Foto, das in meinem Kinderfotoalbum steckt. Ist meine Erinnerung meine Erinnerung, oder ist das Foto meine Erinnerung?

Ich laufe jetzt weiter auf die Kamera zu, immer näher ran, bis ich mit meinem dunkelblauen Kleid fast die Linse berühre und verdecke. Dann laufe ich an mir vorbei.

Gibt es hier eigentlich irgendeine Frischluftzufuhr? Man hört ja gar nichts. Ich atme und atme und atme, und irgendwann ist er weg, der Sauerstoff. Das wäre noch was: Probandin an der Dunkelheit erstickt.

Aufwachen, aufstehen, Tee machen, duschen, Haare kämmen, Tee trinken, anziehen, Zähne putzen, schminken, etwas essen, Zeitung lesen, aufwachen, aufstehen, Tee machen, duschen, Haare kämmen, Tee trinken, ... und so fort. Ist es nicht sinnlos, etwas einmal zu tun, um es dann immer wieder tun zu müssen, einmal etwas zu beginnen, um es dann zu wiederholen bis zu einem unbestimmten Zeitpunkt, jedenfalls einem nicht selbst bestimmten Zeitpunkt?

Weiße, wächserne Gesichter legen sich vor mir ab. Ich berühre mit meinen Fingern die Haut an meiner Wange. Sie fühlt sich an wie immer. Der Mensch ist so verletzlich. Eine Hand kann ihn zwischen ihren Fingern zerquetschen, ein fallendes Blatt Papier kann ihn zertrennen, es zerreißt ihn oder er zerbricht, er kollidiert mit der Welt, mit anderen, mit der Technik, mit sich selbst. Eine Nadel sticht blutig unter die Haut, ein Finger ver-

56

fault ins Schwarze und zerfällt in ihm. Manche Bilder sind schmerzhaft, auch wenn es nur Bilder sind.

Irgendwann am frühen Morgen spüre ich die Angst herankriechen. Ich weiß nicht, welche es ist, die akute, die unterschwellige, die nächtliche, aber ich spüre, sie kriecht näher an mich heran. Vielleicht ist das nur die blaue Stunde, in der alles schwer wird, in der die Probleme immer größer scheinen als alle ihre möglichen Lösungen, in der man plötzlich aufwacht, die Augen in die Dunkelheit aufschlägt und glaubt, das alles nie schaffen zu können. Ich bin inzwischen erschöpft, auch müde wohl, nur dass an Schlaf nicht zu denken ist, und ich habe Hunger. Wie immer habe ich zu wenig zum Essen mitgebracht, nicht daran denkend, dass der Körper anders verbrennt, wenn er die Nacht durchwacht. Jetzt ist mein Magen ein großes Loch, und die Angst kriecht hinein, sie hat es leicht, denn sonst ist dort ja nichts.

Wie geht Schreien in der Geräuschisolation? Ich probiere es vorsichtig. Zartes Schreien, ein Paradox, ein Quieken eher. Es klingt lächerlich, ganz fremd. Ich traue mich nicht, lauter zu schreien, habe Angst davor, dass der Schrei nicht die Stille zerreißt, sondern mich selbst.

Oben rechts in der Ecke des Raumes winkt mir ein altes Ehepaar aus einem Lichtfenster zu. Ich habe die beiden noch nie gesehen. Sie lächeln. Eine doppelte Selbsttötung. Beide erschossen. In dem Alter? Beharrlich winken die beiden weiter, irgendwann winke ich zurück in die Dunkelheit. »Einer der beiden hat zunächst sich selbst und dann den Partner erschossen.« So habe ich es mal in den Fernsehnachrichten gesagt. Es gab nach der Sendung viele Anrufe von Zuschauern, die darauf hinweisen wollten, das könne so nicht gewesen sein. Das wäre die falsche Reihenfolge.

Siehst du mich?

Es ist stockdunkel hier.

Du siehst mich nicht?

Wie sollte ich dich sehen? Ich kann ja nicht mal meine Hand vor Augen sehen.

Siehst du gar nichts?

Nichts. Gar nichts.

Es ist ja auch wirklich stockdunkel hier.

Eben, das sage ich doch, was soll die blöde Fragerei?

Es könnte ja sein, dass du doch etwas siehst.

Du meinst, in der Vorstellung?

Zum Beispiel.

Das stimmt, es gibt viele Bilder.

Siehst du.

C 97. Cäsar 97. Cäcilie 97. Catherine 97. Code 97. Noch drei, dann sind wir rund. Code 100. Wie es dem Auto wohl geht? Kapitulation 97. Gibt es Parkplätze mit K in dieser Tiefgarage?

Mit meinem Vater sitze ich im Auto, ich auf dem Beifahrersitz, er steuert den Kleinbus. Wir fahren sehr langsam durch eine extrem enge Straße, durch die der Bus kaum durchpasst. Ich sehe einen Mann auf uns zulaufen. Er kommt von vorne durch die Straße. Er läuft sehr schnell, und plötzlich schreie ich: »Weg, wir müssen weg hier!« Die Gasse ist viel zu eng zum Wenden. Mein Vater muss rückwärts wieder rausfahren. Ich beobachte besorgt, wie er den Wagen gegen die Fahrtrichtung steuert und schaue nach vorne, wie der Mann uns hinterherläuft. Kurz bevor wir aus der Gasse ausfahren können, hat er uns erreicht. Er greift nach vorne und heftet mit einem kräftigen Schwung etwas an die Windschutzscheibe. Dann setzt mein Vater ein letztes Stück zurück, und schon sind wir auf der Autobahn. »Alles halb so wild«, sagt mein Vater, während wir über die Autobahn fahren. Ich nicke, und dabei trifft mein Blick den Gegenstand, den der Mann an unsere Windschutzscheibe geheftet hat. Panisch fahre ich das Fenster herunter, greife um die Karosseriesäule herum und reiße das Ding mit aller Gewalt von der Windschutzscheibe, um es dann in hohem Bogen hinter uns zu werfen. »Lass doch«, sagt mein Vater, »ist doch egal.« Und im gleichen Moment sehe ich im Rückspiegel, wie die Autobahn hinter uns explodiert.

Was war das jetzt? Habe ich mir das ausgedacht? Hat sich das jemand für mich ausgedacht? Bin ich eingeschlafen? Habe

58

ich das irgendwann einmal geträumt und erinnere mich jetzt wieder daran? Warum jetzt? Und wo kommen die Bilder dieses Films her? Wo waren sie abgelegt und gespeichert?

In der Stille kann man der Zeit beim Vergehen zuhören. Und da man nicht sieht, wie sie läuft, fühlt man sich immer im Takt mit ihr. In der Dunkelheit kann man den Bildern im Raum beim Entstehen zuschauen. Und da man nicht sieht, woher sie kommen, ist man immer überall eins mit ihnen.

Schluss mit nichts: wieder mehr Licht

Irgendwann, ganz plötzlich, hatte ich das Gefühl: Das war es jetzt. Jetzt sind 24 Stunden vorbei. Ich habe dann nicht mehr lange überlegt, ob meine innere Uhr mich täuscht, ich wollte nicht mehr. Und so habe ich mich zur Tür vorgetastet und das Licht angeschaltet. Es hat mehr als einen Augenblick gedauert, bis ich wieder einigermaßen sehen konnte. Als ich auf mein Telefon geschaut habe, waren 23 Stunden und 25 Minuten vergangen. Für die verbleibenden 35 Minuten hatte ich keine Kraft mehr.

In manch einer Hinsicht war das, was ich erlebt habe, wie ein Gespräch mit dem eigenen Gehirn. Nicht, dass ich genau wüsste, was ich von meinem Gehirn oder mein Gehirn von mir verstanden hat. Nicht, dass ich immer das Gefühl gehabt hätte, es sei ein freundliches Gespräch. Über ganze Strecken war es vielmehr ein Kampf, in dem einer von uns beiden für den jeweils anderen eine Art Außerirdischer war. Vor allem habe ich sehr direkt erlebt, dass ich mein Gehirn nicht selbst beobachten kann. Ich kann mit ihm Dinge erleben, die mir Hinweise darauf geben, was das Gehirn alles kann und wie es mit mir verbunden ist. Aber dabei bleibe ich immer eine teilnehmende Beobachterin. Wenn ich die Bedingungen manipuliere, unter denen mein Gehirn arbeitet, manipuliere ich mich selbst.

Es hat dann mehr als einen weiteren Tag gedauert, bis ich

wieder klar sehen konnte. Meine Kurzsichtigkeit hatte sich in den Stunden der totalen Dunkelheit gefühlt um eine Dioptrie auf jedem Auge verstärkt. Ich habe dann meine wenigen Sachen gepackt, bin runtergegangen in die Garage, habe mich ins Auto gesetzt und bin, zum Glück unfallfrei, nach Hause gefahren. Auf dem Weg habe ich kurz an einer Tankstelle angehalten, um mir ein Brötchen zu kaufen. Und zu Hause habe ich mich ins Bett gelegt und ein paar Stunden wie betäubt geschlafen.

Diese 24 Stunden waren ein Roadtrip durch mein Gehirn. Eine Erfahrungsreise, die mir gezeigt hat, welche großartigen und auch beängstigenden Fähigkeiten im Hirn angelegt sind. Je nach Situation und Persönlichkeit kann ein solcher Reizentzug einen Freund oder einen Feind im eigenen Kopf gebären. Auf dieser 24-stündigen Reise habe ich ein Gefühl dafür bekommen, wie alle sensorischen Wahrnehmungen, alle Erinnerungen, das Vorstellungsvermögen, die Fantasie und die Gefühle, die von der Jubelstimmung bis zur Panikattacke reichen können, im Gehirn verankert sind. Das Lied von Lana Del Rey, das mir in der Dunkelheit durch den Kopf ging, heißt übrigens »Born to die«. Und die Strophe, die mein Gehirn wie ein Mischpult vor- und zurückgespielt hat, lautet: »Lost, but now I am found. I can see, but once I was blind.«

Nun bin ich nicht die Erste, die ein solches Experiment gemacht hat. Andere haben Ähnliches ausprobiert. Einen bekannten Selbstversuch hat der Psychopharmakologe Ronald Siegel von der University of California in Los Angeles unternommen. Siegel legte sich Mitte der Achtzigerjahre in einen mit Salzwasser gefüllten Tank, einen Floating-Tank. Darin war es nicht nur still und dunkel. Siegels Körper schwebte in dem Salzwasser gleichsam wie in der Schwerelosigkeit. Dadurch ist ein fast vollkommener sensorischer Reizentzug möglich. Siegels Erfahrungen, beschrieben in seinem Buch *Halluzinationen*, gleichen denen vieler anderer Experimenteure und auch meinen eigenen. Ein Beispiel aus seinen Aufzeichnungen: »In der Ferne tauchte eine rosafarbene Perle

60

auf. Während ich mich näherte, sah ich, dass die Perle ein Miniatur-Buddha war [...] Er hielt einen rosafarbenen Ballon, auf dem stand: ›Ich bin sie.‹ Der Buddha begann mich auszulachen, wobei er sich die Seiten hielt, die sich bei jedem Atemstoß und Glucksen aufblähten. Dann zauberte er mit einer kurzen Handbewegung hinter seinem Ohr eine glänzende goldene Nadel hervor, stach sich in den Bauchnabel und explodierte in einer Wolke aus grellweißem Licht.«[1] Ein veritabler LSD-Trip könnte nicht besser sein ...

Siegels Idee findet inzwischen begeisterte Nachahmer. In den Siebzigerjahren hatten viele Forscher noch Probleme, ihre ersten Studien zum Reizentzug für das Gehirn finanziert zu bekommen. Das ist doch eine Modeerscheinung der Hippiezeit, winkten die Forschungsförderungen ab. Mittlerweile gibt es einen beachtlichen Fundus wissenschaftlicher Studien und in den USA 250 Zentren, die Floating als eine Therapieform anbieten.[2] Zwischen vierzig und neunzig Minuten floaten die Patientinnen und Patienten in einer Salzlösung. Nach mehrmaliger Therapie lassen sich Depression, Angst- und Schmerzzustände deutlich reduzieren. Gleichzeitig verbessern sich Schlafqualität und der psychische Allgemeinzustand der »Floater«. Es scheint eine gute Idee zu sein, dem Gehirn gelegentlich mal die Reize zu entziehen, die uns alle alltäglich pausenlos umgeben und auf uns einwirken. Aber dieser Entzug sollte maßvoll sein. Denn das Gehirn arbeitet auf der Grundlage einer Reizbalance, die es zu einem großen Teil selbst herstellt. Dauert der Reizentzug zu lange, wird das Gehirn nervös. Es erkennt, dass die normale Reizstimulation außer Kraft gesetzt ist und reagiert hyperaktiv, um sie wiederherzustellen. So entstehen dann Licht- und Tonreflexe, ganze Bilderwelten, ja, Halluzinationen. Wo die Außenwelt fehlt, versucht das Gehirn sie als Innenwelt zu erschaffen.

Noch können die Neurowissenschaften nicht in allen Details erklären, was da geschieht. Aber das Floaten scheint eine ähnliche Wirkung auf das Gehirn zu haben, wie sie als Folge von Meditation festgestellt wurde. Offenbar werden durch Medi-

61

tation die Zentren im Gehirn angeregt, die für Aufmerksamkeit und Fokus verantwortlich zeichnen. Das funktioniert bei Personen mit viel Meditationserfahrung besser als bei Anfängern, aber die Grundaussage ist: Es funktioniert. Im Gegenzug wird die Amygdala gehemmt, das Hirnareal, das für die Furchtkonditionierung zuständig ist und den Menschen in den »Kampf oder Flucht«-Modus versetzt. Meditation wird längst auch als Therapie gegen leichte Formen der Depression und der Angstzustände oder als Maßnahme gegen zu hohen Blutdruck eingesetzt. Es gibt sie also zahlreich, die Hinweise auf einen Zusammenhang zwischen dem Denken und Fühlen, zwischen der psychischen und der physischen Kondition eines Menschen. Sie fügen sich zusammen zu einer Leitlinie für die weitere Expedition in unsere grauen Zellen: Am Hirn einfach drauflozuexperimentieren ist keine gute Idee. Eine Erkenntnis, die banal erscheinen mag, uns aber auch außerhalb von Dunkelkammern und Floating-Tanks noch an ganz anderen Orten begegnen wird. Wie Respekt einflößend die Erfahrungen auch sein mögen: Der Wille des Menschen, sein Gehirn zu vermessen und zu verbessern, kennt keine Grenzen.

Station 3

**Die Vermessung des Gehirns –
auf der Suche nach dem Wie**

Meinen ersten längeren Fernsehbeitrag habe ich 1990 über
ein Gehirn gemacht. Es war das Gehirn von Wladimir Iljitsch
Uljanow, weithin bekannt unter dem Namen Lenin. Seit seinem Tod war sein Gehirn ein sagenumwobenes Organ, mehr
aus politischen denn aus biologischen Gründen. Nach dem
Fall der Mauer nahmen nun Spekulationen ihren Lauf, was
denn mit dem Gehirn des Mannes geschehen solle, der viel
Leid über viele Menschen gebracht hatte, aber von der kom-
munistischen Führung als Genie deklariert und verehrt worden war. Und diese Verehrung sollte natürlich nicht nur auf
Annahmen beruhen. Sie musste wissenschaftlich gerechtfer-
tigt werden. Deshalb hatte man dem Leichnam Lenins direkt
nach seinem Tod am 21. Januar 1924 das Gehirn entnommen
zu umfänglichen Untersuchungen, für die kurze Zeit später
sogar eigens das Moskauer Institut für Hirnforschung ins
Leben gerufen wurde. Sein einbalsamierter Leichnam hingegen lag im Mausoleum am Roten Platz. Bei Lenin wohnten
Hirn und Körper seit seinem Tod also getrennt. Der Fernsehbeitrag erörterte nun, ob der Fall der Mauer auch eine Wie-
dervereinigung von Lenins körperlichen und geistigen Über-
resten möglich machen würde.

Lenins Hirn existierte in den Schränken des Moskauer Instituts für Hirnforschung als Ansammlung von Proben aus
30 953 feinsten Schnitten. An ihnen sollten Wissenschaftler
die »materielle Basis des unsterblichen Genies« ermitteln.
Wie es gelegentlich in der Weltgeschichte vorkam, war auch

hier ein Deutscher zur Stelle, der sich gerne bereit erklärte, hilfreich zur Seite zu stehen. Der Hirnforscher Oskar Vogt traf im Februar 1925 auf Einladung der Russen in Moskau ein und zeigte sich als guter Gast. Er machte sich in den folgenden zwei Jahren daran, Lenins Hirn in den wissenschaftlich abgesicherten Geniezustand zu erheben.

In seinem Vortrag zur offiziellen Eröffnung des Instituts sagte Vogt, es bestehe »ganz klar ein scharfer Unterschied zwischen der Struktur des Gehirns von Lenin und der Struktur gewöhnlicher Gehirne«. So jedenfalls zitiert ihn die *Prawda* vom 15. November 1927.[1] Vogt ging noch weiter in die Details. Die großen Zellen in Lenins Hirn seien Ursache und Beleg für das außergewöhnlich schnelle Auffassen und das »gehaltvolle Denken« Lenins. Alles in allem müsse man aus den Untersuchungsergebnissen schließen, dass der hirnanatomische Befund Lenin als einen »Assoziationsathleten« erkennen ließ.

Oskar Vogt lässt mit dieser posthumen Diagnose auch einige Befähigung als neurowissenschaftlicher Assoziationsathlet erkennen. Denn die simple Annahme eines kausalen Zusammenhangs zwischen Hirngröße und Denkleistung ist nicht nur längst durch die Hirnforschung widerlegt. Sie ist auch physikalisch unsinnig. Albert Einsteins Gehirn ist beispielsweise sogar etwas kleiner als der Durchschnitt. Ein größeres Organ oder eines mit größeren Zellen hätte sogar mehr Mühe, den eigenen Erhalt von Masse und Energie sicher zu gewährleisten.

Das ist natürlich ein bisschen gemein formuliert, denn in den Zwanzigerjahren verfügte die Hirnforschung längst nicht über die Analysemethoden, wie dies heute der Fall ist. Insofern konnte Vogt nicht so untersuchen, wie es heutige Hirnforscher und Neurologen können. Er nahm das an, was damals naheliegend war. Je größer ein Gehirn und seine Teile, desto leistungsfähiger das Denken. Und vermutlich wäre es ihm auch gesundheitlich nicht gut bekommen, etwas anderes anzunehmen oder Lenins Gehirn durch seine Untersuchungen auf Normalmaß zu schrumpfen.

64

Diese Geschichte ist ein schönes Beispiel für die Instrumentalisierung des Gehirns zu Zwecken, die wenig mit ihm zu tun haben. Es ging hier also primär um Macht, die sich im Vordenken manifestiert. Und dafür brauchen die Vordenker, oft als Genies deklariert, besondere Fähigkeiten. So lässt sich politische Gefolgschaft begründen und auch die eigenwillige Verehrung gesellschaftlicher Eliten erklären. Wer besser denken kann als andere, wird von denen nicht verstanden, weiß aber, was für sie gut ist. Das nennt man die »Machiavelli-Theorie« der Intelligenz, nach der ein größeres Gehirn dazu befähigt, andere auszutricksen und sich darüber Vorteile zu verschaffen.

Es geht aber nicht nur um Macht, sondern oft auch um Geld. Eine Vordenkerposition lässt sich kommerziell hervorragend nutzen. Meistens übrigens zu Recht, denn nur wer in der Lage ist, die Welt anders und neu zu denken, kann neue Ideen für Produkte und Technologien entwickelt, die oft genug nach einer Einführungsphase allen Menschen zugutekommen. Dieser Mehrwert darf und soll sich auch für den Denker und die Entdeckerin lohnen. Doch werfen wir noch einmal einen vertiefenden Blick zurück, bevor wir uns dem Neurokapitalismus weiter annähern.

So ungefähr: der Leistungsfähigkeit auf der Spur

Bislang waren die Leistungswerte des Gehirns für die meisten Menschen »hidden figures«, versteckte Zahlen, die Neurowissenschaftler mühsam über den Einsatz der Elektroenzephalografie (EEG), der Positronen-Emissions-Tomografie (PET), Magnetoenzephalografie (MEG), der Optogenetik und vor allem der Magnetresonanztomografie (MRT) ermitteln und die auch nur sie interpretieren können. Mit diesen Methoden – die Liste ist natürlich längst nicht vollständig – wird inzwischen allerdings immer mehr möglich. Die Analyseme-

65

thoden mithilfe modernster Technik erlauben im übertragenen Sinne einen Blick ins Gehirn, wie er früher nicht vorstellbar war.

Das Interesse war immer groß, das Gehirn einzelner Menschen kennenzulernen, um mehr über sie zu wissen, sie besser zu verstehen und vielleicht ihre Fähigkeiten simulieren und für andere Menschen in den nachfolgenden Generationen nutzbar zu machen. Aber vieles blieb, wie das Beispiel von Lenins Gehirn zeigt, der Interpretation oder gar Spekulation überlassen. Seit etwa zwanzig Jahren machen die Neurowissenschaften rasante Fortschritte, aber es gibt auch immer wieder Rückschläge. Der Eroberungssturm ins tiefste Innere unseres Gehirns gleicht eher der Echternacher Springprozession. Zwei Schritte vor und einer zurück.

Das lässt sich am Beispiel der funktionellen Magnetresonanztomografie (fMRT) gut erklären. Die Methode ist gerade einmal 25 Jahre alt und produziert mithilfe starker Magnetfelder Bilder aus dem Inneren unseres Körpers oder Kopfs. Es gibt inzwischen Tausende von Studien, die mittels fMRT das Gehirn erkunden, seine Arbeitsweisen erklären und damit auch zum besseren Verständnis menschlichen Denkens und Handelns beitragen wollen.

Viele Untersuchungen konzentrieren sich darauf, welche Hirnregionen wie zusammenarbeiten, um Besonderes zu vollbringen. Die Gehirne von Musikerinnen und Opernsängern fallen in den Hirnregionen größer aus, die für koordinative Leistungen zuständig sind. Auch ist es längst kein Märchen mehr, dass die Gehirne von Klavierspielern stärkere Verbindungen zwischen der rechten und der linken Gehirnhälfte aufweisen.[2] Andere Studien, die mir beim Schreiben diesen Buches besonders aufgefallen sind, befassen sich damit, was im Gehirn passiert, wenn wir einen literarischen Text schreiben.[3] Sie zeigen zum Beispiel, dass die Gehirne erfahrener Schriftsteller anders arbeiten als die von Anfängern. Bei schreibunerfahrenen Menschen werden die Hirnregionen aktiv, die für Bildverarbeitung zuständig sind, bei

66

erfahrenen Schriftstellern findet die Aktivität hingegen eher im Sprachzentrum statt. Es scheint, als würden Laien sich die zu schreibende Szene erst einmal bildlich vorstellen, während geübte Autoren gleich »in Sprache denken«[4]. Das alles sind überaus spannende Ergebnisse. Aber fast jede Forschergruppe muss sich die Frage gefallen lassen: Ist das, was sie im Gehirn beobachtet, tatsächlich ein Ergebnis der von ihr untersuchten Aspekte?

Wie kompliziert das beim Gehirn sein kann, zeigt ein Experiment, das weltweit Schlagzeilen gemacht hat.[5] Der amerikanische Neurowissenschaftler Craig Bennett und sein Team legten 2009 einen toten Lachs in den Kernspintomografen, wendeten also die MRT-Technologie an. Dem Fisch wurden Fotos mit Menschen in unterschiedlichen Situationen sozialer Interaktion gezeigt. Und aus Gründen der umfassenden methodischen Anlage des Experiments (vielleicht auch weil sogar Wissenschaftler gelegentlich sehr lustig sein können) wurde der Fisch dann gefragt, in welcher Gefühlslage sich die Menschen auf den Fotos wohl gerade befänden. Als das Forscherteam die Daten analysierte, stellten sie fest, dass es Hinweise auf Hirnaktivitäten gab. Es war, als habe der tote Lachs sich tatsächlich die Fotos angesehen und über die abgebildeten menschlichen Gefühlslagen nachgedacht.

Wie in solchen Fällen üblich, schlug erst einmal eine Welle von Häme über dem Forscherteam zusammen. Dabei wollte Craig vor allem eines zeigen: wie vorsichtig wir mit den Messergebnissen sein müssen, wenn es um komplizierte Methoden und deren Anwendung auf das menschliche Gehirn geht. Die fMRT misst über das Magnetfeld Veränderungen im Blutfluss. Wenn Teile des Gehirns aktiver sind, brauchen sie mehr Sauerstoff und Nährstoffe, also mehr Blutzufluss. Man schließt also vom Blut auf Aktivität im Gehirn. Wenn die Zellkommunikation im Gehirn aber über Neurotransmitter und elektrische Signale erfolgt, müsste man die eigentlich direkt messen. Das aber gelingt am besten mithilfe von im Gehirn eingesetzten Elektroden. Dafür muss man den Kopf

67

öffnen und operieren – ein großes Hindernis für die Forschung.

Es gibt einige Beispiele, wo ein Eingriff ins Gehirn heute schon fast Normalität geworden ist. Dazu gehört beispielweise die Deep Brain Stimulation oder Tiefe Hirnstimulation, die bei der Parkinson-Erkrankung angewendet wird. Dabei kann es gelingen, durch Stimulation einzelner Hirnareale die Krankheitssymptome nahezu abzuschalten.

Der Soziologe Helmut Dubiel hat seine persönlichen Erfahrungen mit einem solchen »Hirnschrittmacher« dokumentiert.[6] Auch Dubiel ist an Parkinson erkrankt. Er beschreibt sehr eindrucksvoll, dass er mit der per Fernbedienung gesteuerten Sonde im Kopf letztlich zwischen zwei Lebenszuständen wählen kann: Sprechen oder Gehen. Wenn die Hirnsonde angeschaltet ist, lässt das Zittern nach und er kann sich besser bewegen, aber er spricht wie ein Computer und fühlt sich auch so. Ist das Gerät aus, klappt es mit dem Sprechen besser, aber das Zittern, die Atemnot und die Angstzustände machen das Leben zur Qual. Das Zusammenspiel zwischen Gehirn und Körper ist eben sehr kompliziert. Ganz oft, das zeigt dieses Beispiel, müssen wir abwägen, was wir verändern wollen und was wir dafür in Kauf zu nehmen bereit sind. Fast jede Wirkung kommt mit einer Nebenwirkung.

Genau das gilt eben auch für die Genauigkeit bei der Vermessung des Gehirns. Die unproblematischen Methoden bringen zum Teil erstaunliche Ergebnisse, aber messen doch auch ungenau, oder sie messen gar etwas anderes, als die Wissenschaft eigentlich messen möchte. Für genauere Ergebnisse muss man in die Tiefen des Gehirns eindringen. Wer aber möchte sich den Kopf öffnen lassen, um nachher zu wissen, wie sein Gehirn arbeitet?

Ein toter Fisch denkt nicht. Und so zeigt die Studie von Craig Bennett, dass der Kernspintomograf offenbar nicht die Signale fürs Denken misst, sondern gelegentlich vielmehr Signalstörungen, die wir fälschlich auch als Hinweise auf vermehrte Hirnaktivität interpretieren können. Wenn der Kern-

68

spintomograf misst, dann wendet er Software an und orientiert sich an statistischen Datensätzen, die Standardwerte für »normale« Hirnaktivität annehmen. Inzwischen haben Wissenschaftler herausgefunden, dass auch diese Standardwerte häufig auf falschen Grundlagen beruhen. Tausende von Studien aus den Neurowissenschaften müssen vor diesem Hintergrund mit einem Fragezeichen versehen werden.[7] Das ist übrigens der ganz normale Fortschritt in Wissenschaft und Forschung. Neues entdecken, prüfen und immer wieder prüfen, Studien replizieren, Ergebnisse vergleichen. Ein mühsamer und langwieriger Prozess.

Und trotzdem: Der Fortschritt scheint unaufhaltsam

Weiß man um die Mühseligkeit und den Aufwand, ist es umso erstaunlicher, was die Wissenschaft schon alles geschafft hat. Das Beispiel von Helmut Dubiel und dem Hirnschrittmacher ist nur eines von vielen für die beeindruckenden Möglichkeiten, die mit dem Fortschritt in den Neurowissenschaften entstehen. Und auch wenn Dubiels beeindruckender Leidensbericht durchaus zwiespältige Gefühle hinterlässt, so gilt doch: Für viele Menschen mit schweren Krankheiten ist der Fortgang der neurowissenschaftlichen Forschung existenziell und lebensverändernd.

Cathy Hutchinson ist so ein Mensch. Die sechzigjährige Amerikanerin hat vor mehr als fünfzehn Jahren einen Schlaganfall erlitten. Seitdem leidet sie unter dem Locked-in-Syndrom, was nichts anderes heißt, als dass sie vollständig gelähmt und wie in ihrem eigenen Körper eingeschlossen ist. Hutchinson hat vor etwa zwei Jahren eine Art Wiedererweckungserlebnis gehabt. Sie war die Patientin »S3« in einem klinischen Test der BrainGate-Technologie, durchgeführt von einer neurowissenschaftlichen Forschergruppe der Brown University, dem Department of Veteran Affairs, dem Massachusetts General Hospital, der Harvard Medical School und dem Deutschen Zentrum für Luft- und Raumfahrt. BrainGate, inzwischen auch als Unternehmen unter dem gleichen Namen und mit dem Slogan »Wired for Thought« registriert, hat zusammen mit Cathy Hutchinson einen unglaublichen Erfolg erzielt.

Hutchinson kann über ein von BrainGate entwickeltes Hirnimplantat mit ihren Gedanken einen Roboterarm steuern. Mit ihm kann sie zum Beispiel zu einer Getränkeflasche greifen oder einen Apfel essen. Für eine vollständig gelähmte Patientin ist das lebensverändernd. Hutchinson sagt: »Ich fühle mich wieder verbunden mit meinem Körper. Es war wie eine Rückkehr zu der Frau, die ich vor meinem Schlaganfall war.«[8]

Die Forscher hinter BrainGate haben lange, etwa zwanzig Jahre, daran gearbeitet, die Technologie so zu entwickeln, dass es für Cathy Hutchinson möglich wurde, einen Teil ihrer körperlichen Autonomie zurückzuerlangen. Die ersten Versuche, die in die richtige Richtung wiesen, gelangen mit Affen. John Donoghue, Teamleiter von BrainGate, ließ 2002 einen Affen ein Videospiel spielen, dem zuvor ein dem BrainGate-Implantat ähnelndes Gerät ins Gehirn eingesetzt worden war. Der Affe spielte durch die Kraft seiner Gedanken. Ein Erfolg, der sich anfühlte wie der Einstieg in eine Science-Fiction-Welt, wie Donoghue selbst es beschreibt.

Bislang muss die Verbindung zwischen Implantat und Computer bei BrainGate noch über Kabel laufen. Das schränkt die Anwendungsmöglichkeiten und Spielräume der Technologie erheblich ein. Die Patientinnen und Patienten müssen geschult werden, und bei allem Gewinn an Lebensqualität ist der Bewegungsradius doch noch stark eingeschränkt. Es wird aber wohl nicht mehr allzu lange dauern, bis Hirnimplantate drahtlos mit dem Computer kommunizieren können. Die ersten Versuche mit Affen waren auch in diesem Feld bereits erfolgreich. Neurowissenschaftler Arto Nurmiko, ebenfalls von der Brown University, hat eine Vorrichtung entwickelt, die schwache neuronale Signale identifizieren, ordnen, verstärken und dann drahtlos übertragen kann[9] – alles in Echtzeit und in einer Geschwindigkeit, die jede hausgebräuchliche Internetverbindung in den Schatten stellt. Ein solches Hirnimplantat mit Funkverbindung wird es künftigen Patientinnen und Patienten erlauben, sich noch freier zu bewegen und mit der Kraft ihres Denkens ihren Alltag in Teilen wieder selbstständig bewältigen zu können.

Inzwischen arbeiten verschiedene Forschergruppen an der Weiterentwicklung der Gehirn-Computer-Schnittstelle, die für die Behandlung von Schlaganfallpatienten, Rückenmarksverletzungen oder auch der Amyotrophen Lateralsklerose (ALS) enorme Möglichkeiten für die Lebensqualität und Lebensdauer der Patientinnen und Patienten verspricht. Wenn es gelungen ist, einen Roboterarm per Gedanken zu bewegen, ist es dann nicht auch vorstellbar, einen ganzen Körperersatz durch die Kraft des Denkens in Bewegung zu versetzen?

Das ist die Geschichte, die mit Juliano Pinto beginnt. Der junge Mann hat während der Eröffnungsfeier der Fußball-WM in Brasilien 2014 einen ersten Ball gekickt. Das wäre im Rahmen einer Fußball-WM wenig überraschend, wäre Juliano Pinto nicht querschnittsgelähmt. Der Anstoß gelang ihm mithilfe eines Exoskeletts, eines künstlichen Außenskeletts, das den in ihm steckenden Menschen ein bisschen wie »RoboCop« aussehen lässt. Pinto steuerte diese Ganzkörpergehhilfe mit seinen Gedanken. Das ging mühsam, langsam, wackelig. Aber es ging.

Pintos Auftritt bei der WM war die Inszenierung eines Fortschritts, den der brasilianische Forscher Miguel Nicolelis im Rahmen seines Projekts »Walking Again« erzielt hat. Er will Gelähmten helfen, durch die Kraft ihrer Gedanken wieder gehen zu können. Die Aktion hat in der Wissenschaft einige Kritik auf sich gezogen, denn der Anstoß bei der WM 2014 ist nur ein allererster Schritt, konkret, aber auch in übertragenem Sinne. Viele Forscherteams arbeiten derzeit an der Verbindung von Hirnimplantat und menschlicher Mobilität.

71

Aber bis es gelingen wird, daraus eine normale, gängige Anwendung im Alltag von Kranken zu machen, ist der Weg noch richtig weit und steinig. Nicolelis dagegen sieht den Anstoß als Beginn einer neuen Ära der Neurowissenschaften: »Das wird einmal so sein wie der erste Mensch auf dem Mond.«[10]

Vielleicht wird die Forschung auch einen anderen Weg gehen. Einen Weg, den Jan Sherman bereits beschritten hat. Die gebürtige Deutsche, die durch eine genetische Erkrankung gelähmt ist, konnte 2012 die Errungenschaften eines Forschungsprojekts mit dem Namen Revolutionary Prostethics erleben. Das Projekt wurde von der DARPA durchgeführt, der Forschungsinstitution des US-Verteidigungsministeriums. Wissenschaftler an der University of Pittsburgh hatten einen mechanischen Arm entwickelt, den Sherman durch ihre Gedanken in Bewegung setzen konnte. Dazu wurden Sherman einige Elektroden auf ihre Hirnoberfläche implantiert, die ihre neuronalen Signale, also ihr Denken, in die Bewegung des mechanischen Arms übersetzten. Er war nahezu so beweglich wie ein menschlicher Arm.

Sherman gab ihrem Hilfsarm den Kosenamen »Hector«. Als sie es zum ersten Mal geschafft hatte, mit seiner, also ohne fremde menschliche Hilfe Schokolade zu essen, sagte sie: »Wie großartig, ich kann gar nicht aufhören zu strahlen.« Für die Mittfünfzigerin ist es eine revolutionäre Erfahrung, über die Verbindung ihres Gehirns mit einem Roboterarm wieder greifen zu können: »Du bist mehr als der Körper, in dem du lebst.«[11]

State of the Art: an den Grenzen des heute Möglichen

Noch spannender wäre es, wenn es irgendwann in der Zukunft gelingen sollte, auf die robotischen Gliedmaßen zu verzichten und stattdessen die beschädigten Nervenareale im menschlichen Körper zu umlaufen oder zu reaktivieren. Bei

72

der Zukunftskonferenz South by Southwest (SXSW) im texanischen Austin 2017 konnte man der MIT-Forscherin Polina Anikeeva und ihren Kollegen beim Nachdenken über diese Zukunft zusehen. Die Materialwissenschaftlerin entwickelt unter anderem ein multifunktionales Hirnimplantat, sozusagen das Schweizer Messer für die Kommunikation mit Nervenzellen.[12] Gebannt lauschten wir im Publikum den Beschreibungen, was künftig alles möglich sein soll. In der Diskussionsrunde »Modulating the nervous system« wurde erörtert, wie es gelingen könne, die neuronalen Signale des Gehirns wieder in Motorik, also physische Bewegungen, zu verwandeln. Zum Beispiel, indem nicht nur eine Prothese, etwa ein künstlicher Arm wie der von Jan Sherman, auf diesem Wege in Bewegung versetzt wird. Künftig soll es möglich sein, die Prothese mit einer ausgefeilten Sensorik an den Fingerkuppen auszustatten und die damit aufgezeichneten Reize über ein Hirnimplantat oder eine Hirnsonde wieder ins zentrale Nervensystem einzuspeisen und in Empfindungen zu verwandeln. Dann könnte man mit einer Armprothese nicht nur einen Apfel greifen, sondern der Apfel würde sich auch wieder wie ein Apfel anfühlen. »Wir können den Tastsinn wiederherstellen«, versprach Douglas Weber von der DARPA in Austin.

Auch hier ist einem Forscherteam von der University of Pittsburgh 2016 ein erster Erfolg gelungen. Von dem profitiert Nathan Copeland. Seit einem schweren Autounfall zwölf Jahre zuvor kann der Amerikaner seine Arme und Hände nicht mehr benutzen, kann nichts mehr in und mit ihnen spüren. Mithilfe des sensorischen Feedbacks einer prothetischen Roboterhand gelingt es ihm zumindest zu fühlen, mit welchem Finger er einen Gegenstand berührt und ob der sich hart oder weich anfühlt.[13] Auch hier: ein erster kleiner und doch riesengroßer Erfolg in einem langen Forschungs- und Entwicklungsprozess. Und ein Einblick in die Geheimnisse der menschlichen Sinnesempfindungen. Wenn, wie bei Copeland, durch eine Rückenmarksverletzung die Nervenbahnen zwischen Hand und Hirn durchtrennt wurden, kann die Hand nichts mehr fühlen. Das Gehirn aber fühlt weiter. Es muss nur wieder mit der Hand verbunden werden. Künstliche Sensoren, die an das Gehirn zurücksenden, was die Roboterhand fühlt, erwecken das Empfinden im Gehirn für Copeland wieder zum Leben.

Und noch ganz andere Dinge sind vorstellbar. Polina Anikeeva, Forscherin am MIT, skizzierte in Austin, wie sie mit ihrem Forscherteam daran arbeitet, feinere Impulse im Gehirn setzen zu können. Derzeit ist der applizierte Reiz oft noch viel größer als die elektrischen Impulse, die Nervenzellen verwenden, um zu kommunizieren. Ein bisschen so, also würde man versuchen, mit einem Bagger ein Gänseblümchen zu pflücken. Das verursacht viel Lärm im Gehirn und überstrahlt damit die Signale, die man eigentlich empfangen möchte. In der Tiefenstimulation des Gehirns ließe sich das durch magnetische Nanopartikel anders machen. Die Miniteilchen können über Wochen mithilfe äußerer Magnetfelder über die Entstehung von Wärme kleinere Gruppen von Nervenzellen aktivieren, ohne dass ein größerer Eingriff ins Gehirn oder eine Kabelverbindung nötig wäre.[14] Von einer Zuhörerin gefragt, wie denn das Nanoteilchen ins Gehirn gelangt, sagte Anikeeva: »Sie schießen es dir ins Gehirn.« Entsetzen im Publikum. Anikeeva korrigiert sich schnell: »Sie schieben es ins Gehirn. Ohne Betäubung natürlich.« In diesem Moment waren wir alle sehr still im Auditorium.

Gedankenexperimente, Hirngespinste, Moonshots

Es ist die Reise in eine neue Welt, die die Neurowissenschaften angetreten haben. Mit jedem Schritt nach vorne kann man bei etwas Neuem ankommen oder auch ins Nichts treten. Darin ähneln sich Neurowissenschaften und Raumforschung, wie es der brasilianische Neurowissenschaftler Miguel

Nicolelis mit seinem »ersten Menschen auf dem Mond« bereits anklingen ließ, übrigens tatsächlich: Manch eine Expedition lässt sich nicht vom Ende her denken, weil man das Ende gar nicht kennt. Auch nicht die Risiken, die irgendwo am Ende der Forschungsstrecke lauern können.

Trotzdem bleibt natürlich nichts anderes übrig als der Versuch, gedanklich alle Möglichkeiten durchzuspielen, die irgendwann entstehen könnten. Darunter finden sich dann auch irgendwo die Moonshots, die unser Leben und Denken wirklich verändern und der Medizin völlig neue Behandlungsmöglichkeiten eröffnen. Ein solcher Moonshot wäre es, irgendwann jedes einzelne Neuron im Gehirn und im Rückenmark ansprechen und verbinden zu können. Bei etwa 86 Milliarden Neuronen im Gehirn und Billionen von Verbindungen zwischen ihnen ist das ein ziemlich anspruchsvolles Unterfangen. Aber wenn das irgendwann gelingen sollte, dann wird es möglich sein, das gesamte Sinnesempfinden nachzuahmen, zu beeinflussen, ja, vielleicht sogar zu steuern.

In allen Beispielen aus der Forschung, die ich bisher angeführt habe, kommuniziert ein menschliches Gehirn mit einer Maschine. Erlauben wir uns, noch einen Schritt weiter zu denken. Wenn man ein Gehirn mit einer Maschine verbinden kann, dann sollte es doch auch möglich sein, ein Gehirn mit einem anderen Gehirn zu verbinden. Die Mechanismen sind die gleichen. Es braucht eine Sonde, die neuronale Signale aus einem Gehirn auslesen kann, Algorithmen, die lernen, diese Signale zu ordnen, Muster zu erkennen und diese Muster als Datensätze zu interpretieren. Und dann müssen diese Daten übertragen werden – an eine Maschine oder eben auch an ein anderes Gehirn.

Auch in diesem Feld ist Miguel Nicolelis ein Durchbruch gelungen. Der Mann hat Ambitionen. Er verbindet nicht nur das Gehirn eines Menschen mit einem Exoskelett, sondern möchte auch ein Gehirn mit einem anderen verbinden können. Gemeinsam mit Kollegen an der Duke University und an einem neurowissenschaftlichen Institut in Brasilien hat er die erste Hirn-zu-Hirn-Schnittstelle geschaffen. Nicht an Menschen, sondern an Ratten. Aber deren gedankliche Synchronisation ist dann doch auch beeindruckend. Die Forscher ließen eine Ratte (die Encoder-Ratte) in einem Käfig lernen, wie sie über ein Lichtsignal und einen kleinen Hebel eine Portion Wasser erhalten kann. Ein typischer Konditionierungsprozess: Licht, Hebel drücken, Wasser trinken. Nach einigen Durchläufen hat die Ratte verstanden, was geht. Die Nervensignale aus diesem Lernprozess wurden über ein Implantat aus dem Gehirn der Ratte ausgelesen, codiert und interkontinental über das Internet an das andere Forschungsinstitut gesendet. Dort wurden sie wiederum über ein Implantat in das Gehirn der anderen Ratte (der Decoder-Ratte) eingespeist. Und dann passierte das Unglaubliche: Die zweite Ratte ging zum Hebel, drückte ihn und trank Wasser. In ihrem Käfig gab es kein Licht, das ihr anzeigte, was zu tun sei. Und es gab auch keinen Lernprozess, in dem die Ratte üben konnte, an Wasser zu gelangen. Mehrfach war sie in der Lage, den richtigen Hebel zu betätigen. Die Lernerfahrung der ersten Ratte hatte man über das Internet in das Gehirn der zweiten Ratte übertragen.[15]

Die Forscher schufen damit das erste dezentrale neuronale Netzwerk, ein »Brain-Net« oder »Internet des Geistes«, das sicher nur der Anfang einer längerfristigen Entwicklung sein wird. Wenn es irgendwann gelingen sollte, Gedanken von einem menschlichen Gehirn in ein anderes zu übertragen (auch menschliche Gedanken sind nichts anderes als verlässlich durch Algorithmen interpretierte Muster neuronaler Signale), dann ist das ein Wendepunkt. Dann ist »Memory Alpha«, die Gedankenverschmelzung der Vulkanier aus *Raumschiff Enterprise*, nur ein müdes Szenario dessen, was in der Menschheitsgeschichte noch vorstellbar ist. Dort beginnt jede Gedankenverschmelzung mit einem rituellen Satz: »Mein Geist zu deinem Geist. Meine Gedanken zu deinen Gedanken.« Wenn das irgendwann möglich wird, müssen

76

wir über Georg Wilhelm Friedrich Hegels »Weltgeist« ganz neu nachdenken. Oder vielleicht denkt der Weltgeist dann über sich selbst nach, und wir sind nur mehr die Trägermedien für ein globales Netzwerk des Denkens und Empfindens.

Noch einmal zurück zu Lenins Hirn. Es war nicht das einzige Gehirn, das an einem wissenschaftlichen Institut mit großem Aufwand untersucht wurde. Unter den Gehirnen, die man wiegen, messen und zerschneiden ließ, um die Voraussetzungen der Genialität zu entdecken, war auch das des deutschen Mathematikers und Astronomen Carl Friedrich Gauß. Dessen Gehirn wurde um 1860 in Göttingen seziert und katalogisiert. Man rätselte und rätselte, wo die Gauß'sche Genialität versteckt sein könne, war das Gehirn doch vor allem und in allem eines: ziemlich normal.

Es hat dann mehr als 150 Jahre gedauert, bis entdeckt wurde, dass hier offenbar eine Verwechslung vorlag. Das Gauß'sche Gehirn war im falschen Glas gelandet und mit dem des Mathematikers und Arztes Conrad Heinrich Fuchs vertauscht worden. So kann es also auch gehen, wenn man auf der Suche nach der Genialität an der Banalität der Verwechslung scheitert. Die Ergebnisse beruhen dann auf einer existenziell falschen Annahme. Alle Analysen mögen in sich selbst stimmig und überzeugend sein, der Fehler liegt im System. Es ist und bleibt – das Gehirn des anderen.

Natürlich ist auch das Gauß'sche Gehirn nach Entdeckung der Verwechslung ordentlich untersucht und vermessen worden.[16] Ergebnis: Auch das echte war weitgehend unauffällig in Größe und Gewicht.

Station 4

Die neue Frontier-Bewegung – der mathematische Mensch übernimmt das Steuer

Die Errungenschaften der neurowissenschaftlichen Forschung sind beachtlich, beeindruckend, und manchmal vielleicht auch ein wenig beängstigend. Für Menschen mit Nervenerkrankungen oder -schädigungen sind die medizinischen Möglichkeiten, die sich daraus ergeben, fantastisch. Längst können wir jedoch noch nicht in allen Details messen und auswerten, welche Hirnregionen wie und wozu aktiv sind. Bis es überhaupt vorstellbar sein wird, jede Nervenzelle in ihrer Funktion identifizieren und ansprechen zu können, ist es noch ein sehr langer Weg.

Und doch soll es schon jetzt möglich sein, ins Gehirn einzugreifen, um seine Leistung zu verbessern. Das heißt wohl, den zweiten Schritt vor dem ersten zu machen. Erst reagieren, dann verstehen. Der Wille, die Chancen eines gedopten und technisch stimulierten Gehirns zu nutzen, um im Leben, bei der Arbeit und mit sich selbst besser klarzukommen, scheint größer als die Vernunft, die bei Manipulationen am Gehirn zur Vorsicht ruft. Wer das möchte, versucht der Evolution ein Schnippchen zu schlagen.

Die Vermessung des Hirns zu seiner Leistungsverbesserung ist auch eine Analogie für die Zeit, die gekommen ist. Es ist eine Zeit, in der Daten die Währung aller existenziellen Entscheidungen werden. Mobilität, Gesundheit, Arbeitswelt, Freizeit, Kommunikation, Sport, überall. Nur wenn sich die Vergangenheit, die Gegenwart oder mittels »predictive analytics« auch die Zukunft durch die Analyse großer Datenmengen genauer beschreiben lassen, nehmen wir die Ergebnisse ernst. Datenpunkte sind die Wegmarken, an denen man abbiegen darf. Entdeckerische Weltenbummler mögen gerne noch behaupten, sie ließen sich bei ihren Streifzügen durch die menschlichen Vorstellungswelten von Intuition leiten. Wenn solche Entscheidungspfade Bestand haben sollen, brauchen sie heute eine Datenlegitimation, und sei es als nachträgliche Rechtfertigung, dass die eigene Intuition faktisch brauchbar ist.

Die Vorstellung von der Berechenbarkeit der Welt und des Lebens nimmt mit dem Gehirn nun einen neuen Eroberungsraum ins Visier. Die Grenze zum Innersten des Gehirns, wie sie im letzten Kapitel bereits im Hinblick auf die wissenschaftliche Forschung skizziert wurde, ist die neue Frontier-Bewegung, und sie geht wiederum von Amerika aus. So wie im frühen 17. Jahrhundert die kolonialen Siedler die ersten Landstriche in Amerika für sich einnahmen und dabei die Ureinwohner mit Brutalität und Gewalt vertrieben, rücken nun die Forscher und Entwickler des Silicon Valley aus, um das Hirn als neuen Existenzraum einer superintelligenten Zukunft zu erobern. Frontier, so heißt das Gebiet, auf das der eigene Lebensraum ausgedehnt werden soll. Das nächste Frontier ist nicht irgendwo da draußen in den geografischen Grenzgebieten bisheriger menschlicher Lebensräume. Es ist in uns, in unseren Köpfen und den Räumen unseres Denkens und Fühlens. »Die nächste Eroberungszone liegt jenseits unseres Schädelknochens«, schreibt der *Economist*.[1] Und die Daten, die dort zu heben sind, sind nicht nur für Ärzte und Mediziner interessant.

Auch jetzt geht es, wie vor Hunderten von Jahren, um die Schaffung und Ausgestaltung von Communities, um Raumnahme und die Eroberung neuer Märkte.[2] Wenn wir uns die historischen Auseinandersetzungen vor Augen führen, die von den Frontier-Bewegungen ausgegangen sind und zum Teil bis heute andauern, dann mag man hoffen, dass nicht jede Analogie zu 100 Prozent stimmen muss. Aber dass es einen

Wettbewerb, vielleicht auch Kämpfe um die Deutungshoheiten, die Nutzungsmöglichkeiten und die Gewinne aus dieser virtuellen Landnahme im Kopf eines jeden Menschen geben wird, davon kann man ausgehen. Dafür ist das Gehirn einfach zu wichtig, zu interessant, zu bedeutsam für den Lebensweg und den Erfolg eines jeden Menschen. Es ist auch das Tor zu unserem Innersten, unseren Gefühlen, Einstellungen, Entscheidungen und Handlungen.

Sie alle genau einschätzen, ja, vielleicht sogar voraussagen zu können ist eine faszinierende Vorstellung. Und sie ist nicht neu. Viele Bemühungen im Verlaufe der Wissenschaftsgeschichte zeugen davon, dass es dem Menschen ein existenzielles Bedürfnis ist, sich selbst zu erforschen und genau beschreiben zu können. Ein berühmtes Beispiel dafür ist der »vitruvianische Mensch« von Leonardo da Vinci. Die Skizze aus den Tagebüchern da Vincis (um 1490) zeigt einen Mann mit ausgestreckten Armen und Beinen in zwei übereinandergelagerten Haltungen. Er ziert noch heute die Rückseite der italienischen Ein-Euro-Münze. Das Bild hat Geschichte gemacht. Offenbar liegt in der Zeichnung etwas besonders Ansprechendes versteckt: ein perfekter Körper mit perfekten Maßen in perfekter Symmetrie.

Die Idee dafür hatte der römische Architekt Vitruvius bereits im ersten Jahrhundert vor Christus. Vitruvius war davon überzeugt, dass es die Idealmaße des »wohlgeformten Menschen« gäbe. Dessen Beschreibung klingt bei ihm wie der Bauplan für eine Kathedrale. Alles schön gleichmäßig und auf eine Mitte bezogen, die damals der Bauchnabel war. Heute hat sich die Mitte aller Maße und Bestrebungen vom Bauch ein Stück weiter nach oben verschoben und sitzt im Kopf. Aber das Prinzip bleibt das gleiche: Mit Maßzahlen, Maßstäben und den Mitteln der Mathematik lässt sich ein perfekter menschlicher Körper entwerfen – oder eben ein perfektes menschliches Gehirn.

Ein Architekt und Baumeister setzt die Regeln für die Betrachtung des Menschen. Das klingt wie eine Analogie zu den heutigen Bestrebungen der Selbstvermessung und -optimierung. Wo die biologischen Voraussetzungen nicht ausreichend sind, bauen wir uns den neuen, besseren Menschen nach unseren Idealen. Wir beginnen beim Körper, mit Bodybuilding, Doping, Chirurgie, und irgendwann ist auch das Gehirn dran.

Oft faszinieren uns genau die Dinge oder Menschen, die gewisse Ordnungsmuster aufweisen. Ordnung ist ästhetisch, Unordnung chaotisch. Seit der griechischen Antike gilt der Goldene Schnitt als ästhetisches Ideal der Formgebung, in Architektur, Landschaftsbau, in der Kunst und Fotografie und auch beim Menschen. Der Goldene Schnitt beschreibt die Größenverhältnisse zwischen verschiedenen Teilen einer geometrischen Form. Das Verhältnis des Ganzen zu seinem größeren Teil (Major) entspricht relational dem Verhältnis des größeren zum kleineren Teil. Dadurch entsteht eine besondere Symmetrie, die vielleicht historisch gelernt ist, vielleicht aber tatsächlich auch ein Prinzip der Naturordnung widerspiegelt. Dafür spricht, dass der Goldene Schnitt nicht nur in der Architektur, sondern auch in der Musik, der Astronomie, der Materialkunde, der Informatik und eben auch in der Biologie vorkommt.[3]

Schönheit entsteht aus Symmetrie, und so nimmt unser Gehirn sie auch wahr, wie die Forschung zeigt. Nancy Etcoff, Forscherin an der Harvard University, hat mit ihrem Team anhand der funktionellen Magnetresonanztomografie gezeigt, dass im menschlichen Gehirn spezielle Nervenzellen in der Amygdala aktiv sind, die Dopamin als Belohnungsstoff ausschütten, wenn Menschen ein schönes Gesicht betrachten.[4] Die Amygdala zeichnet im Gehirn unter anderem mit verantwortlich für die Verarbeitung emotionaler Reize und für das Wiedererkennen von Strukturen. Man könnte also sagen: Der Versuch, das Gehirn zu vermessen, seine Strukturen und Funktionsweisen besser zu verstehen, das bedeutet doch nichts anderes, als sich mit den Prinzipien auseinanderzusetzen, nach denen es selbst arbeitet. Es sind die Regeln, nach denen das Gehirn offenbar auch selbst Informationen verarbeitet und Vorlieben ordnet, die uns an ihm interessieren und die für ein allgemein gültiges ästhetisches Ideal stehen.

Das stimmt schon. Aber da gibt es immer auch eine zweite Ebene. Denn diese Regeln struktureller und ästhetischer »Normalität«, die wir uns da ansehen, spiegeln jenseits äußerlicher und gestalterischer Dimensionen auch ein spezielles Menschenbild. Es ist ja gar nichts gegen Ästhetik und Schönheit zu sagen. Wer schaut nicht gerne einen schönen Menschen an, ein Gemälde von Mark Rothko oder den Egg Chair von Arne Jacobsen? Aber das sind nur zwei Werte unter vielen, die den Menschen ausmachen.

In der Entwicklung der Menschheitsgeschichte haben wir durch die Aufklärung gelernt, das Individuum zu verehren, als Unikat und eben auch weil es nicht in allem erklärbar und vorhersagbar ist. Seit etwa zwanzig Jahren wenden wir uns Schritt für Schritt von diesem Respekt vor der menschlichen Einzigartigkeit ab und dafür einer Verehrung der analytischen Perfektion zu. Der Mensch ist dann perfekt, wenn er verstanden und vorhergesagt werden kann. Nicht nur irgendwie, sondern sehr genau, bis in die kleinsten Details seiner Vorlieben, Wünsche und bevorstehenden Entscheidungen oder Handlungen. Diese Veränderung hat mit einem zunehmend funktionalistischen Blick auf den Menschen zu tun, der idealerweise immer eine passgenaue Anzahl von Lösungen für eine Menge an Problemen zur Hand haben soll. Aber sicher auch mit der Digitalisierung, die eigentlich alles messbar macht und es ermöglicht, aus dieser Vermessung Prognosen für eine bessere Zukunft abzuleiten.

Robert Musil hat diese Vision des standardisierten Menschen – natürlich unter ganz anderen historischen Vorzeichen – bereits in einem Text aus dem Jahr 1913 beschrieben. Er präsentiert uns darin ein zukünftiges Menschenbild, das in allem Anleihen an der mathematischen Vorliebe für Struktur und Berechenbarkeit nimmt. Für Musil ist der »mathematische Mensch« eine Analogie »für den geistigen Menschen, der kommen wird«[5]. Der Text ist eine süffisante Abrechnung mit dem Wandel des Denkens zu Beginn des 20. Jahrhunderts und eine Blaupause für die Diskussionen, die gerade um die Eroberung und Berechnung des Gehirns aufbranden. Musil nennt die Mathematik eine »geistige Idealapparatur« seiner Zeit und kritisiert, dass mit ihr die »geistige Organisation« zum Triumphzug ansetze. »Die alte geistige Landstraße mit Wettergefahr und Räuberunsicherheit [wird] ersetzt durch Schlafwagenlinien. Das ist erkenntnis-theoretisch betrachtet Ökonomie.« Wer mit Hirnscans, Hirnstimulation und neuronaler Datenanalytik immer schon früher wissen will, was ein anderer gerade denkt, gewinnt auch die Sicherheit, den richtigen Weg schon im Voraus zu kennen. Der muss sich nicht mehr mit den manchmal wirren emotionalen Unberechenbarkeiten einer anderen Person auf der geistigen Landstraße individueller Lebensführung herumschlagen. Aber ist genau das nicht manchmal so besonders schön, so reizvoll? Dass man eben nicht weiß, wie andere reagieren. Dass man nur hoffen und rätseln und bangen kann? Für die neue Frontier-Bewegung sind das nichts weiter als naive Fragen, Romantik, Nostalgie.

Die Mathematik ist eine faszinierende Wissenschaft, wahrscheinlich die reinste, die wir uns vorstellen können. Und doch muss man ihr nicht alles zur Erklärung überlassen. »Alle Gebiete des modernen Denkens nach der Mathematik auszurichten, heißt […]«, so schreibt der französische Philosoph Michel Foucault, alles »allein dem Gesichtspunkt der Objektivität der Erkenntnis zu unterwerfen.«[6] Keine schlechte Definition der Zeit, in der wir heute leben. Es ist die Zeit der immer detailgetreueren Erkenntnis von allem, was uns ausmacht.

Das führt erst einmal zu vielen neuen Erkenntnissen, auch solchen, die in der Medizin beeindruckende Behandlungs- und Heilungsmöglichkeiten bringen. Doch für eine Gesellschaft, die sich als freiwillige Einheit freier Individuen versteht, verändert sich dadurch etwas. Wenn das Denken vermessen werden kann, wird es sich nicht länger der mathematischen Standardisierung entziehen können. Das Gehirn von Carl Friedrich Gauß, so normal es äußerlich scheint, hat viele kluge Dinge erdacht, darunter die Gauß'sche Normalverteilung. Auch das Denken selbst werden wir demnächst mit ihr interpretieren können. Was aber geschieht mit denjenigen, deren Denkmuster und -leistungen jenseits der Mitte und ihrer Standardwerte liegen? Für die Hochleistungsdenker wird das kein Problem sein, sie passen hervorragend in die Zeit des perfekten Denkens. Aber diejenigen, die auf der linken Seite der Kurve landen, die nicht so schnell, so effizient und so brillant unterwegs sind auf den Strecken des Turbodenkens, was ist mit denen? Und wie wird sich die Vorstellung vom Menschen verändern, wenn es demnächst Standardwerte für das Denken gibt? Wenn wir glauben, die Formel für Klugheit gefunden zu haben?

Das ist der Einstieg in eine neue Globalisierung: die Globalisierung des Geistes. In der werden die einfachen Arbeiten unserer Gehirne an den Computer ausgelagert – was ja längst geschieht. Aber es wird noch viel konsequenter passieren, als wir uns das derzeit vorstellen können. Wirtschaftswachstum wird es dann dort geben, wo am schnellsten und besten gedacht wird. Auch das ist bereits heute zum Teil so, aber noch lässt sich das nicht genau erfassen und dokumentieren. Wenn sich auch für das Denken Standardwerte festlegen lassen, wird sich das ändern. Dann wird es geistige Hochleistungszentren geben, in denen die Kreativität und der Erfindungsgeist blühen und die immer mehr technische Unterstützung bekommen, um noch besser zu werden. Und es wird die No-Brain-Zonen der Welt geben, wo diejenigen vor sich hin vegetieren dürfen, die hinter die neuen Standards des Denkens zurückfallen und sich keine Erweiterung ihrer geistigen Kräfte leisten können.

Der mathematische Mensch ist der Handlungsreisende in der Globalisierung des Geistes. Er erobert die Welt als Zone der stetigen Hirnoptimierung. Aber er erobert auch sich selbst in feindlicher Übernahme. Auf der Strecke bleiben nicht nur Arbeit und Selbstwert als Lebensgrundlage eines jeden Menschen, sondern auch Individualität und Identität von Personen, die sich der Verschiedenheit rühmen und für sich das Geheimnis des Geistes als Ausdruck von Persönlichkeit in Anspruch nehmen konnten. Auch der Raum für freie Entscheidungen wird verschwinden. Das wird eine sehr rationale und effiziente Welt. Sie wird sicher auch sehr symmetrisch. Schön wird sie nicht.

Die Macher: Wegbereiter des Neurokapitalismus

Im Silicon Valley wird der Begriff der »High Potentials« derzeit mit ganz neuer, sehr konkreter Bedeutung aufgeladen. Wer nicht auf Erweiterungsdroge ist, kann mit den Anforderungen der Rund-um-die-Uhr-Leistungsgesellschaft nicht mehr mithalten. Das verzeiht die Arbeitskultur in Deutschland vielleicht gelegentlich noch recht großzügig, das hyperaktive Performance-, Innovations- und Finanzierungsumfeld der amerikanischen Westküste verzeiht es nicht mehr.

Natürlich ist die Tech-Kultur der Internetzeit nicht alleine verantwortlich für den weltweiten Hype um Selbstvermessung, Selbstoptimierung und Hirndoping. Aber sie hat die Bewegung schon kräftig in Schwung gebracht – und dabei ihre eigenen Ideale und Ursprünge verraten. Denn wo es einst um Selbstverwirklichung und Bewusstseinserweiterung ging, um gelebte Freiheit, entsteht gerade ein neuer Markt für Hirn-Tuning durch Pillen und Geräte. Mit dieser Entwicklung lässt sich nämlich viel Geld verdienen. Nach einer aktuellen Analyse soll der Markt für Produkte auf Basis von Neurotechnologien bis 2020 weltweit um jährlich zwölf Prozent auf 12,3 Milliarden Dollar anwachsen.[7]

Corneliu E. Giurgea, einer der Väter der biochemischen Hirnstimulation hat das einmal auf den Punkt gebracht: »Die

Menschheit wird nicht Millionen von Jahre passiv darauf warten, dass die Evolution ihr ein besseres Gehirn anbietet.«[8] Das heißt, sie wird die Entwicklung selbst in die Hand nehmen. Darum geht es bei Brainhacking und Neuro-Enhancement.

Es ist verführerisch, die menschliche Natur auszutricksen, ihre physischen und psychischen Grenzen zu überwinden. Die beiden amerikanischen Neurowissenschaftlerinnen Barbara Sahakian und Sharon Morein-Zamir, die sich mit der medikamentösen Manipulation des Gehirns – auch unter Wissenschaftlerinnen und Wissenschaftlern – auseinandergesetzt haben, formulieren es so: »Der Drang nach Leistungsverbesserung beim Denken wird bald genauso stark oder noch stärker sein, als er es beim Aussehen oder bei der Sexualität ist.«[9] Die Denkpille bildet mit dem Skalpell gegen die Fettpölsterchen und Viagra für sexuelles Stehvermögen künftig die göttliche Dreifaltigkeit des optimierten Ich.

Es geht dann womöglich nicht mehr um die Frage, ob die Maschinen irgendwann menschenähnlich werden. Umgekehrt wird eine Zukunftsvision daraus. Wenn sich das Gehirn so einstellen, anreichern und manipulieren lässt, wie manche Forscher sich das wünschen, dann könnte der Mensch irgendwann maschinenähnlich und programmierbar werden. »Wir leben inzwischen in einer Zeit der selbst gesteuerten Evolution«, sagt Bryan Johnson, Gründer des Start-ups Braintree, das er 2013 für 800 Millionen Dollar an PayPal (das damals zu eBay gehörte) verkauft hat. »Das gilt für die Genetik, die Biologie, die Neurologie und die Physik. Ich warte nur noch darauf, dass ein Staat seine Hand hebt und sagt: ›Wir sind die neue Heimat für die Entwicklung der menschlichen Potenziale. Bringt eure Technologien her und lasst uns loslegen.‹«[10]

Aus dem urmenschlichen Streben nach Verbesserung wird ein Geschäft. Und dieses Geschäft kehrt die Vorzeichen im Wunsch nach Veränderung des Selbst um. Nicht der Widerstand gegen das Bestehende, die Konvention und das Normale ist mehr Antriebskraft. Jetzt geht es darum, wer der leistungsfähigste Normalo unter allen Normalos wird.

86

Am eindrucksvollsten lässt sich das an Timothy Leary (1920–1996) nacherzählen. Der amerikanische Psychologe und Schriftsteller war einer der bekanntesten Verteidiger des Drogenkonsums zur Bewusstseinserweiterung. In einer Rede vor 30 000 Menschen im Golden Gate Park in San Francisco 1967 sagte Leary: »Wie jede große Religion der Vergangenheit versuchen wir, das Göttliche in unserem Inneren zu finden … Diese uralten Ziele definieren wir durch die Metapher der Gegenwart – turn on, tune in, drop out.«[11] Dieser Dreisatz wurde zum Mantra der psychedelischen Gegenkultur, die als Teil der Hippiebewegung von der amerikanischen Westküste aus in andere Teile der Welt übersprang. In seiner Autobiografie *Flashbacks* erklärt Leary, was er damit meint: »Turn on: Sei bereit, deine neuronale und genetische Ausstattung zu aktivieren und dich zu sensibilisieren für die vielen verschiedenen Ebenen des Bewusstseins. Tune in: Lebe in Harmonie mit der Außenwelt und kehre die innere Perspektive nach außen. Drop out: Löse dich aktiv von ungewollten und unbewussten Bindungen und Verpflichtungen.«[12] Das war der Aufruf zum Nonkonformismus, zur meditativen Selbstbesinnung mithilfe von Drogen, zum Widerstand gegen alle äußeren Anforderungen, die einem auferlegt werden und in der Selbstverwirklichung stören.

Das Ende der Hippiefreiheit: plug in, get tuned, improve

Die neue Bewegung der Selbstoptimierung durch Brainhacking und Neuro-Enhancement kehrt diesen Anspruch ins Gegenteil um. Sie greift nicht auf die vorhandenen Schätze des menschlichen Gehirns und Geistes zurück, sondern will sie durch biochemische und technische Mittel erweitern. Und zwar nicht zur Entspannung und Selbstfindung, sondern für mehr Anspannung und Fremdsteuerung. Es geht nicht mehr darum, sich für sein eigenes Empfinden zu sensibilisieren, sondern sich an den stetig wachsenden Anforderungen der Außenwelt zu orientieren, sich dem Leistungsfetischismus der allzeit Bereiten und Befähigten zu unterwerfen. Nicht Abgrenzung von den spießigen Gepflogenheiten der Normalowelt ist gefragt, sondern Überanpassung. Wer nicht mithalten kann, muss sein Gehirn boosten, bis seine Nervenzellen wieder auf gleicher Höhe mit denen anderer feuern.

Medikamente wie Ritalin oder Adderall, auch Drogen wie Kokain, Crack und LSD sind im Silicon Valley längst wieder angesagt.[13] Das sind nur vermeintlich die Stoffe, aus denen ein weiteres Mal die Träume einer anderen Zukunft sind, in die wir durch die Erfindungen der Tech-Elite befördert werden. Vielmehr sind es die Stoffe, mit denen man versucht, dem Albdruck allumfassender Einsatz- und Leistungsbereitschaft standzuhalten. »Conscious Engineering«, so heißt das Arbeitsprogramm, das mithilfe der Optimierung von Gehirn, Stoffwechsel und Bewusstsein den Menschen helfen soll, über sich selbst hinauszuwachsen, um »super« zu werden. Und das ist tatsächlich die Vorsilbe von allen angestrebten Errungenschaften in diesem Feld: »super-intelligence«, »super-longevity« und »super-happiness«. Es reicht nicht, glücklich zu sein, man muss superglücklich sein. Und wer das nicht ist, ist wahrscheinlich auch nicht so »super-interesting«. Auch in den Begrifflichkeiten spiegelt sich, um was es immer geht: Wachstum bis zum Superlativ.

Das hat nur noch wenig mit den verträumten Visionen alternativen Lebens zu tun, wie sie in den Sechzigerjahren von der amerikanischen Westküste aus die Welt eroberten. Das entspannte Leben im durch Drogen erweiterten Bewusstsein war nur eine Zwischenstation auf dem Weg zu mehr Leistung, mehr Funktionalität, größerer Anpassung an die Erwartungen einer digitalen Wettbewerbswelt, in der die Menschen vernetzt sind, mehr und mehr Daten über uns alle verfügbar sind und Transparenz den Vergleich perfektioniert. Jede und jeder kann immer wissen, wo sie oder er gerade im Vergleich zu anderen steht. Zack Lynch, Investor und Grün-

88

der der Neurotechnology Industry Organization, dem Industrieverband für kommerzielle Neurowissenschaften, schreibt dazu: »Wir leben in einer Informationsgesellschaft. Was wird die nächste Form der Gesellschaft sein? Die Neurogesellschaft.«[14]

In dieser Gesellschaft verschieben die Protagonisten der Neurozeit die Grenzen dessen, was man vom Menschen erwarten kann. Der Level, auf dem jemand mit seinem Denken gegenüber anderen noch wettbewerbsfähig ist, rückt langsam, aber sicher nach oben. Er orientiert sich nach und nach an den Möglichkeiten, die mit medikamentöser und technischer Unterstützung aus dem menschlichen Gehirn rauszuholen sind. Was machbar ist, wird auch gemacht – die Logik des Marktes, des Wettbewerbs. Besser denken wird zum Wettbewerbsvorteil. Wer langsamer denkt, hat schneller verloren. Jeder Einzelne kann entscheiden, ob er in dieser Spirale mitmachen und mithalten will. Kann er das, oder wird ihm diese Freiheit genommen?

Ein Anzeichen dafür, dass dieser schleichende Prozess längst begonnen hat, sind die veränderten Krankheitsbilder, die in den vergangenen Jahren entstanden sind. Inzwischen werden immer mehr Kinder als aufmerksamkeitsgestört diagnostiziert. Es mag natürlich sein, dass ein Krankheitsbild sich in einer Gesellschaft ausbreitet. Aber Krankheitsbilder sind oft auch Spiegelbilder der Erwartungen, die der Zeitgeist an die Menschen hat. Wenn also immer mehr Medikamente gegen Aufmerksamkeitsdefizit-/Hyperaktivitätsstörungen (ADHS) verschrieben werden und diese Medikamente dann auch zunehmend von gesunden Menschen genutzt werden, um ihre Konzentrationsfähigkeit zu verbessern, dann passiert etwas in einer Gesellschaft.

Es passiert zum Beispiel, dass sich die Grenzlinie zwischen vermeintlich normalem und vermeintlich unnormalem Verhalten verschiebt. Ein Kind, das etwas wild und plapperig unterwegs ist, muss damit rechnen, als aufmerksamkeitsgestört diagnostiziert zu werden. Medikamente sollen dann helfen, den vermeintlichen Normalzustand wiederherzustellen. Ein Kind, das hingegen besonders schüchtern und zurückhaltend ist, muss damit rechnen, als depressiv diagnostiziert und ebenfalls mit entsprechenden Medikamenten behandelt zu werden.

Solche schleichenden Verschiebungen finden irgendwann auch Eingang in die offiziellen medizinischen Beurteilungskriterien. In den USA wurde vor einigen Jahren bei der Anpassung des »Diagnostischen und Statistischen Leitfadens psychischer Störungen« (DSM-5) die angemessene Zeitspanne für Trauer nach dem Verlust eines Angehörigen von zwei Monaten auf zwei Wochen heruntergekürzt.[15] Mehr Zeit braucht man also angeblich nicht mehr, um nach dem Tod eines geliebten Menschen ins normale Leben und den Arbeitsalltag zurückzukehren. Und wer mehr Zeit braucht, ist von nun an depressiv und muss behandelt werden.

2008 verurteilte die FDA, die amerikanische Behörde für die Zulassung von Lebens- und Arzneimitteln, das US-Pharmazieunternehmen Cephalon (der Name, altgriechisch für Kopf, ist Programm) zur Zahlung von 425 Millionen Dollar für zulassungswidriges Marketing.[16] Das betraf unter anderem das Medikament Provigil, das den Arzneistoff Modafinil enthält und therapeutisch zur Behandlung von akuter Narkolepsie (Schlafkrankheit) eingesetzt wird. In seinem Werbematerial hatte Cephalon die Pillen als Heilmittel für »verminderte Aktivität« angepriesen – ein Zustand, der landläufig bislang als Müdigkeit bekannt war und zu den existenziellen Zuständen eines gesunden Menschen gehört. Wer nicht müde ist, kann nicht schlafen. Und wer nicht schlafen kann, kann auf Dauer nicht überleben.

Normal: Bis der Arzt kommt oder der Programmierer

Es ist schon absurd und bisweilen auch erschreckend, wie eine Standardmesslatte an jeden Menschen angelegt wird, der er entsprechen muss, will er zu den Normalos gehören. Während es einst eine Auszeichnung war, aus dem Durchschnitt herauszufallen und sein eigenes Ding zu machen, interessiert das heute immer weniger. Unter diesen Voraussetzungen ist Leben dann nicht mehr ein ganz individuelles, oft geheimnisvolles Zusammenspiel aus Selbstverwirklichung, sozialen Anforderungen und einer übergeordneten, wie auch immer begründeten Dimension von Bedeutung, Sinn und Transzendenz. Leben ist schlicht Vollzug. Vergiss dein Selbst, nur die Idee davon zählt und ihre Ausführung – »execution matters« (auch das übrigens ein Leitsatz aus der heutigen Tech-Welt).

Die menschliche Individualität soll dazu bitte an die Standardanforderungen angepasst werden. Das kennen wir aus der Computersprache. Es gibt bei jedem Programm gewisse Systemvoraussetzungen. Erfüllt die Hardware die nicht, kann man sie vergessen. Die menschlichen Systemvoraussetzungen in der Neurogesellschaft ähneln immer mehr denen der Computersysteme. In regelmäßigen Abständen brauchen wir ein Update oder gar ein Upgrade, um mit den Anforderungen mithalten zu können. Und wenn mal etwas schiefgelaufen ist, rebooten wir schnell, damit es ohne großen Zeitverlust weitergehen kann.

Jonathan Crary, Kunsttheoretiker an der New Yorker Columbia University, beschreibt diese Welt als 24/7-Milieu. Ein Umfeld, in dem das Selbstverständnis des immer und überall funktionierenden Menschen mit seinem Hirn als steuerbarem Betriebssystem reifen kann. In ihm wird »die persönliche und soziale Identität so umgeformt, dass sie mit der ununterbrochenen Tätigkeit der Märkte, Informationsnetze und anderer Systeme in Einklang gebracht wird«.[17]

Das klingt ein bisschen nach Karl Marx, und das hat Gründe. Marx hat in seinem »Maschinenfragment« bereits 1857/58 ziemlich vorausschauend ein Szenario angedacht, das der Neurogesellschaft sehr nahe kommt. Er beschreibt die Kreation einer »idealen Maschine«, die für immer existieren kann und nichts mehr kostet. Marx hat sie sich seinerzeit als riesigen Automaten vorgestellt, »der aus zahlreichen mechanischen und mit Verstand begabten Organen zusammengesetzt ist, die in Übereinstimmung und ohne Unterbrechung tätig sind, wobei all diese Organe einer treibenden Kraft unterworfen sind, die sich von selbst bewegt«[18]. Das klingt heute nach einem Netzwerk unserer Gehirne als größter, umfassendster Maschine aller Zeiten, die sich zum Selbsterhalt immer weiter perfektioniert. Marx beschrieb diese Zukunftsmaschine als »härteste Fassung« einer Fabrik, also einer industrialisierten Form im »Zusammenwirken von Arbeitern mehrerer Altersklassen, von erwachsenen und nicht erwachsenen, die mit Geschick und Pünktlichkeit einem mechanischen produktiven System Folge leisten«[19].

Mit gleichem Enthusiasmus skizziert Ray Kurzweil, Computerwissenschaftler, Transhumanist und Googles erster Zukunftsforscher, wie die menschlichen Gehirne künftig miteinander interagieren und als großes Netzwerk eines unendlichen Weltantriebs funktionieren werden. Kurzweil ist einer der prominentesten Vertreter der technologischen Singularität.[20] Seine These: Durch die rasante technologische Entwicklung von Software und Computern wird vor allem die KI uns an einen Punkt führen, an dem sie mit dem Menschen eins wird. Das wäre dann der Tipping Point der menschlichen Existenz, hinter den wir jetzt noch nicht schauen können. Wer sein Gehirn hochladen und im Computer weiterleben kann, muss nicht mehr sterben. Kurzweil ist nicht nur Anhänger der Singularität, sondern auch des Transhumanismus. Er glaubt, dass wir über die Verbindung der menschlichen mit der Künstlichen Intelligenz eines Tages den Tod besiegen und unsterblich werden können.

92

Das menschliche Gehirn spielt bei dieser Zukunftsvision eine tragende Rolle. Allerdings so, wie man es sich heute noch schwer vorstellen kann. Seit mehr als zwanzig Jahren philosophiert Kurzweil über den Bau neuer Gehirne. »Das [...] Szenario wird darin bestehen, das Gehirn einer Person zu scannen, um die Lage, die Verbindungen und den Inhalt der Zellen, Axonen, Dendriten, präsynaptischen Bläschen und anderer neuronaler Komponenten zu kartieren. Die gesamte Organisation des Gehirns könnte dann einschließlich seines Gedächtnisinhalts in einem neuronalen Computer mit ausreichender Kapazität nachgebildet werden.«[21]

Das klingt nach einer futuristischen Vision und derzeit noch wenig wahrscheinlich. Und doch ist die Idee absolut fesselnd, weil der dahinterliegende, größere Entwurf viel aussagt über die Rolle des Gehirns. Es wird als kleines Rädchen in einem unendlichen virtuellen Getriebe zum Produktionsmittel eines sich selbst erhaltenden Netzwerks der Gedankenverarbeitung. Das ist die »ideale Maschine« von Karl Marx reloaded, die Kurzweil in die ferne Zukunft katapultiert hat. Jedes einzelne menschliche Gehirn geht in einem Weltspeicher des Denkens auf, betrieben durch die sich selbst erhaltenden, stetig sich selbst verbessernden Algorithmen der KI – ein »Brain-Net«, das irgendwann das Internet ergänzen oder ablösen wird. Für manch einen mag das eine rosige Aussicht sein: unendliches Denken im Zusammenspiel mit allen Hirnleistungen der Welt. Für andere ist es ein Horrorszenario: die eigenen grauen Zellen als Gefangene eines virtuellen Arbeitslagers für leistungsorientiertes Denken. Seite an Seite feuern die digitalen Neuronen des mechanischen Weltgeistes.

Der Architekt, Softwareentwickler und promovierte Volkswirt Georg Franck hat vor vielen Jahren begonnen, die Veränderungen unserer Zeit als Vereinnahmungen sozialer und kultureller Dimensionen durch die Logik des Kapitalismus zu erklären. Er beschreibt das am »Wechselspiel von Achtgeben und Wertlegen«[22], in dem das Achtgeben eingesetzt wird, um Wertschöpfung durch Beachtung zu erzielen. Diesen Gedanken hat Franck zunächst als »Ökonomie der Aufmerksamkeit«[23] entworfen und dann weiterentwickelt zu einer Gesellschaftstheorie, die bei ihm »Mentaler Kapitalismus« heißt.

Dieser mentale Kapitalismus betrifft aber nur eine Seite der Medaille. Sie beschreibt die Ausbeutung des menschlichen Bewusstseins mit den Mitteln der Industrialisierung. Franck entwickelt damit einen Diskurs weiter, der aus Theodor W. Adornos und Max Horkheimers Kritik an der Kulturindustrie[24] und der von Pierre Bourdieu eingeführten Unterscheidung zwischen ökonomischem, kulturellem, sozialem und symbolischem Kapital[25] hervorgegangen ist.

Die andere Seite der Medaille spiegelt die kapitalistische Eroberung des Gehirns noch viel konkreter, im direkten, ja auch materiellen Sinne. Sie zeigt das Bild eines blank geputzten, immer leistungsfähigen Super-Ichs, dessen ganze Lebens- und Leistungsfähigkeit dadurch bestimmt wird, wie sein Gehirn organisiert ist, mit welchen Hilfsmitteln sich seine Arbeit verbessern und auf den nächsthöheren Aktivitätslevel heben lässt. Das Gehirn ist der wichtigste Produktionsfaktor, wenn die materiellen Arbeiten längst von Maschinen und Robotern erledigt werden. Sobald seine Leistung genau gemessen werden kann, reicht es nicht mehr, wenn es lediglich ganz ordentlich funktioniert. Anhand der Durchschnittswerte im Vergleich zu anderen lassen sich die Leistungskennzahlen, die Key Performance Indicators (KPIs) ableiten, die man schon erreichen sollte, um weiter mitspielen zu können. Hirnleistung derzeit durchschnittlich: Alarmstuf gelb. Hirnleistung zehn Prozent unter Weltdurchschnitt: Alarmstufe rot. Nur wenn die Nervenzellen auf höchstem Niveau und in bester Abstimmung feuern, kann der Mensch zufrieden sein. Wer im »Neurokapitalismus« nicht stets auf »eine dynamisch erneuerbare Expansionsbereitschaft« der kognitiven Leistungsfähigkeit setzt, kann da nicht mehr mithalten.[26] Er wird auch überflüssig.

Haben die Menschen nicht immer damit experimentiert, sich selbst zu verbessern? Das stimmt schon, aber nie haben

94

sie dabei ihre physischen und psychischen Grenzen so ausge-testet wie heute. Vielleicht haben Marx und Engels sich nur nicht vorstellen können, dass die urkommunistische Idee der Schaffung eines besseren Menschen doch möglich sein könnte, allerdings mit ganz anderen Mitteln als einst denkbar. Im Neurokapitalismus kann das gelingen. Wenn die neue Form des Kapitalismus den leistungsstärkeren, besseren Menschen schaffen soll, bleibt die Frage: Was heißt eigentlich besser, und wer bestimmt das?

Ich – jetzt noch besser: vom Verstehen-Wollen zum Brainhacking

Station 5

Selbstoptimierung – das quantifizierte wird zum qualifizierten Ich

Unzufriedenheit kann eine starke Antriebskraft sein. Es gibt so viele Momente, in denen man merkt, wie langsam das eigene Gehirn arbeitet. Weil man erschöpft ist, müde, schon viel gedacht und gemacht hat über den zurückliegenden Tag hinweg. Und dann merkt man die Erschöpfung auch in der Konzentration und im Denken. Wie heißt noch mal dieser Kinofilm, in dem es um die Expedition zum Mond geht? Warum verschwimmen mir beim Lesen die Zeilen vor den Augen? Und wieso sitze ich jetzt schon seit Stunden an dieser Präsentation, ohne dass es wirklich vorwärtsgeht. Die Augen schweifen ab, die Gedanken auch. Irgendwie wird nie etwas fertig.

Der Traum von der Selbsterweiterung ist so alt wie die Menschheit. Verstehen, lernen, sich verbessern, etwas meistern. Menschen sind per se neugierig, auch auf sich selbst und die eigenen Grenzen. Sie haben schon immer versucht, die eigene Sinneserfahrung zu verändern, zu erweitern oder auch auf eine ganz bestimmte Aufgabe zu konzentrieren, um leistungsfähiger zu werden. Heute heißt die Selbsterweiterung »Self Enhancement«. Hinter dem Begriff steckt eine ganze Bewegung. Ihr Verbesserungsbestreben richtet sich auf das Gehirn und seine Leistungsfähigkeit. Das nennt sich dann »Neuro-Enhancement« und unterscheidet sich grundlegend von bisherigen Formen und Versuchen der Selbsterweiterung.

Im Mai 2010 hatte ich mein Erweckungserlebnis zu diesem Thema. Ich saß in einem Café im New Yorker Stadtteil Soho und schrieb an einem anderen Buch (»Next«), einer Erzählung über die Geschichte des letzten Menschen, bevor die Algorithmen unser aller Leben übernehmen. Irgendwann muss man eine Pause machen. Also saß ich am Tisch, trank Tee und las das *New York Times Magazine*. Die Titelgeschichte hatte Gary Wolf geschrieben: »Das sorgsam verdrahtete, seltsam obsessive, ziemlich narzisstische Leben des sich selbst vermessenden Ichs.« So war der Artikel auf dem Cover angekündigt. Und es folgte die Frage: »Was passiert eigentlich, wenn Technologie es uns erlaubt, alles, was uns alltäglich passiert, zu messen und zu analysieren?«[1]

Interessante Frage, dachte ich. Und fühlte mich ertappt. Kann ich für mein Buch gebrauchen, dachte ich. Und wusste, es würde nicht nur um das Buch gehen. Scheint ein neuer Trend zu sein, muss man kennen, dachte ich. Aber das war nur die Legitimation für einen anderen Drang, die pure Faszination des Gedankens, alles vermessen und analysieren zu können. Das sprach mich an. Nicht weil ich Datenfreak oder Rechenkünstlerin wäre. Selbstvermessung ist kein Selbstzweck. Selbstvermessung dient einem Zweck. Der liegt darin, herauszufinden, wo man im Vergleich zu anderen steht, um dann seine Position zu verbessern.

Deutsche nehmen nach Angaben der Vereinten Nationen (2015) durchschnittlich pro Tag mehr als 3000 Kalorien auf. Da bleibe ich drunter. Die Hälfte der Deutschen treibt regelmäßig Sport. Gehöre ich zum Glück dazu. Der Durchschnittsdeutsche hat einmal in der Woche Sex. Sagt eine Studie, es gibt andere, die kommen auf eine höhere oder auch auf eine niedrigere Frequenz. Manchmal gibt es Spielraum für den Vergleich. Dann kann man sich noch aussuchen, an welcher Vergleichsgröße man das eigene Handeln messen will.

Wir lieben es, uns zu vermessen. Dazu brauchen wir keine Technik. Johann Wolfgang Goethe schrieb 35 Jahre lang in ein Tagebuch, wie es gerade mit seinem Werk voranging, wen er getroffen, mit wem er gesprochen und wohin er gegangen war. Benjamin Franklin, einer der Gründerväter der Vereinigten Staaten von Amerika, war sein Leben lang damit befasst, sich selbst zu verbessern – unter professionellen, geistigen und moralischen Gesichtspunkten. Mit Anfang zwanzig setzte er eine Liste von dreizehn Tugenden auf (darunter Mäßigung, Sparsamkeit, Ehrlichkeit, Bescheidenheit, Sauberkeit und Ordnung, wobei die letzten beiden ihm offenbar am meisten zu schaffen machten). Dazu entwarf er eine Tabelle, im Original anzuschauen in seiner Autobiografie, in der er regelmäßig seinen Fortschritt in der Beachtung und Umsetzung dieser Tugenden notierte.[2] Das sind frühe, analoge Formen der Selbstvermessung, aber sie ähneln prinzipiell dem, was die Menschheitsgeschichte als Streben nach Selbsterziehung und -verbesserung durchzieht. Verstehen, lernen, sich verbessern, etwas meistern.

In meiner Jugend ging das auch mit althergebrachten Tests und Fragebögen, die teilweise bis heute die Publikumszeitschriften durchziehen. Am Ende kann man anhand einer Einordnung der erreichten Punktzahl lesen, zu welcher Gruppe man gehört, was man richtig macht und was besser werden muss. Das Auswerten per Kopfrechnen war damals manchmal etwas mühsam, neue Technologien machen es uns heute lediglich einfacher, diese Vergleiche zu ziehen. Sie ermöglichen es uns, umfängliche Datensätze über uns selbst zu generieren, Ergebnisse unserer Läufe, Kochstudien, Blutdruckwerte, Stresslevelanalysen und vieles mehr auf Facebook zu teilen.

Wir lieben es ja nicht nur, uns zu vermessen. Wir lieben es auch, uns zu vergleichen. Das kann ein positives Community-Erlebnis sein. Es kann aber auch in Druck und Stress ausarten. Wenn ich mich einer Laufgruppe angeschlossen habe, alle laufen und posten fleißig, nur ich kriege über Tage nichts auf die Reihe, vielleicht aus guten Gründen, weil ich beruflich im Moment einfach zu viel zu tun habe, dann schlägt das gute Gefühl um in den Frust darüber, mit den anderen nicht mithalten zu können. Selbstvermessung ist auch eine Gratwanderung zwischen persönlicher Autonomie und der Abhängigkeit von den vermeintlichen Erwartungen anderer.

Die Titelgeschichte im *New York Times Magazine* gilt als Startpunkt für den Siegeszug der Selbstvermessung. Ihr Autor, Gary Wolf, hatte gemeinsam mit Kevin Kelly, dem früheren Chefredakteur der US-Zeitschrift *Wired*, im Jahre 2007 »The Quantified Self« gegründet. Die Aktion startete mit einem einzelnen Treffen der ersten dreißig Teilnehmerinnen und Teilnehmer. Wenige Jahre später war eine ganze Bewegung daraus geworden, die erst in den USA, dann auch in anderen Teilen der Welt eine rasant wachsende Anhängerschar fand. Die größte deutsche Gruppe trifft sich in Berlin.

Wolf und Kelly näherten sich aus einem Entdeckertrieb den neuen technischen Möglichkeiten, mit denen sich jede körperliche Bewegung und jeder Wert der biochemischen Prozesse im menschlichen Körper messen und analysieren ließ. Aber sie folgten unausgesprochen auch einigen ökonomischen Grundannahmen. »Wir alle unterliegen faktischen und Bewertungsirrtümern«, schreibt Wolf in seinem Artikel. »Wir haben blinde Flecken in unserem Sehfeld und Aussetzer in unserer Aufmerksamkeit. Manchmal können wir die einfachsten Fragen nicht beantworten. Seit wann habe ich diese Schmerzen im Knie? Wie viel Geld gebe ich eigentlich pro Tag aus? Diese Schwächen brocken uns einen Nachteil ein. Wir entscheiden aufgrund unvollständiger Informationen. Wir sind gezwungen, aufs Geratewohl durch die Welt zu steuern.«[3]

Das ist Ökonomie pur. Die Annahme: Nur unter Bedingungen perfekter Informationsversorgung kann perfekter Wettbewerb entstehen. Übertragen auf die Selbstvermessung, heißt das: Um mich verlässlich mit anderen vergleichen zu können und zu verstehen, wo ich in diesem Vergleich stehe, brauche ich viel mehr Informationen über mich und meine biologischen, physischen und psychischen Leistungswerte. Nur dann kann ich vernünftig entscheiden, was ich besser machen sollte. Der Grundgedanke der Selbstoptimierung durch Selbstvermessung war geboren.

Damit war auch die Idee des Homo oeconomicus, des allzeit rational entscheidenden Menschen, als Leitidee für die Bewegung des »Quantified Self« etabliert. Während in anderen Bereichen von Wirtschaft und Gesellschaft die Zweifel am allzeit rationalen Nutzenmaximierer wachsen, setzen die Selbstverbesserer auf die pure Logik der Idee. Jede Tafel Schokolade, jeder statt der Treppe benutzte Aufzug, jeder verschlafene Lauf am Morgen zeigt, wie wenig konsequent, wie schwach und vermeintlich unvernünftig wir sein können. Und doch wollen gerade diejenigen, denen es um das bessere Ich geht, am Konzept der Vernunft festhalten, wenn es um das perfekte Ich geht. Wo kein Wille ist, da ist dann eben ein Weg der Technik. »Es mangelt uns an den physischen und mentalen Voraussetzungen, um eine Bestandsaufnahme von uns selbst zu machen«, schrieb Wolf. »Wir brauchen die Hilfe der Maschinen.«[4]

Die ist jetzt da. Es begann mit den Fitness-Trackern, die man sich um den Arm legen kann, um sie mit dem Smartphone zu koppeln und die eigenen Schritte zu zählen. Dann auch erklommene Treppenstufen, dann die Stunden nächtlichen Schlafs, dann den Schlafrhythmus im Wechsel zwischen Tiefschlaf und REM-Phasen. Und natürlich die verbrauchten Kalorien, erst generell, dann verbrauchte Kalorien beim Sport, dann beim Sex. Die wichtigste Nachricht an die Jünger der Selbstvermessung lautet: Noch x Schritte, Workouts, Schlafphasen und Übungen zwischen den Kissen, und du hast dein Ziel erreicht. Das ist die Defizitkommunikation der Quantified-Self-Bewegung: der Mensch als Mängelwesen, das immer nach Perfektion strebt und sie doch nie erreicht. Jetzt endlich wissen wir immer, wie groß die Lücke zwischen Anspruch und Wirklichkeit ist. Ob es dann einfacher ist, sie zu schließen? Die Propheten des besseren Selbst scheinen sich sicher zu sein. Und ihre Methode lässt sich natürlich noch erweitern.

Good Vibrations: Fitness-Tracker für den Kopf

Fitness-Tracker messen physische Werte. Bislang. Denn der Körper bleibt nicht das einzige Ziel der Selbstverbesserung. Jetzt ist das Gehirn dran. Den Geist in Form zu halten, das ist inzwischen mindestens ebenso wichtig wie das tägliche Workout. Dabei nähert sich die Technik schrittweise dem Gehirn. Derzeitige Fitness-Tracker, wie die Apple-Watch, Vivosmart von Garmin, Fitbit oder zig andere, legt man sich weiter um das Handgelenk. Sie messen die Herzfrequenzvariabilität als Indikator für Stress und bieten geführte Atemübungen, die entspannend und konzentrationsförderlich sein sollen. Das alles funktioniert ganz gut, aber lässt sich natürlich letztlich immer noch austricksen. Wenn ich auf mich selbst entspannt wirken will, gibt es ein paar Möglichkeiten, kreativ mit den Daten umzugehen oder sie letztlich schlicht zu ignorieren. Das ändert sich erst, wenn die Technik näher an das Gehirn heranrückt oder schließlich sogar ins Gehirn eindringt.

Unternehmen wie Emotiv, NeuroSky, Thync oder InteraXon liefern die nächste Generation von Geräten, sozusagen Fitness-Tracker für den Kopf. »Muse« beispielsweise ist ein Headset von InteraXon, das mithilfe von sieben EEG-Sensoren die Hirnaktivitäten misst. Geräusche signalisieren den Nutzern, ob sie gerade entspannt oder aufgeregt sind. Die App empfiehlt dann entsprechende Entspannungsübungen, mit denen man sich wieder beruhigen und die Konzentration zurückgewinnen kann. Stimmungen, Emotionen, Zufriedenheit und Produktivität können in einem Mix aus physischen Daten und Selbsteinschätzungen aufgezeichnet und ausgewertet werden. Die so weltweit gewonnenen Datensätze lassen es zu, recht aussagekräftige Informationen über Stimmungslagen ganzer Bevölkerungsgruppen oder Länder im globalen Vergleich zu gewinnen – eine wachsende Datenbank globaler Selbstvermessung.[5] Für den medizinischen Fortschritt liegen darin riesige Chancen. Aber natürlich macht diese Entwicklung auch etwas mit uns.

Sie verfestigt schleichend ein Idealbild des kontrollierten Menschen, der seine Stimmungen, Emotionen und geistigen Fähigkeiten im Griff hat. Dazu war der Mensch bislang nicht gemacht. Mithilfe der Technik soll sich das nun ändern. Vor allem die kognitive Leistungsfähigkeit soll bitte nicht zu sehr durch Stimmungslagen gestört werden. Das Gehirn wird zur gestaltbaren Benutzeroberfläche individueller Sehnsüchte der Perfektion. Aus der Aufforderung »Erkenne dich selbst«, wie sie einst über dem Eingang zum Tempel von Delphi stand, wird ein »Erscanne dich selbst«[6].

Kevin Kelly sieht die Phase der Selbstvermessung nur als Übergangsperiode zu etwas Größerem, Umfassenderem. In einer Rede auf einem Quantified Self Meet-up in Palo Alto 2012 beschreibt er seine Vision.[7] Darin werden die über Selbstvermessung erhobenen Daten irgendwann in unser Sinnessystem zurückgespeist. Auf diesem Wege wird das Ich erweitert, verbessert und kontinuierlich verändert. Wenn das geschieht, so Kelly, wird das die Grenzen unseres bisherigen Selbst sprengen und uns größer machen, als wir sind. Der mathematische Mensch, von dem schon die Rede war, ginge dann ins mathematische Zeitalter über. Und alle diejenigen, die Geräte für diesen Selbstverbesserungstrip produzieren, machen ein Riesengeschäft.

Irgendwann kommt der Punkt, an dem es nicht mehr allein erstrebenswert ist, in seinen Leistungswerten besser zu sein als der Durchschnitt. Irgendwann wird es auch zu einem Wettbewerbsnachteil, wenn die eigenen Werte schlechter sind als die der anderen. In diesem Prozess der »Kolonisation des Lebens durch die Universalisierung des Leistungsbegriffs«[8] verschieben sich auch die Bewertungsgrenzen für das, was »normal« ist. Und es verschieben sich unsere Vorstellungen davon, was man sich als Mensch an Schwächen erlauben kann. Unkonzentriertheit, schlechte Laune, ein Gefühl der Niedergeschlagenheit, sie alle werden zu Messfehlern einer rundum aufs Gelingen durch Leistungsfähigkeit programmierten Gesellschaft. »Am Ende solcher Optimierungsprozesse steht die Version eines perfekten, transhumanen Wesens, das reibungslos funktioniert und dem alles Menschliche fremdgeworden ist«, so sagt es der österreichische Philosoph Konrad Paul Liessmann voraus.[9] Er sieht darin einen Ausdruck der Hybris des Menschen zur Selbstermächtigung und Selbstschöpfung. Ein Anspruch, dem auch schon Friedrich Nietzsche verfallen war. »Wir aber wollen die werden, die wir sind – die Neuen, die Einmaligen, die Unvergleichbaren, die Sich-selber-Gesetzgebenden, die Sich-selber-Schaffenden!«[10]

Der mathematische Mensch als Selbstoptimierer ist die moderne Version des Kontrollfreaks. Aus dem Weight Watcher wird der exponentielle Self Watcher. Er gehört zu einer umfassenden Gemeinschaft der Selbstoptimisten, einer neurophysiologischen Bruderschaft, deren Mantra lautet: Wir sind gut. Wir sind besser als früher. Wir werden großartig. Wir sind die, von denen wir selbst immer geträumt haben. Wir sind unmenschlich gut. Die Besten im Leben. Wo findet das noch mal statt? In unseren verbesserten Gehirnen. Leben ist der Aktivitätslevel unseres perfektionierten biopsychologischen Mechanismus, ein Moment, in dem wir so sind, um dann wieder anders zu werden. Ich – jetzt noch besser. Ich bin gut. Ich bin die Beste. Ich bin Marktführerin auf dem Markt der Optimierungsoptionen. Oder ich bin nichts mehr.

Geistige Elektromobilität: Leichte Stromstöße verbessern das Denkvermögen

Self-Tracking ist die Vorstufe zum Self-Hacking, Selbstvermessung die Voraussetzung für Selbstverbesserung. Man muss ja wissen, wo man steht, um zu entscheiden, wohin es geht. Der Weg zum besseren Ich führt über sehr verschiedene Mittel und Methoden, die ich mir angeschaut, zum Teil auch ausprobiert habe. Das sind natürlich Medikamente und Drogen, die seit Bestehen der Menschheit eine Rolle im Drang nach existenzieller Erweiterung gespielt haben. Da gibt es die

Möglichkeit, effizienter zu werden, die eigene Lebenszeit produktiver zu nutzen, was in der Regel erst einmal auf Kosten des Schlafs geht und damit auf Kosten des Gehirns und der Gesundheit, wie wir später sehen werden. Und dann gibt es eben viele technische Möglichkeiten, die am und im Gehirn Veränderungen möglich machen.

Mein Weg der Erkundung hat mich, wie eingangs bereits kurz geschildert, unter anderem nach Boston geführt. Dort sitzt ein Unternehmen, das eine nahezu kindliche Vorstellung der Ankurbelung des Gehirns in moderne Technik umgesetzt hat. Wenn man etwas in Bewegung setzen will, muss man es elektrifizieren. Kann man nicht einfach eine Batterie ans Gehirn anschließen, und schon arbeiten die grauen Zellen schneller und besser?

In den Büros im Bostoner Prudential Tower bin ich mit einigen Mitarbeiterinnen und Mitarbeitern von Thync verabredet. Der Name ist Programm. Kein Schreibfehler, sondern ein Neologismus aus den englischen Begriffen für denken (think) und synchronisieren (abgekürzt: sync). Das Unternehmen hat kurz vor meinem Besuch ein Gerät auf den Markt gebracht, bei dem die Nutzer über elektrische Stimulation des Gehirns ihre Aktivitäts- und Ruhephasen steuern können. Das Gehirn wird über zwei am Kopf angebrachte Elektroden unter Strom gesetzt. Der Strom ist niedrig dosiert und wirkt im Bereich des präfrontalen Cortex, der Region also, die für Handlungssteuerung und das Gefühlsleben zuständig ist.[11] So einfach soll das also sein: Das Gehirn an Strom anschließen, und schon geht vieles besser. Sind wir nur eine denkende Maschine auf zwei Beinen?

Im Jahr 2000 haben zwei Forscher von der Universität Göttingen zum ersten Mal in einer Studie gezeigt, dass mit einer Variante der elektrischen Hirnstimulation die Erregbarkeit der Nervenzellen um 40 Prozent gesteigert werden konnte.[12] Später gelang es den Forschern auch nachzuweisen, dass sich unter dem Einfluss von geringer Stromzufuhr motorisches Lernen verbessern ließ.[13]

Leichte Stromstöße erhöhen also das Denkvermögen? Das hat man früher schon gedacht. Die Medizingeschichte ist reich an Versuchen mit der Verstromung des Menschen. Im ersten Jahrhundert nach Christus legte der römische Arzt Scribonius Largus seinen Patienten einen Atlantischen Zitterrochen auf den Kopf. Seine Stromstöße mit einer Spannung von bis zu 220 Volt sollten gegen Kopfschmerzen helfen. Seit dem 18. Jahrhundert versuchte die Medizin immer wieder, Lähmungen, Schmerzen und Formen der Epilepsie durch Elektrotherapie zu heilen. Auch in der Psychotherapie hat der Strom eine, wenngleich durchaus leidbringende Geschichte. Ende der Dreißigerjahre entdeckten Ugo Cerletti und Lucio Bini, dass durch Strom ausgelöste Krampfanfälle zu einer Linderung psychotischer Zustände führen können. Ein mittels Elektroden am Kopf verabreichter Stromimpuls von bis zu 900 Milliampere (etwa neunmal so viel, wie heute durch einen normalen USB-Anschluss fließen) löst einen Krampfanfall aus. Da man in den Dreißigerjahren noch nicht die medizinischen Mittel von heute zur Verfügung hatte, erlitten die Patienten während der Behandlung regelmäßig Verletzungen. Der Strom geriet medizinisch in Verruf. Die heutigen Formen der Elektrokrampftherapie sind um ein Vielfaches feiner. So als würde man mit feinem Pinsel Wasserfarben auf eine Leinwand auftragen, wo man zuvor noch mit grobem Fingerstrich Farben verschmiert hat.

Aber heute geht es auch nicht mehr allein um die medizinische Behandlung von psychischen Krankheiten. Heute geht es um die geistige Leistungssteigerung und das Stimmungsmanagement, damit einem kurzfristige Durchhänger, Müdigkeit oder allgemeine Lustlosigkeit nicht die Performance versauen. Mit dem Gerät von Thync soll das ganz leicht gehen. Je nach Programmwahl – Aktivität oder Beruhigung – soll es den Kaffee oder den Schlaf ersetzen und das Stressempfinden reduzieren, sodass man leichter zur Ruhe kommen und sich besser konzentrieren kann.

Der Besuch in der Zentrale von Thync bringt Klarheit im

Kopf, und zwar gleich in doppeltem Sinne. Wie die menschliche Reise in die Zeit der Selbstoptimierung aussehen kann und wie unser Gehirn dafür getuned werden soll, lässt sich im Selbstversuch am besten testen. Eine freundliche Mitarbeiterin von Thync legt mir die Elektroden an, eine vorne an der Stirn, eine hinten im Nacken. »Wir geben jetzt ganz schwach Strom auf das Gerät«, sagt sie. »Er interagiert mit den Hirnnerven im Gesicht und im Nacken. Sie sind der Superhighway in dein Gehirn. Das Ganze ist sehr komfortabel und sicher.« Dann reicht sie mir ein Smartphone. Die verschiedenen Programme lassen sich über eine App steuern. Ich wähle das Activity-Programm, denn ich möchte wissen, ob ich mit dem Gerät mein Schlafbedürfnis im Zaum halten kann, das sich wegen des Jetlags der Transatlantikreise deutlich bemerkbar macht.

On/Off: Hirnaktivität per Knopfdruck?

Die Stimulation beginnt. Ich spüre zunächst ein leichtes Kribbeln an der rechten Schläfe, da, wo die eine Elektrode sitzt. Nicht unangenehm, aber ungewohnt. Standardeinstellung für die Stromzufuhr ist 50 Prozent, mit einem Regler in der App lässt sie sich abschwächen oder verstärken. Es geht um meine Selbstverbesserung, also los! Bei 70 Prozent Stromzufuhr spüre ich einen leichten Kopfschmerz, bei 84 Prozent folgt ein Schwindelgefühl, aber vielleicht bilde ich mir das auch nur ein. Als ich bei 100 Prozent Leistung angekommen bin, spüre ich längst ein deutliches Stechen an der rechten Stirn. Der Kopf neigt sich, ganz wie von selbst, nach links, um dem Schmerz auszuweichen. Irgendwie fühlt sich das irritierend an, mir wird etwas mulmig. Also regele ich die Stromzufuhr wieder herunter, dann noch mal ein bisschen rauf. Und schon merke ich, dass ich bereits in dem digitalen Denkmodus angekommen bin: Hirnaktivität hoch- oder runterregeln, so einfach scheint das hier zu sein.

Ganz so einfach ist es nicht. Tatsächlich fühle ich mich nach der Anwendung wach, ja, geradezu aufgeweckt. Ein bisschen überdreht auch. So wie man sich fühlt, wenn der Körper längst über die Grenze des Schlafmangels hinaus ist und mit Übersprunghandlungen reagiert, mit hysterischem Kichern, Fußwippen oder Hyperaktivität.

Bevor ich aufspringe, möchte ich noch etwas wissen: Wie schätzt das Team von Thync denn die Marktchancen dieses Hirn-Boostings ein? »Das Tolle daran ist, dass wir es hier mit einer nicht invasiven Technologie zu tun haben«, sagt die Mitarbeiterin. »Dadurch gibt es viel weniger Nebenwirkungen. Jedes Schlafmittel, jedes Medikament gegen Depression geht erst einmal ins Blut, muss dann durch die Blut-Hirn-Schranke, und dann überschwemmt es gleich das ganze Gehirn. Wir setzen gezielt da an, wo die Wirkung entstehen soll. Das wird definitiv die Zukunft sein.«

Zukunft macht Appetit. Als ich die Büros verlasse, verspüre ich ein Hungergefühl. Es ist auch lange her, dass ich etwas gegessen habe. Der Asia-Imbiss gleich um die Ecke verschafft Abhilfe. Die Nudelsuppe und ich, wir gehen nur eine sehr kurze freundschaftliche Beziehung ein. Und das liegt nicht an der Suppe. Erst muss ich mich übergeben, dann kämpfe ich für die nächsten 36 Stunden permanent mit Übelkeit. An Essen ist nicht zu denken. An Schlafen auch nicht. Nicht in dieser und leider auch nicht in der folgenden Nacht. Eigentlich sollte ich wach und konzentriert in einer Konferenz an der Harvard University sitzen. Das geht leidlich gut. Vielleicht hätte ich doch das Entspannungsprogramm ausprobieren sollen? Aber ich will doch wacher werden, nicht müder.

Der Moment echter Irritation aber entsteht erst nach meiner Rückkehr nach Hause. Ich habe niemandem von dem Experiment erzählt. Aber als ich zu Hause in die Wohnung komme, blickt mir ein leicht erschrockenes Gesicht entgegen: »Wie siehst du denn aus?«

»Ja, wie sehe ich denn aus?«, frage ich irritiert zurück.

»Ganz komisch, so als hätte dein Gesicht in einem Schraubstock gesteckt«, lautet die Antwort. »Da kann man ja Angst kriegen ...«

Ich habe mir dann die Fotos angeschaut von dem Konferenztag, nachdem ich Thync ausprobiert hatte, und tatsächlich: Ich sehe es jetzt auch. Ganz seltsam sehe ich aus, irgendwie gefroren im Gesicht, die Augen scheinen näher zu stehen als zuvor. Und ein bisschen sehe ich auch aus wie ein Roboter meiner selbst, irgendwie kalt und statisch. Inzwischen hat sich das wieder gelegt. Aber es hat mich schon erschreckt.

Es gibt viele Gründe, warum so ein Experiment schiefgehen kann, und man darf einen Einzelfall nicht verallgemeinern. Aber dass es womöglich kompliziert ist mit dem Gehirn, dass wir aufpassen müssen, wo wir wie eingreifen und vor allem zu welchem Zweck, das ist schon eine Schlussfolgerung, die aus dieser Erfahrung für mich hervorgegangen ist. Es ist eine weitreichende Idee, dass wir uns in Zukunft über Stromzufuhr ins Gehirn aufputschen und runterdimmen können. Das macht man mit Lampen, mit der Lautstärke der Musikanlage, mit dem Smoothie-Mixer. Aber auch mit dem eigenen Gehirn?

Michael Fox, Professor an der Harvard Medical School, hat wichtigere Fragen zu beantworten als die nach der Hirnstimulation für gestresste Menschen mit Konzentrationsmangel. Er erforscht mit einem ganzen Team derzeit, wo das Bewusstsein im Gehirn sitzt. Oder besser: Er erforscht, wie welche Hirnregionen zusammenwirken, um das hervorzubringen, was wir Bewusstsein nennen. Eine komplizierte und durchaus umstrittene Frage, wie wir noch sehen werden. Jetzt sitzt er mit mir an einem kleinen Ecktisch in einem Minibüro an der Harvard Medical School. Man merkt, wie er versucht, seine Antworten abzuwägen. Nicht den medizinischen Fortschritt verbauen, aber auch nicht die Gefahren der Hirnstimulation herunterspielen. Ein schmaler Grat.

»Wir trinken Kaffee und Alkohol, um uns in Schwung zu bringen. Warum also nicht auch Hirnstimulation?«, fragt Fox sich selbst, um dann zuzugeben: »Ich kenne keinen einzigen

Wissenschaftler, der das bei sich selbst anwenden würde.« Das darf einem dann schon mal zu denken geben. Das Wichtigste aber ist für Fox: »Wir wissen einfach noch viel zu wenig darüber. Selbst der therapeutische Wert in der Behandlung von Epilepsie oder Depressionen ist noch weitgehend ungeklärt.«

Noch wissen wir nicht im Detail, wie die Stromstimulation des Gehirns funktioniert. Auch da trifft ein grober Klotz auf einen spitzen Keil. Und deshalb sind die sechs verschiedenen »Energy«-Anwendungen, die Thync anbietet, um aufmerksamer und aktiver zu werden, vermutlich mehr Marketing als substanzielle Maßnahme. In zehn Minuten soll ich mich »boosten« können, um von der Couch los- und in die Gänge zu kommen. Ein »Zehn plus fünf Minuten«-Programm soll mich fit für den Job machen, und ein anderes »Zehn plus fünf Minuten«-Programm soll mir die Energie geben, meine »Ferienpläne abzuarbeiten« (sic!). Wie genau derselbe Strom in meinem Gehirn so unterschiedliche Ziele erreichen will, bleibt ein Rätsel.

Thync hat übrigens mittlerweile seine Produktpalette verändert. Das Unternehmen bietet nur noch zwei Programme an: »Deep Sleep« und »Deep Relax« – tiefer Schlaf und Tiefenentspannung. Die Aktivierungsoptionen sind rausgefallen, aber die Philosophie bleibt. Auf der Website von Thync werden beide Option angeboten unter »Relaxation as a service« – Entspannung als Dienstleistung, die sich einkaufen lässt.

Das Gerät kann man in den USA für 299 Dollar im freien Handel erwerben. Es ist bislang nicht von der FDA zertifiziert. Jeder kann also zu Hause für sich entscheiden, wie oft und wie lange er sich die Stromzufuhr am Kopf gönnen will. Anna Wexler, die am MIT zur Hirnstimulation arbeitet, sieht darin ein Problem: »Es gibt nicht oft die Möglichkeit, ein Gerät aus dem wissenschaftlichen Labor einfach zu Hause nachzubauen und selbst zu nutzen.«[14] Hier geht das. Eine Neun-Volt-Batterie, ein paar Kabel und Elektroden, und fertig ist das Werkzeug, mit dem man das eigene Denken vermeintlich auf Turbo schalten kann.

Bisher wissen wir etwas darüber, wie diese Formen der Elektrostimulation und -therapie kurzfristig wirken. Die Langfristfolgen sind bislang nicht ausreichend erforscht. Ein Report über nicht invasive Methoden der Neurostimulation, hervorgegangen aus einem Workshop verschiedener US-Wissenschaftsorganisationen mahnt an, dass Neurostimulation auch unbekannte, negative Folgen haben kann, sorgt sich um die Sicherheit in der privaten Anwendung und fordert: »Wir brauchen dringend mehr Befunde zur Wirksamkeit dieser Methoden.«[15] Forschung und Anwendung müssen hier Hand in Hand vorangehen. Aber die Vermarktungsaussichten solcher Produkte zur Aktivierung und Entspannung auf Knopfdruck sind so attraktiv, dass wir mehr machen, als wir einschätzen können.

Viele der bisherigen Forschungsergebnisse stammen übrigens aus der militärischen Forschung. »Be all you can be«, so lautete der Slogan, der von 1980 bis 2001, also mehr als zwanzig Jahre lang für die Rekrutierung von Soldatinnen und Soldaten beim US-Militär im Einsatz war. Er passt nun auch recht gut auf die neue Bewegung des Brainhacking: Schöpfe dein ganzes Potenzial aus – »Boost all you can be!«.

Tatsächlich sind Soldatinnen und Soldaten regelmäßig extrem belastenden Situationen ausgesetzt, müssen sie extrem schnell beurteilen und in Sekundenbruchteilen richtig reagieren. In einer Serie von Experimenten fanden Forscher heraus, dass Hirnstimulation bei Informationsüberlastung helfen kann. In einem von der NASA entwickelten Experiment auf einer nicht benannten US-Airforce-Base mussten die Teilnehmer ein Fadenkreuz innerhalb eines sich auf dem Computerbildschirm bewegenden Kreises halten und dabei noch permanent drei weitere Aufgaben im Blick halten. Während des halbstündigen Tests bekam die Hälfte der Probanden konstant zwei Milliampere Strom auf den Kopf gebeamt. Vier Minuten nach Testbeginn erwiesen sich die elektrifizierten

Probanden als deutlich leistungsfähiger im Multitasking.[16] Ähnlich Ergebnisse brachten Tests hervor, bei denen die Probanden in einem Virtual-Reality-Spiel Heckenschützen ausfindig machen sollten.

Experten des US-Militärs, das bislang hauptsächlich damit experimentiert hat, Medikamente zur geistigen Leistungssteigerung der Truppe einzusetzen, sehen in der Hirnstimulation eine Möglichkeit, die Einsatz- und Leistungsfähigkeit der Soldatinnen und Soldaten gezielter zu fördern als mit Unmengen an Kaffee oder Medikamenten, die eigentlich zur Behandlung von Hyperaktivitätsstörungen eingesetzt werden. In der Wissenschaft wird allerdings darüber diskutiert, ob man das Gehirn nicht doch ganzheitlich betrachten muss. Kann es sein, dass die Leistungsfähigkeit des Gehirns ein Nullsummenspiel ist? Dass wir sie an einer Stelle steigern können, dafür aber an anderer Stelle Beeinträchtigungen in Kauf nehmen müssen?

Mal ehrlich: Wer muss im normalen Berufsleben eigentlich solche Extremsituationen bewältigen. Achtung, gleich kommt die Chefin, ich muss mich schon mal in den Alarmzustand versetzen, gleichzeitig meine Excel-Tabellen im Blick halten und noch schnell die E-Mail an den Kollegen beantworten? Mit ein paar Milliampere bin ich sicher, ich schaffe das. Was für eine seltsame Vorstellung liegt eigentlich einem Leben zugrunde, das nur noch mithilfe von Stromstößen kognitiv bewältigt werden kann? Und was stimmt nicht, wenn ich so gestresst bin, dass ich mein Gehirn manipulieren muss, um damit umgehen zu können?

Die App von Thync bietet in meiner Version zur Entspannung ein Programm namens »Zen« an. Da nimmt die Technologie also Anleihen an der uralten Meditationstechnik, mit der es gelingen kann, sich vollständig zu versenken, die Konzentration neu aufzuladen und die eigene Balance wiederzufinden. Und zwar ganz ohne Strom. Es ist ja auch ein Widerspruch in sich, dass wir uns unter Strom setzen sollen, um damit auszugleichen, dass wir allemal schon viel zu sehr unter

114

Strom stehen. Die Analogie zu Zen ist eine gute Gedankenanregung. Kraft, Stabilität, Konzentration, Balance, das alles ist nichts, was sich auf einem bestimmten Weg herstellen lässt. Man muss sich darin üben. Tausende Jahre der religiösen und meditativen Erfahrung zeugen davon.

Nur ein ganzheitlicher Ansatz im Umgang mit den eigenen Kräften, der Kreativität und inneren Haltung zu sich selbst und seiner Umwelt, kann das bewirken, was wenige Milliampere nun leisten sollen: zu entdecken, was in einem steckt, sein ganzes Potenzial auszuschöpfen und damit harmonisch zu leben. Gedankenflut und geistige Hyperaktivität stören im Zen Versenkung und Besinnung als Zustände eines freien und offenen Geistes. Mithilfe der Hirnstimulation soll dagegen noch mehr Wind den Sturm der Gedanken bekämpfen. Einer der alten Meister des Zen, Meister Sengcan, sagt im Xinxinming, der Inschrift vom Vertrauen in den Geist: »Wenn unser Geist die Ruhe findet, verschwindet er von selbst.«

Weniger poetisch ausgedrückt, heißt das: Wenn wir besser im Geiste werden wollen, ist weniger manchmal mehr.

Station 6

Die 24/7-Welt – schlafen heißt verlieren

Über sich hinauszuwachsen, ganz neue Perspektiven zu gewinnen, das steckt auch im ewigen Traum vom Fliegen. Menschen träumen, sie könnten fliegen. Wenn sie wach werden, merken sie, sie können es nicht. Der Mensch fliegt also nur im Schlaf, wenn Träume ihm dies möglich machen. In der Traumdeutung hat das meist etwas mit Sex zu tun, der Suche nach Ekstase, dem freien Fall oder damit, sich von allen Fesseln und Zwängen befreien und über sich selbst hinauswachsen zu können. Womit wir dann wieder am Anfang der Überlegung zu einem anderen, besseren Ich wären.

Die Dachsammer fliegt wie im Schlaf. Im Unterschied zum Menschen aber kann sie das wirklich. Der kleine Vogel macht den Traum vom ewigen Wachsein beinahe möglich. Er kommt nämlich bis zu eine Woche ohne Schlaf aus und kann auch seinen mehrtägigen Wanderflug über Tausende von Kilometern von Alaska nach Nordmexiko ohne Schlaf bewältigen. Tagsüber sucht das Tier Futter, nachts macht es Strecke. Ein Vorbild an Effizienz in der Nutzung von Lebenszeit.

Kannte bis vor einigen Jahren kaum jemand die Dachsammer, wurde der kleine Vogel vor etwa fünf Jahren plötzlich berühmt – als Forschungsobjekt des amerikanischen Militärs. Von der DARPA, also der Forschungsorganisation des Pentagon, finanziert, studierten Forscher an mehreren US-Universitäten die Gehirnfunktionen des kleinen Singvogels, um herauszufinden, warum er kann, was er kann. Über Tage wach zu bleiben und den Verlockungen des Schlafs zu widerstehen, das wäre ja auch für Menschen eine interessante Perspektive, zum Beispiel für Soldaten im Kampfeinsatz. Ziel dieser Forschungsmission war es zuvorderst, einen »Extended Performance War Fighter« zu schaffen, den perfekten Soldaten, den Kämpfer, der niemals schläft. Vogelkunde auf Regierungskosten zur Erweiterung menschlicher Wachsamkeit im Interesse der nationalen Sicherheit.

Was vor mehr als zehn Jahren in der militärischen Forschung begann, setzt nun an zum Übersprung auf die zivile Nutzung. Denn der Kämpfer, der niemals schläft, ist auch an der Alltagsfront der Rund-um-die-Uhr-Welt im Einsatz. Schlaf ist der Zustand der Leistungsverweigerer, so scheint das in manchen Bereichen unseres Lebens inzwischen gesehen zu werden. Konrad Adenauer erfuhr bei der ersten Bundestagswahl 1949 erst um fünf Uhr des nächsten Morgens vom Ergebnis der Wahl. Er war am Vorabend einfach vor Mitternacht zu Bett gegangen, ohne das Wahlergebnis abzuwarten. Weil er müde war. Erführe man das heute von einem Politiker, er würde unverzüglich für verrückt erklärt. Die Programmierer im Silicon Valley tüfteln die Nächte durch, um eine Lösung für ihre vertrackten Softwareprobleme zu finden. Wer zum Ende einer vermeintlichen Regelarbeitszeit nach Hause geht, wird sicher nicht das nächste Start-up gründen und zum Megaerfolg führen. Der berühmte Satz von Benjamin Franklin – »Zeit ist Geld« – ist längst das unumstößliche Mantra der Geschäftswelt. Er gilt rund um die Uhr und ist eine Kampfansage an den Schlaf.

Wir verschlafen trotzdem etwa ein Drittel unseres Lebens, ein Verlust an Produktivität, der für manch einen Verfechter der Effizienzsteigerung durch Leistungsverbesserung nicht mehr hinnehmbar scheint. Die Rechnung ist simpel: Der Mensch kann mehr leisten, wenn er weniger schläft. Er ist produktiver, wenn er nicht ständig in gewohnter Regelmäßigkeit müde wird. Schlafbedürfnis? Ein Anachronismus in einer Weltgesellschaft, die sich sieben Tage die Woche und 24 Stunden am Tag um sich selbst dreht.

Der Feind in meinem Bett: schlechter Schlaf, böser Schlaf

Zu Beginn des 20. Jahrhunderts schliefen die Deutschen durchschnittlich acht bis neun Stunden. Heute kommen sie mit sieben aus. Dass wir bald noch kürzer schlafen können, dafür soll nun die Technik sorgen. Schlaf soll produktiver werden. Wenn es möglich ist, dieselbe Erholungsleistung in vier Stunden zu erzielen, die bislang sieben bis acht Stunden benötigt, dann liegt darin ein Effizienzversprechen der besonderen Art. Da sich die Produktivität geleisteter Arbeitsstunden kaum mehr steigern lässt, kann zumindest durch Mehrleistung draufgelegt werden. Drei Stunden weniger Schlafzeit macht drei Stunden mehr mögliche Arbeitszeit. Bei derzeit 43 Millionen Erwerbstätigen in Deutschland sind das 129 Millionen Stunden täglich. Und bei einer Arbeitsproduktivität von knapp 43 Euro pro Stunde schwebt eine »im Schlaf« zu erwirtschaftende Summe von 5,5 Milliarden Euro als ungehobene Produktivitätsreserve wie ein Damoklesschwert über den Ruhebedürftigen.

Bei diesen Wachstumsversprechen durch Schlafverzicht wird der Moment, in dem man einmal müde mit den Augen klimpert, bereits zum Wettbewerbsnachteil. Manager und Politiker brüsten sich gerne mit einem Schlafbedürfnis, das weniger als fünf Stunden pro Nacht beträgt. Ich erinnere mich an meine Zeit im Kabinett des früheren NRW-Ministerpräsidenten Wolfgang Clement, der zu den Kurzschläfern gehörte. Morgens um fünf war die Nacht zu Ende. Dann ging es zum zehn-Kilometer-Lauf, ob am Bonner Rheinufer, an der Berliner Spree oder mit einer zehn Kilogramm schweren schusssicheren Weste bei 30 Grad rund um das Lager der deutschen Blauhelme in Prizren im Kosovo. Clement lief immer, die Mitarbeiterinnen und Mitarbeiter schleppten sich müde mit.

Der Wenigschläfer als Vorbild der Leistungsgesellschaft?

Um diesen Mythos aufrechtzuerhalten, braucht es eine ungesunde Autosuggestion. Nach einer Studie des Instituts für Demoskopie Allensbach unter 519 Führungskräften schlafen mehr als 30 Prozent der Spitzenpolitiker weniger als fünf Stunden, mehr als 60 Prozent fühlen sich allerdings auch permanent unausgeschlafen. Bei den Wirtschaftsmanagern sieht es kaum besser aus.[1] Wenig Schlaf geht einher mit viel Erfolg. Rüdiger Grube, Exchef der Bahn, verkündete in einem Interview, vier Stunden Schlaf würden ihm ausreichen. Serienunternehmer Elon Musk dagegen schläft immerhin 6,5 Stunden pro Nacht. »Wenn ich nicht genug Schlaf bekomme, ist meine geistige Präsenz eingeschränkt«, sagte er 2013 in einem Interview.[2]

In Deutschland bekommen 30 Prozent der Menschen regelmäßig zu wenig Schlaf. In Großbritannien sind es 35 Prozent, in den USA 45 und in Japan sogar 56 Prozent der Bevölkerung. Das hat nicht nur Folgen für die individuelle Gesundheit. Es schadet auch der Wirtschaft. Eine Studie der kalifornischen Denkfabrik RAND berechnet, dass in Deutschland durch Schlafmangel und Krankheitsfolgen jährlich eine Wirtschaftsleistung von bis zu 60 Milliarden Euro oder 1,56 Prozent des Bruttoinlandsprodukts verloren geht. In den USA sehen die Daten noch müder aus. Mangelnde Erholung im Schlaf sorgt für Einbußen von jährlich 2,28 Prozent des Bruttoinlandsprodukts, die sich auf sagenhafte 411 Milliarden Dollar summieren.[3] Schlafmangel steht nicht für die blühende, sondern für die verblühende Volkswirtschaft. Die logische Folge: mehr schlafen, um besser arbeiten zu können. Das war in der Non-Stop-Welt des 21. Jahrhunderts trotz aller Fakten und Belege bislang nur mehr eine müde Erkenntnis.

Die Internetunternehmerin Arianna Huffington diagnostizierte eine weltweite »Krise des Schlafs«[4]. Sie sieht nicht nur das Problem einer permanent übermüdeten Gesellschaft mit wachsenden Gesundheitsproblemen. Für Huffington ist der Schlafmangel Indikator für tiefer liegende soziale Probleme, die unsere moderne Gesellschaft kennzeichnen. Bei all den

Bemühungen um effizientere Nachtruhe gehe es darum, den Break-even-Point zu finden, so beschreibt es Moran Cerf, Professor für Neurowissenschaften und Ökonomie an der Kellogg School of Management in Chicago. Also den Punkt, bis zu dem der Schlaf eines Menschen optimiert werden kann, ohne dass die negativen Folgen des Schlafmangels den Gewinn an Produktivität übersteigen.

Hinter dem sorglosen Umgang mit dem Schlaf verbirgt sich die gleiche Haltung, die wir schon bei der elektrischen Hirnstimulation kennengelernt haben. Es ist die Annahme, man könne den menschlichen Biorhythmus, die physische und psychische Leistungsfähigkeit wie eine Maschine kalibrieren, sie nach Bedarf hoch- oder runterregeln. Das ist ein sehr technisches oder auch funktionalistisches Verständnis des Menschen. Input hier erzeugt Output dort. Problem gefolgt von Problemlösung. Bei Maschinen mag das tatsächlich funktionieren. Beim Menschen klappt es nicht.

Darf der Mensch sich also selbst als Mittel zum Zweck der Leistungsverbesserung betrachten, zum Beispiel indem er sich zunehmend seiner vermeintlich zweckfreien Ruhezeiten beraubt? Der Philosoph Arthur Schopenhauer hätte diese Frage verneint. Er war der Ansicht, dass der Mensch im Schlaf zum »eigentlichen Kern des Lebens« vordringt. Die Manipulation des Schlafs wird dann zur Manipulation des Menschlichen. Eine unschöne Vorstellung, die ob der Stimulationsgeräte, Elektroden und Apps, die längst alle in Forschung und Praxis im Einsatz sind, nicht mehr allzu fern erscheint. »Schlaf, Kindlein, schlaf« kontrolliert und optimiert, alles nur eine Frage der richtigen Gadgets.

Karl Marx hätte den Schlaf sicher als eines der »Naturhindernisse« interpretiert, die es erschweren, den Menschen ganz dem »Fabrikgesetz« der industriellen Produktion zu unterwerfen. Die Schlafoptimierung: nur eine verbrämte Form dieser Gesetzmäßigkeit. »Schlaf bedeutet die Idee eines menschlichen Bedürfnisses und Zeitintervalls, das sich nicht von einer gewaltigen Profitmaschinerie vereinnahmen oder ein-

120

spannen lässt«, schreibt Jonathan Crary, in seinem bereits zitierten Essay 24/7. *Schlaflos im Spätkapitalismus.* Mit dieser Idee ist es nach Ansicht Crarys in unserer Zeit nicht mehr weit her: »Im neoliberal-globalistischen Denken ist Schlafen nur etwas für Verlierer.«[5]

Wie oft werden wir gefragt, ob wir gut geschlafen haben, und wie oft antworten wir darauf »Danke, prima«, ohne überhaupt eine Sekunde über die Antwort nachzudenken. Täte man das, käme man darauf, dass einem da eine sehr wesentliche Frage gestellt wird. Gefragt wird nicht eigentlich nach dem Schlaf, sondern danach, ob man in der Lage ist, sich die Ruhe und Erholung zu gönnen, die ein Leben möglich und lebenswert machen. Es gibt keine Lebewesen, die nicht schlafen. Die Giraffe schläft nur dreißig Minuten am Tag, die Fledermaus dagegen zwanzig Stunden. Müde werden sie alle, auch die Dachsammer. Die Schlafmuster der Fruchtfliege Drosophila melanogaster ähneln in weiten Teilen denen der Menschen.[6] Schlaf ist eine existenzielle Daseinsform des Menschen und der Tiere.

Dabei begeben wir uns im Schlaf in eine gefährliche Situation. In der Zeit der von der Natur gewollten geistigen Umnachtung sind wir verletzbar. Mörder und Einbrecher kommen nachts. Sie wissen, warum. Und doch hat die Natur es bei allen Lebewesen so vorgesehen, dass sie irgendwann schlafen müssen. Das könnte ein Hinweis darauf sein, wie wertvoll und wichtig diese Erholungsphase für Körper und Geist ist. Es ist auch eine Zeit der besonderen Nähe. Man möchte nicht neben einem Menschen im Bett liegen, den man nicht kennt oder nicht mag. Miteinander schlafen – erst einmal im rein geografischen Sinne – ist ein Zeichen großer Intimität.

Die Logik der vermeintlichen technischen Hilfsmittel ignoriert diese menschlichen Bedürfnisse. Mit den Fitnessarmbändern lassen sich nicht nur Schritte und Treppenstufen zählen, sondern auch Schlafzeiten, Schlafrhythmus und potenzieller Erholungswert. Das versprechen uns zumindest die Hersteller. Der Kampf gegen den Schlaf und die Suche nach der Leistungssteigerung des Gehirns sind zwei Seiten derselben Medaille.

Ob man irgendwann besser schläft, wenn man genau gemessen hat, wie schlecht man schläft? Ich fürchte: Nein. Wer schon einmal längerfristig unter Schlafstörungen gelitten hat, weiß, was das bedeutet. Das Denken wird lahm, die Konzentrationsfähigkeit verschwindet ebenso wie die Kreativität, man wird unleidlich, sieht aus wie ein Zombie und verliert die Freude am Leben. »Schlafstörungen sind das Achsensymptom der Depression«, schreibt der Psychiater Peter Dogs. »Es gibt keine Depression, die nicht von einer Schlafstörung begleitet wird. Und keine Schlafstörung, die nicht irgendwann in einer Depression endet.«[7]

Lebensrhythmus: Im Hirn tickt eine Uhr

Das hängt zusammen mit den Aufgaben, die der Schlaf für unseren Körper und für das Gehirn übernimmt. Auch hier wissen wir längst nicht alles, was wir wissen müssten, aber es wird kräftig geforscht. 2017 haben Jeffrey C. Hall, Michael Rosbash und Michael W. Young für ihre Forschung zur circadianen Rhythmik den Nobelpreis für Medizin verliehen bekommen.[8] Die drei Forscher haben einen Blick hinter die molekularen Mechanismen geworfen, die dafür verantwortlich sind, dass innerhalb des menschlichen Körpers eine virtuelle Uhr tickt, die unseren Lebensrhythmus bestimmt. Sie sorgt für regelmäßige Abläufe bei der Verdauung, der Hormonproduktion und der Blutdruckregulation. Mit diesen circadianen Rhythmen hat die Evolution dafür gesorgt, dass der Mensch in seinen biologischen Funktionen mit dem 24-Stunden-Rhythmus der Weltläufe, dem Wechsel zwischen Tag und Nacht, synchron existieren kann. Eines der Wunderwerke der menschlichen Existenz.

Der wichtigste dieser Rhythmen ist der Schlafzyklus. Wir tun mit Frühdiensten, einem Hamburger um zwei Uhr morgens, jeder Menge Alkohol vorm Schlafengehen, dem Jetlag und dem im blauen Licht erstrahlenden Telefon im Bett alles dafür, ihn kaputt zu kriegen. Die Verhaltensweisen eines modernen Nomaden, immer unterwegs und immer einsatzbereit, zerstören die feine Architektur des Schlafes, die Voraussetzung dafür ist, dass wir im Wachzustand gut leben können.

Der Schlaf gliedert sich in eine Abfolge von Schlafzyklen, die jeweils etwa 80 bis 110 Minuten dauern, normalerweise durchlaufen wir vier bis sieben solcher Zyklen pro Nacht. Jeder Zyklus wiederum besteht aus verschiedenen Schlafstadien, unterteilbar in unterschiedlich tiefe NonREM-Phasen und einer REM-Phase (Rapid Eye Movement). Der Tiefschlaf, der vor allem der körperlichen Erholung dient, nimmt im Laufe der Nacht ab, der REM-Schlaf, der für die Erinnerung und Konsolidierung von Erfahrungen zuständig ist, nimmt zu. Auch die Träume helfen, das auszusieben, was wichtig ist und bleiben soll. »Wenn wir träumen, arbeiten wir mit den Bruchstücken«, sagt der Harvard-Schlafforscher Robert Stickgold. »Wenn wir aufwachen, können wir plötzlich das Ganze sehen.«[9] Der Schlaf ist das Wartungsprogramm unseres Gehirns. Es sorgt für Ordnung und reichert die täglichen Erlebnisse und Erfahrungen zu Erinnerungen an.

Christian Baumann, Neurologe am Universitätsspital Zürich, führt zusammen mit dem Pharmakologen Hans-Peter Landolt den klinischen Forschungsschwerpunkt »Sleep and Health« an der Universität Zürich. Fünfzehn Forschergruppen mit unterschiedlichen wissenschaftlichen Hintergründen arbeiten gemeinsam daran, den menschlichen Schlaf besser zu verstehen. »Die personalisierte Medizin hat sicher das Potenzial, durch Interventionen, wie beispielsweise akustische oder auch elektrische Stimulation den Tiefschlaf zu verbessern«, sagt Baumann. Das Aber folgt im zweiten Satz: »Wir schlafen heute schlechter als früher. Das liegt an den vielen Geräten, die uns Zeit und Ruhe rauben, aber auch an der Tendenz, immer mehr aus dem eigenen Leben herausquetschen, immer mehr Anforderungen genügen zu wollen.« Jetzt also sollen es noch mehr Geräte werden, die uns helfen, den Schlaf wiederzufinden, den wir durch andere Geräte verloren haben.

Ein solches Gerät ist das Smartphone, für viele Menschen inzwischen Begleiter ins Bett. Kurz vor dem Schlafen noch auf einen Bildschirm zu starren ist ungefähr so schlaffördernd wie Kaffee zu trinken oder sich mal richtig kräftig zu streiten. Das liegt an den Wellenlängen des Lichts der Bildschirme. Die Fotorezeptoren in der Netzhaut im Auge reagieren auf das blaue LED-Licht sehr empfindlich. Sie produzieren durch die Lichteinstrahlung das Protein Melanopsin, das wiederum für die Synchronisation des circadianen Rhythmus zuständig ist, unsere innere Uhr, über die der Tag-Nacht-Zyklus gesteuert wird.[10] Das Gehirn bekommt durch Licht das Signal: »Achtung, es wird hell, also bitte wach sein!« Sogar blinde Menschen können das blaue Licht von anderen Farbspektren unterscheiden. Sie sehen es zwar nicht, spüren es aber trotzdem in ihrem Körper.

Weil wir mit all diesen strahlenden Geräten Dämmerung und Dunkelheit mehr und mehr aus unserer Welt verbannen, greifen sie nun nach unserem Gehirn. Wer nachts nicht richtig schläft, trägt die Umnachtung im Geiste durch den Tag. Man könnte sich nun entscheiden, das Smartphone einfach nicht mit ins Bett zu nehmen, um diese Ursache einer Schlafstörung schon mal auszuschließen. Aber das wäre ja wirklich zu einfach. Stattdessen liefert auch hier die Technik eine Lösung für das durch Technik bedingte Problem. Die meisten Geräte verfügen inzwischen über eine »Nachteinstellung«, die das Farbspektrum des Bildschirms in die wärmeren Töne hinein verschiebt und den Blauanteil reduziert. Per »Nightshift« kann man also getrost auch mit dem Telefon in den Schlaf gleiten.

Das Gehirn reagiert sehr empfindlich auf Störungen des circadianen Rhythmus. Konzentrationsmangel, Erinnerungsstörungen und abfallende Leistungsfähigkeit sind die Folge.

124

»Wir müssen dem Schlaf den Platz einräumen, den wir brauchen, um wieder leistungsfähig zu sein am nächsten Tag«, sagt Björn Rasch, Schlafforscher an der Universität Freiburg in der Schweiz. Wer über einen längeren Zeitraum nur sechs Stunden pro Nacht schläft, dessen kognitive und physische Leistungsbereitschaft ähnelt der eines Menschen, der 24 Stunden ununterbrochen wach war. Und die wiederum ähnelt dem Zustand, in dem man ist, wenn man 0,1 Promille Alkohol im Blut hat.[11]

Schlafgestörte taumeln wie Angetrunkene durch den Tag. Die motorischen Fähigkeiten verschlechtern sich, die Wahrnehmung wird verlangsamt, und man wird emotional reizbar und instabil. Alles, weil die Koordination zwischen dem präfrontalen Cortex, dem Steuerungszentrum des Gehirns, und der Amygdala, dem Gefühls- und Angstzentrum, gestört ist.[12] Die herabgesetzte kognitive Leistungsfähigkeit nach einer zu kurzen Nacht ist nur die kurzfristige Beeinträchtigung durch Schlafmangel. Viel bedrohlicher sind die längerfristigen Folgen. Zahlreiche Studien verweisen auf Zusammenhänge zwischen Schlafmangel und Depression[13], Gewichtszunahme[14], einer Verschlechterung des Immunsystems[15], Krebserkrankungen[16] und Demenz[17].

Das Gehirn organisiert im Schlaf die eigene Müllabfuhr. Neue Studien zeigen, dass sich der Hirnstoffwechsel während der Schlafphasen verändert und die Nervenzellen eigene »Abwasserkanäle« anlegen, um den biochemischen Schrott auszuspülen und abzutransportieren, der sich im Laufe der Wachphase angesammelt hat.[18] Darunter zum Beispiel auch Beta-Amyloid,[19] ein Stoff, der bei der Entstehung der Alzheimer-Demenz eine Rolle zu spielen scheint.

Neben die biochemische Müllabfuhr tritt das psychische »Housekeeping«. Im Schlaf spielt das Gehirn Erlebtes neu durch, entscheidet, was ins Langzeitgedächtnis übernommen wird, sortiert und verarbeitet die Erfahrungen. Die »Tetris-Studie« der Harvard Medical School ist nur eine von mehreren beeindruckenden Forschungsergebnissen in diesem

Feld.[20] Die Forscher ließen eine Gruppe von Probanden drei Tage lang über Stunden Tetris spielen. Einige waren mit dem Spiel vertraut, bei dem man herabfallende geometrische Formen zu passenden Reihen zusammenfügt. Einige kannte das Spiel noch nicht. Und einige Probanden litten unter Amnesie, einer allgemeinen Gedächtnisstörung. In jeder auf einen Spieltag folgenden Nacht wurden die Teilnehmerinnen und Teilnehmer geweckt und sollten beschreiben, was sie geträumt hatten. Und siehe da: Sie alle träumten von Tetris. Sogar die Amnesie-Patienten. Sie konnten sich beim Erwachen zwar weder an das Spiel noch an das Experiment erinnern, an dem sie teilnahmen, und sie hatten auch keinen Begriff für das, was sie geträumt hatten. Aber sie konnten es beschreiben: herabfallende Formen.

Die Verbindung von Schlaf und Erinnerung interessiert auch den Tübinger Schlafforscher Jan Born. Er bezeichnet den Schlaf als »Offline-Phase«, die das Gehirn braucht, um sich zu reorganisieren. Das spielt bei der Verarbeitung von Erlebnissen und Erfahrungen oder beim Lernen eine wesentliche Rolle. Aber auch das Zusammenspiel zwischen Gehirn und Körper würde ohne den Schlaf nicht funktionieren. »Das Gehirn steuert zum Beispiel unsere Essvorgänge«, erklärt er mir in einem Gespräch in seinem Büro in Tübingen. »Wenn wir Zucker essen, erfahren wir über die angesprochenen Süßrezeptoren einen Belohnungseffekt. Im Schlaf wird dieses Muster gegenreguliert. Wäre das nicht so, wir würden einfach immer weiteressen. Und das ist ja bei vielen Schlaflosen auch so. Sie werden immer dicker, weil sie ihre innere Balance verlieren.« Würden wir irgendwann verrückt werden, wenn wir nicht schlafen könnten? Jan Born überlegt einen Moment. Dann sagt er: »Ja, wahrscheinlich.«

Wie viele andere Forscherinnen und Forscher schaut Born sehr skeptisch auf Schlafmittel. Schlafmittel gaukeln Erholung vor, indem sie die Erregbarkeit der Nervenzellen hemmen. Aber sie verändern auch die Schlafarchitektur und beeinträchtigen so den Erholungswert des Schlafs. Das hält viele

Menschen nicht davon ab, Schlafstörungen und Schlafmangel mit Pillen zu bekämpfen. So soll der globale Markt für Schlafmittel von knapp 60 Milliarden Dollar in 2014 auf mehr als 80 Milliarden Dollar in 2020 wachsen.[21] Da ist sie wieder, die verrückte Verwirrung von Mittel und Zweck. Statt sich mehr Gedanken über Sinn und Zweck des Schlafs zu machen und den Lebensrhythmus besser auf die Schlaf- und Erholungsbedürfnisse von Körper und Geist einzustellen, greifen viele lieber zur Pille. Damit ignorieren sie weiter den Sinn und Zweck des Schlafs und verstärken lieber die Mittel, die dabei helfen, auch in einem falschen Rhythmus irgendwie zu überleben. Ein bisschen ist das so, als würde man Nacht für Nacht durch die Bordelle der Stadt ziehen, um die große Liebe zu finden. Irgendwann könnte es ja klappen, aber wahrscheinlich ist es nicht. Bill Hayes schreibt in seinem Buch über die Dämonen des Schlafs: »Der Unterschied zwischen einem betäubten und einem natürlichen Schlaf ist wie der zwischen Sex und romantischer Liebe. Du siehst ihn in den Augen.«[22]

Wer all dies in Betracht zieht, kann nur den Kopf schütteln über die neuen Ideen, mithilfe von Technik das Schlafbedürfnis zu steuern oder gar zu reduzieren. Der Schlafforscher Till Roenneberg von der Ludwig-Maximilians-Universität München erforscht in einem Langzeitprojekt Schlafbedürfnis und Schlafverhalten rund um die Welt.[23] »Jeder Mensch hat seinen eigenen Schlafrhythmus«, davon ist Roenneberg überzeugt. Wer den ständig stört oder gar ignoriert, leidet an einem »sozialen Jetlag«, einer chronischen Erschöpfung, die den Folgen eines Langstreckenflugs über Zeitzonen gleicht, nur dass der Reisende sich dabei nach ein paar Tagen auf die neue Zeit eingestellt hat. Beim Schlafdefizit klappt das nicht vergleichbar. »Die Funktion des Schlafs liegt darin, Fehlfunktionen im Wachstadium zu vermeiden«, sagt Roenneberg. Für ihn sind Überlegungen, die helfen sollen, an Schlaf zu sparen, schlicht »eine horrende Dummheit«.

»Schlafen kannst du noch, wenn du tot bist.« Auch dieser

Satz wird Benjamin Franklin zugeschrieben, der uns zuvor schon mit seinem sehr verbissenen Ansatz zur Vermessung der eigenen Tugendhaftigkeit und der Gleichsetzung von Zeit und Geld aufgefallen war. Gemessen an den medizinischen Erkenntnissen über die vielfältigen Funktionen des Schlafs gehört Franklins Satz umgedreht: »Wenn du nicht schlafen kannst, bist du bald tot.«

Mit Helm und App: Auf in den Kampf um den Schlaf

Eine alte Fabrik in Brooklyn, New York. In einer großen Halle mit dem Charme alter Industriewelten, sitzt Lee M. von Kraus an einem Schreibtisch inmitten von technischen Geräten und kleinen Häufchen von Baumaterial und arbeitet an der neuen Welt des besseren Schlafs.

Wenn man die ehemalige Werkshalle betritt, ist das ein Schritt in eine neue Welt. Durch die riesigen verstaubten Fenster des alten Industriegebäudes fällt die Nachmittagssonne und bescheint mitten im Raum eine nackte Schaufensterpuppe, ausgestattet mit einem Helm, der aussieht wie eine Mischung aus Trockenhaube und Terminator. Die Puppe steht etwas verloren herum, wie ein Ausstellungsstück aus der Zukunft.

Von Kraus ist Neurowissenschaftler und Ingenieur, hat das Unternehmen Halo Neuroscience mitgegründet und hält einige Patente. Eines nutzt, ähnlich wie das Thync-Produkt, die Elektrostimulation zur Aktivierung des Gehirns, um Schlafstörungen und anderen Beeinträchtigungen abzuhelfen. Das Start-up wird von US-Starinvestor Marc Andreessen unterstützt, derzeit durchläuft von Kraus' Neurosimulation verschiedene klinische Tests. An der elektrischen und akustischen Stimulation des Hirns zugunsten eines erholsamen Schlafs wird überall auf der Welt intensiv geforscht. Wenn es gelingt, mit Magnetfeldern oder Tönen die Gehirnwellen zu beeinflussen, könnte das die Verarbeitung von Erinnerungen im Schlaf stimulieren.[24]

Ähnliches schwebt auch von Kraus vor. Er arbeitet an der Schnittstelle von Neurowissenschaften und digitaler Technologie und hält Schlafeffizienz für eine »exzellente Idee«. Aber er ist immerhin skeptisch, wie weit der Wunsch nach technischer Manipulation in Wirklichkeit tragen wird. »Wir müssen den Schlaf erst verstehen, dann können wir vielleicht versuchen, ihn zu manipulieren.«

Das scheint dann doch komplizierter zu sein. Sein zweites Produkt, eine App namens »Myndset«, die sich im Beta-Testing befindet, setzt auf weniger invasive Mittel und darauf, Daten zu generieren, mit denen sich das Hirn im Schlaf besser verstehen lässt. Dafür muss man erst einmal in den Schlaf finden. Mit einem einminütigen Reiz-Reaktions-Programm soll die App helfen, im Unterbewusstsein das Schlafbedürfnis des Nutzers anzustupsen und seine Stimmungslage nach eigenen Wünschen modulieren. Ich werde Beta-Testerin.

Am Abend sitze ich im Hotelbett und probiere das aus. Die App bittet mich darum, herzhaft zu gähnen. Mache ich. Das geschieht mehrfach, gefolgt von ein paar anderen lustigen Übungen. Durch Gähnen wird man schläfrig. Nicht allerdings, wenn man sich gleichzeitig vorstellt, wie absurd es aussehen muss, im Bett zu sitzen und auf Kommando sein Telefon anzugähnen. Lachen macht wach. Der kleine Selbstversuch ist eine Weile her, die App ist noch nicht auf dem Markt. Schlafen per App gehört wahrscheinlich zu den ewigen Beta-Versionen menschlicher Existenz.

Vielleicht liegt das größte Problem der ganzen Diskussion um die Manipulation von Schlaf gar nicht darin, ob wir irgendwelche vermeintlichen Schlafstandards erreichen. Müssen es wirklich acht Stunden sein? Eine neuere Studie zeigt, dass auch indigene Völkern nur sechs bis sieben Stunden pro Nacht schlafen, in etwa so viel wie die Menschen in den Industrieländern.[25] Muss man die Stunden am Stück schlafen? Nicht unbedingt. Unsere Vorfahren haben bi- oder polyphasisch geschlafen: in der ersten Runde drei bis vier Stunden, dann folgte eine Wachphase von mehreren Stunden und schließlich die zweite Schlafphase. In mediterranen Ländern ergänzen die Bewohner einige Stunden nächtlichen Schlafs mit einem ausgedehnten Mittagsschlaf. Ein generelles Maß für den »natürlichen Schlaf« scheint es also nicht zu geben.

Das ist das Problem am Vermessen und Verbessern: Wir legen einen Maßstab an, der individuell gar nicht passend sein muss, und richten uns danach. Besser wäre es, auf den eigenen Körper und Kopf zu hören. Die Signale der Müdigkeit muss man vernehmen und entschlüsseln können. Das würde bedeuten, sich in der Lebensgestaltung nach den eigenen Schlafbedürfnissen zu richten statt den Schlaf an die Bedingungen einer aus der Balance geratenen Umwelt anzupassen.

Der Schlafforscher Björn Rasch plädiert vor diesem Hintergrund für eine andere Möglichkeit der Schlafoptimierung. Nicht weniger oder »schneller« schlafen ist das Ziel, sondern den Schlaf so zu verstehen, dass wir ihn nutzen können, ohne seine für den Menschen so wichtige Erholungsfunktion zu beeinträchtigen. Rasch experimentiert mit dem Lernen im Schlaf. Eine seiner Studien zeigt, dass sich vor dem Zubettgehen gelernte Vokabeln über ein »Cueing«, also einen erneut gesetzten Reiz während des Schlafs, besser lernen und behalten lassen.[26] Das wäre doch eine Aussicht: weiterschlafen zu dürfen, und wenn man am nächsten Morgen aufwacht, lässt sich der Kaffee in einer wie im Schlaf gelernten Sprache bestellen.

An der Schnittstelle von Forschung und Vermarktung der Schlafeffizienz wird sich noch einiges tun. Auch in der Zürcher Forschungsgruppe arbeiten einige bereits daran. »Unser Ziel ist es schon, Lebensqualität und Produktivität zu verbessern, und irgendwann dazu auch Lösungen in den Markt zu bringen, zum Beispiel durch eine Kooperation mit Start-ups oder mit der Uhrenindustrie«, sagt Christian Baumann. Aber für die Forscher stößt das Vermarktungspotenzial dort an eine Grenze, wo es die Frage nach Lebensqualität berührt: »Müssen wir jeden Tag zwanzig Stunden arbeiten und produktiv sein?«, fragt Hans-Peter Landolt. »Oder sollten wir den Schlaf nicht als letzte Form des menschlichen Rückzugs schützen?«

Selbst der Neurounternehmer Lee M. von Kraus zeigt sich an diesem Punkt nachdenklich. Auch er wehrt sich gegen »Sleephacking«, den Eingriff in den Schlaf, um ihn zu manipulieren. Vielmehr möchte er, dass diejenigen, die seine Produkte zur Verbesserung ihres Schlafs nutzen, sich so verändern, wie es ihnen selbst entspricht. Dabei schwebt ihm eben nicht der immerfort leistungsbereite, machiavellistische Neuro-Enhancer vor, sondern eher ein Mensch, der glücklich sein will. »Meine Vision ist, dass jeder einfach freundlich zu sich selbst und den anderen ist«, sagt von Kraus am Ende unseres Gesprächs. Das gelingt bekanntlich besonders gut, wenn man gut geschlafen hat und ausgeruht ist.

Eine letzte kleine Wendung: Nach Jahrzehnten, in denen Schlafmangel als Statussymbol der Aktiven und Erfolgreichen zelebriert wurde, gibt es erste Anzeichen für mehr Einsicht in den Wert der umnachteten Stunden. Man kann sich durchaus die Karriereleiter hochschlafen, allerdings anders als vermutet. Es gehört nun immer häufiger als Ausweis von Konsequenz und Achtsamkeit im Umgang mit den eigenen Ressourcen dazu, ausreichend zu schlafen. Schlafen wird plötzlich vom Verlierer- zum Gewinnerthema.

Firmen richten nach dem Vorbild der Internetunternehmerin Arianna Huffington Schlafräume ein, in denen die ansonsten voll einsatzbereite Belegschaft auch mal ein »Power Nap« machen kann. Übermüdung ist das neue Übergewicht.[27] Und »sleep is the new black«, Schlaf ist das neue Schwarz, weil es cool ist, sich ausgeruht in Körper und Geist ans neue Tagwerk zu machen. Das Pendel schwingt zwischen schlafloser Leistungsorientierung und Schlaf als neuem Statussymbol[28] wild hin und her. Einfach nur schlafen wollen und können, weil man müde ist, scheint ein Normalzustand der ausgeruhten Mitte zu sein, der nur noch schwer zu erreichen ist.

Zwischen beiden Extremen im Umgang mit Schlaf liegt das, was dem Gehirn am meisten hilft. Eine ganz hypefreie Bettruhe ohne Pillen, Apps und Geräte führt zu dem, was das Gehirn ganz aus sich selbst heraus kann, wenn man es lässt: sich reinigen, sortieren und erholen.

Station 7

Neuro-Enhancement – Pillen fürs Performen

Einfach bei sich zu bleiben, das ist nicht das größte Talent des Menschen. Archäologische Funde aus der Zeit um 2000 vor Christus belegen, dass wir schon lange auf der Suche nach der eigenen Transzendenz sind. Bei einer Ausgrabung in Argentinien entdeckten Forscher kleine Pfeifen, die aus ausgehöhlten Pumaknochen geschnitzt und mit Samenresten des Cohoba- oder Yopo-Baums (Anadenanthera peregrina) gefüllt waren. Diese Samen der Pflanze aus der Familie der Hülsenfrüchtler enthalten das Halluzinogen DMT (Dimethyltryptamin). Bei Genuss tritt man für etwa fünfzehn Minuten in einen Zustand der Bewusstseinsveränderung über, begleitet von Halluzinationen, erotischen Ekstasen oder Flugerlebnissen. Im ungünstigen Falle einer zu hohen Dosierung entstehen Kopfschmerzen, Übelkeit und Erbrechen und am nächsten Tag ein schnöder Kater.[1] Offenbar waren Menschen sehr früh so findig, die pulverisierten Samen in einer Pfeife zu verdampfen und sich den Rauch zu Kopf steigen zu lassen. Yopo als frühbronzezeitlicher Vorläufer eines Joints.

Christoph Kolumbus kam im 15. Jahrhundert auf seinen Entdeckungsreisen mit dem Cohoba- oder Yopo-Baum in Berührung. Er berichtet von einem Pulver, das die Stammeskönige und Schamanen der Taíno auf den Großen Antillen rauchten, um sich zu berauschen. Seinen Beobachtungen nach verhielten sie sich danach wie betrunkene Männer oder wurden schlicht bewusstlos. Auch Alexander von Humboldt beobachtete auf seinen Forschungsreisen im frühen 19. Jahrhundert fasziniert, wie die Maypure-Indianer am Orinoco-

Fluss die Schoten des Baums liebevoll verarbeiteten. Sie brachen sie auf, befeuchteten sie und überließen sie der Fermentation. Die fermentierten Bohnen konnten dann zu Mehl zerrieben und zu Kuchen gebacken werden. Die ersten Space-Cakes der Neuzeit.

Wie bei diesen drei Beispielen aus der Geschichte steht der Drogenkonsum meistens in Verbindung mit dem Wunsch, die Welt jenseits der Grenzen des eigenen Bewusstseins zu erleben. Auch die Verbindung zwischen Drogen und religiösen Erfahrungen und Ritualen zieht sich durch die Menschheitsgeschichte: Haschisch bei den Skythen, hochprozentiger Alkohol und der Genuss von Fliegenpilzen bei einigen schamanischen Heilern Sibiriens, halluzinogene Pilze in der Kultur der Azteken, Ayahuasca bei indianischen Gruppen des Amazonas und vermutlich LSD-ähnliche Stoffe im griechischen Demeterkult in Eleusis. Die Schamanen der von Christoph Kolumbus und Alexander von Humboldt beobachteten Indianerstämme waren wahrlich nicht die Einzigen, die über halluzinogene Pflanzen mit den Geistern in Verbindung treten wollten. Wissenschaftler bezeichnen halluzinogene Substanzen, die in Ritualen oder Heilprozessen verwendet werden, deshalb auch als Entheogene. Das Wort stammt aus dem Altgriechischen und heißt so viel wie: mit Gott bewirken.

Über sich hinauszuwachsen, die Grenzen der eigenen Sinneserfahrungen zu überschreiten, dafür haben Menschen oft sogar ihr Leben riskiert. Viele Beispiele aus der Vergangenheit zeigen, dass ein Forscher- und Erkenntnisdrang Ursache für gefährliche Selbstversuche war. Albert Hofmann, der Entdecker des LSD, beschreibt seine Experimente mit dem starken Halluzinogen als unglaubliches Erlebnis mit fantastischen Bildern und einem kaleidoskopartigen Farbenspiel: »Ich war mir bewusst, dass der neue Wirkstoff LSD mit derartigen Eigenschaften in der Pharmakologie, in der Neurologie und ganz besonders in der Psychiatrie von Nutzen sein müsse.«[2]

Der britische Schriftsteller Aldous Huxley experimentierte in den Fünfzigerjahren mit Drogen, vor allem mit LSD, um

134

sich in die Tief- und Abgründe des Menschen zu versenken. Ihn trieben neben einem draufgängerischen Experimentiergeist erkenntnisphilosophische Fragen um: »Wie können geistig Gesunde je erfahren, was für ein Gefühl es eigentlich ist, wahnsinnig zu sein? Oder wie können wir, wenn wir nicht eben ein Visionär, ein Medium oder ein musikalisches Genie sind, je in die Welten gelangen, in denen Blake, Swedenborg, Johann Sebastian Bach sich bewegten?«[3] Die Verbindung des eigenen Ich mit der Erfahrung anderer, etwas nach- oder gar mitfühlen zu können, ja, auch die Flucht aus den beengenden Grenzen der Selbstwahrnehmung im Sinne empathischer Selbsterweiterung standen bei diesen Experimenten im Vordergrund eines transzendentalen Unterfangens, das der englische Schriftsteller William Blake so formuliert hat: »Würden die Pforten der Wahrnehmung gereinigt, erschiene den Menschen alles, wie es ist: unendlich.« Und so waren die Erfahrungen der Erweiterung gleichzeitig solche der Verengung: Mit ihnen war auch die Erkenntnis verbunden, wie begrenzt der Mensch in seinen Fähigkeiten ist. Verglichen mit den unendlichen Weiten aller möglichen Welterfahrung, sind wir mit unserer individuellen Existenz ein Staubkörnchen im Universum. Aldous Huxley hat das Zitat von William Blake übrigens seinem eigenen Buch über *Die Pforten der Wahrnehmung* (im Original *The Doors of Perception*) vorangestellt, während es die amerikanische Rockband The Doors in den Sechzigerjahren für ihre Namensgebung beim ersten Teil beließ.

Ego-Boost: Die neue Religion bin ich selbst

Heutige Bestrebungen der Selbsterweiterung zielen seltener in diese Richtung. Häufiger geht es um eine andere Art der Entgrenzung durch Überwindung der Restriktionen, die uns der menschliche Körper und die Verfasstheit des Geistes auferlegen. Man könnte sagen, dass die Schamanen sich mit-

135

hilfe der Drogen zurücknehmen wollten, um den Weg zu anderen Wesen und Welten zu eröffnen. Die moderne Selbsterweiterung mit Drogen, Medikamenten oder auch durch Technik zielt darauf, das Ich zu verbessern und zu vergrößern, also im Vergleich mit anderen nach vorne zu rücken. Sie soll es möglich machen, die eigene Leistungsbeschränkung zu überwinden, um besser zu funktionieren. Das hat wenig mit Transzendenz, dagegen viel mit Egoismus und Selbstüberschätzung zu tun. Wenn man also nach religiösen Elementen sucht, dann landet man höchstens bei einer Ich-Religion, die das Ego ins Zentrum des Denkens und der Welt befördert hat. Tu, was dir hilft, besser zu sein, als du warst und alle anderen je sein werden, lautet das erste und einzige Gebot dieser Religion.

Wohin das womöglich führen kann, zeigt ein kleines Beispiel aus der Tierwelt. So leben einige Ameisenstämme häufig mit Käfern der Lomechusa-Gattung in einer parasitären Beziehung. Den Hauptgrund vermuten Forscher in dem Sekret, das die Käfer produzieren. Die Ameisen lecken es ab, weil es wahrscheinlich rauschähnliche Zustände erzeugt (Bewusstseinserweiterung wäre dann für Ameisen vielleicht doch ein etwas zu weit gehender Begriff). Wer einen Rausch einmal erlebt hat, möchte ihn häufig gerne wiederholen – die erste Stufe zur Sucht. Und so nehmen die Ameisen es nicht nur in Kauf, dass sie ihre hochgelobte Arbeitsproduktivität zum Teil am Hintern der Käfer klebend verbringen. Die Käfer fressen auch noch ihre Larven auf. In der Abwägung der berauschenden Wirkung und anderer negativer Folgen obsiegt der Rausch. Die Ameise verfügt, anders als üblicherweise der Mensch, nicht über eine ausgebildete Frustrationstoleranz, die zum Aufschub von Bedürfnissen befähigt. Der legendäre Zusammenhalt der Ameisen wird durch den Moment des Rausches gesprengt. Darin liegt dann vielleicht eine Analogie zum Menschen. Berauschen kann man sich nämlich nicht nur an Pflanzen, Alkohol oder synthetischen Drogen, sondern ebenso an der eigenen Leistungsfähigkeit, daran, immer wieder die eigenen Erwartungen des Möglichen zu übertreffen und dabei natürlich auch andere zu schlagen. Das »Self Enhancement« bedeutet nicht nur Ich-Anreicherung, sondern auch Ich-Erhöhung. Für den Zusammenhalt einer Gruppe oder Gesellschaft ist das auf Dauer ebenfalls abträglich.

Die Messe der Selbsterhöhung wird nicht mehr gemeinschaftlich gefeiert, sondern jede und jeder ist für sich selbst am Werk. Es ist nicht das Werk eines wie auch immer beschaffenen Gottes, sondern das Werk eines Egos auf dem Erweiterungstrip. Sein Ritual ist der Leistungsvergleich. Seine Monstranz das Facebook-Posting mit den Werten von Fitnessarmband, Herzrhythmus-Tracker und Kalorientabelle. Seine Hilfsmittel sind zahlreich. Und die Zahl der Gläubigen wächst.

Die Aufmerksamkeitsstörung der Leistungsvergleichsgesellschaft: Turn on, turn on, turn on

Es muss um das Jahr 2010 herum gewesen sein, dass die ersten Berichte über den zunehmenden Einsatz von Medikamenten zur Leistungssteigerung in Prüfungsphasen oder auch im Arbeitsalltag durchs Internet geisterten. Ich erinnere mich sehr genau daran, weil ich damals mehrere Monate in Cambridge an der Harvard University verbrachte und eines Abends mit einer Gruppe hochbegabter Studentinnen und Studenten zusammensaß. Im Laufe des Gesprächs offenbarte ein Student, dass es in Harvard wie an eigentlich allen Ivy-League-Universitäten üblich sei, die Prüfungsphase hindurch kaum zu schlafen, um mehr lernen zu können. Das kann ein Mensch nicht aushalten. Also braucht er Hilfsmittel, die den natürlichen Drang zu Ruhe- und Schlafphasen unterdrücken oder außer Kraft setzen. In der Gruppe der Studierenden gaben nach und nach einige zu, dass sie regelmäßig Pillen nahmen, um durchzuhalten.

Es gibt kaum offizielle Zahlen über den Medikamenten-missbrauch zur Leistungssteigerung. Aber dass er stattfindet, ist seit Jahren kein Geheimnis mehr. An der Harvard University schwirrte 2010 die (natürlich nie verifizierte) Zahl von 80 Prozent der Studierenden herum, die in Prüfungszeiten das Medikament Ritalin zu sich nähmen. Ritalin ist der bekannteste Markenname für Methylphenidat, bei dem es sich um ein Amphetaminderivat handelt. Das Medikament wird zur Behandlung von Aufmerksamkeitsstörungen und Hyperaktivität gebraucht. Oder eben missbraucht zur Bekämpfung von Müdigkeit und Schlaf in Belastungsphasen.

Einige Statistiken zeigen, dass der Gebrauch des gängigsten Medikaments zur geistigen Leistungssteigerung erheblich zugenommen hat. Nach Angaben des Suchtkontrollrats der Vereinten Nationen ist die Zahl der täglichen Dosen von Methylphenidat weltweit von etwa 50 Millionen im Jahre 1990 auf fast 2,5 Milliarden in 2013 angestiegen.[4] Die erste Verbreitungswelle ist für den Beginn der Neunzigerjahre verzeichnet. So war die weltweite Nutzung 1994 fünf Mal so hoch wie 1980, ein wesentlicher Teil davon entfiel (und entfällt auch heute noch) auf den US-amerikanischen Markt.[5] Aber auch in einigen europäischen Ländern, darunter Deutschland, ging die Kurve seit Beginn der Neunzigerjahre steil nach oben.

Das könnte mit einer außergewöhnlichen Zunahme der ADHS-Erkrankungen zusammenhängen. Eine Erklärung dafür gibt es aber nicht. Vielmehr liegt der Verdacht nahe, dass die Zahlen etwas anderes spiegeln: die seit Beginn der Neunzigerjahre kontinuierlich wachsende Bereitschaft, auch Medikamente einzusetzen, um das gesunde Gehirn zu »tunen« und die Konzentrations- und Denkleistung zu steigern.

2007 veröffentlichten zwei Forscherinnen der University of Cambridge eine Studie mit dem Titel »Die kleinen Helfer der Professoren« in der Zeitschrift *Nature*. Der Beitrag sorgte in der wissenschaftlichen Community für Aufmerksamkeit, weil die Umfrage unter Kolleginnen und Kollegen eine erstaunliche Bereitschaft zutage förderte, Medikamente zu nehmen, um die eigene Hirnleistung zu »boosten«.[6] *Nature* wollte es daraufhin genauer wissen und führte im Folgejahr eine anonyme Studie unter 1400 Personen in sechzig Ländern zum Missbrauch von Ritalin durch, bei der jeder Fünfte zugab, das Medikament schon einmal zur Leistungssteigerung eingesetzt zu haben.[7]

Dazu muss man wissen, dass es sich bei Ritalin um ein verschreibungspflichtiges Medikament zur Behandlung von ADHS und Narkolepsie handelt. In Deutschland ist Ritalin sogar als verschreibungspflichtiges Betäubungsmittel eingestuft. Ritalin bewirkt, umgangssprachlich formuliert, eine Ladehemmung bei den Transportern für die Neurotransmitter Dopamin und Noradrenalin. Normalerweise werden diese Neurotransmitter unmittelbar nach ihrer Freisetzung aus dem synaptischen Spalt zwischen zwei Nervenzellen von den Transportern wieder aufgenommen. Sind die blockiert, bleiben die Botenstoffe länger und in höherer Konzentration im synaptischen Spalt. Je mehr Transmitter vorhanden sind, desto mehr Signale können übertragen werden. Die Nervenzellen feuern mit voller Kraft, die »geistige Energie« liegt deutlich über Normalmaß. Das Gehirn fährt hoch.

Ähnlich wirken auch Amphetamine, die ebenfalls zur Therapie von Aufmerksamkeits- oder Hyperaktivitätsstörungen verschrieben werden. Amphetamine regen aktiv die Ausschüttung von Neurotransmittern an. Die höhere Konzentration von Botenstoffen versetzt auch bei diesem Medikament die Nervenzellen in Alarmbereitschaft, sodass man sich besser konzentrieren kann. Es steigert das Selbstwertgefühl und führt zu einem euphorischen Empfinden. Das in den USA gängigste Medikament ist Adderall, das beinahe zur Legende im Missbrauch von Medikamenten zur Leistungssteigerung geworden ist. Dabei ist Adderall nur der – vorläufige – Schlusspunkt einer langen Entwicklung.

Wie so oft bei der Entdeckung von etwas Neuem ist auch der Vorläufer von Adderall aus dem Zufall geboren. Der US-Chemiker Gordon Alles experimentierte in den späten Zwanzigerjahren auf der Suche nach einem Medikament zur Behandlung von Asthma. Alles forschte und wurde fündig. Er suchte nach einem Hustenmittel und entdeckte das Amphetamin. Bei den ersten Selbstversuchen stellte er an sich selbst ein Wohlbefinden fest, beeinträchtigt allein von einer darauffolgenden Nacht der Schlaflosigkeit.[8] Von da an traten die Amphetamine eine Reise durch die Behandlung verschiedenster Krankheiten an. Unter dem Medikamentennamen Benzedrine wurde es auf dem amerikanischen Markt als Wachmacher und Stimmungsaufheller verkauft und vom US-Militär im Zweiten Weltkrieg als »go pills« eingesetzt, um Soldaten einsatz- und risikofreudiger zu machen. Unter der Bezeichnung Dexedrine galten Amphetamine als geeignet zur Behandlung von Depressionen. Erst in den Neunzigerjahren, nachdem die Behörden den Bezug von Amphetaminen reguliert hatten, nahm der Stoff einen neuen Schwung und wurde als Adderall gegen ADHS-Erkrankungen eingesetzt.

Die Entdeckung von Gordon Alles steht heute beispielhaft für Kulturwandel und Missbrauch in der Medizin. Aus der Suche nach einem Medikament gegen Asthma resultierte ein Amphetamin-Cocktail, Aufputschmittel und inzwischen Allheilmittel für die Leistungsverbesserung. Mit ihm kann man sich in einen Zustand versetzen, in dem man ohne Rücksicht auf physische und psychische Grenzen einfach alles kann. So erhoffen es sich jedenfalls diejenigen, die das Medikament nehmen, um sich im Alltag besser durchzuschlagen.

Ritalin und Adderall ersticken die Impulsivität und sind deshalb in der Therapie von ADHS-Erkrankungen sinnvoll und effektiv einsetzbar. Gesunde Menschen können mit dem Stoff einen ausgeprägten Fokus entwickeln: keine Ablenkung mehr, kein Abschweifen zu anderen, weniger fordernden Tätigkeiten, kein Prokrastinieren. Acht Stunden am Stück ohne Pause pauken? Kein Problem. Die Nacht hindurch lernen und die nächste auch? Kein Problem. Überstunden kloppen bis tief in die Nacht, um ein Projekt nach dem anderen abzuarbeiten? Auch kein Problem. Das klingt für viele offenbar reizvoll. Nicht nur an amerikanischen Eliteuniversitäten, sondern auch in deutschen Büros. Eine Studie der DAK hat für Deutschland 2015 ermittelt, dass fast drei Millionen Menschen schon einmal stimulierende Medikamente genommen haben, um im Job fitter zu sein oder Stress am Arbeitsplatz auszuhalten.[9]

Schaut man genauer auf die Erfahrungsberichte, klingt es erst einmal gut, wie sich die Leistung mit diesen Medikamenten steigern lässt, und dann klingt es bald gar nicht mehr gut. Die Journalistin Casey Schwartz beschreibt, wie sie über Jahre hinweg versucht hat, ihren Lebens- und Karriereweg mit Adderall zu pushen.[10] Sie spricht von dem »messerscharfen Verstand«, den ihr das Medikament beschert habe. Davon, dass sie nie mehr ihren inneren Schweinehund überwinden musste, um sich an die Arbeit zu machen. In einer Bibliothek zu sitzen über einem Buch und es in einem Schwung durchzuarbeiten? Im Zustand der »unvergleichlichen Ekstase«, die Adderall ihr beschert hat, war das ganz leicht.

Über die Zeit hat Casey Schwartz aus den Augen verloren, dass sie nicht mehr nur besser, sondern überhaupt nur noch leistungsfähig war, wenn sie das Medikament genommen hatte. Das Denken im Normalzustand, langsamer, vorsichtiger, widersprüchlicher, kam ihr zunehmend unerträglich vor. Also musste mehr Adderall her. Das fiel auch niemandem auf. Denn das ist der Stoff, aus dem die Leistungsgesellschaft sich speist. Wer will schon von einer Droge sprechen, wenn es doch um das geht, was alle wollen: Leistung, Errungenschaften, Erfolge? Irgendwann war Casey Schwartz vollkommen abhängig von dem Medikament. Sie wollte mehr Kontrolle über ihr Leben und sich selbst. Diese Kontrolle hatten nun die Pillen übernommen. Mithilfe einer guten Therapeutin hat sie es am Ende doch noch geschafft, von dem Medikament loszukommen, doch sie sorgt sich um mögliche Langfristfolgen. Was Ritalin oder Adderall bei dauerhaftem Missbrauch mit gesunden Gehirnen machen können, ist nämlich bislang nicht erforscht.

Wenn Casey Schwartz in ihrem autobiografischen Stück über die »Generation Adderall« spricht, dann weist sie auf ein Problem hin, das weiter reicht als die individuellen Abhängigkeiten. Es gab einmal Zeiten, als Studentinnen und Studenten der Eliteschulen das Zeug nahmen, um fitter im Kopf zu sein und schneller voranzukommen. Heute wird es, wiederum vor allem, aber nicht nur in den USA, längst bei Schulkindern, ja, zunehmend auch bei Zwei- bis Dreijährigen eingesetzt. Wer im Kindergarten damit anfängt, gewöhnt sich noch früher an die Maßgabe der fortwährenden geistigen Perfektion und nimmt diese Gewohnheit mit in die Schule und später ins Büro. Ein 25-jähriger Mann aus dieser Generation der rundumversorgten Enhancer sagt: »Es kann sein, dass wir irgendwann merken: Wir sind die schlauesten, aber auch traurigsten und einsamsten Menschen, die es je gegeben hat.«[11]

Reine Fantasie: Hühnermörder mit oder ohne Rezept

Das Gehirn ist nicht nur unsere kognitive und emotionale Schaltzentrale. Es ist auch Ursprung dessen, was wir landläufig Fantasie und Kreativität nennen. Kein Wunder also, dass ein Traum der Menschheit darin besteht, diese Schaltzentrale zu manipulieren, um die Fantasie anzuregen und kreativer zu werden. Aus den Erfahrungen mit zahlreichen Experimenten wissen wir allerdings, dass wir bei solchen Versuchen mit scharfer Munition in ein schwarzes Loch schießen. Das kann gut gehen, muss es aber nicht. Denn während die Wirkung von Medikamenten wie Ritalin oder Adderall auf die neurochemischen Prozesse im Gehirn recht gut verstanden werden, sieht das für die Entstehung von Kreativität und Fantasie ganz anders aus. Den Mechanismus, mit dem man zu einem Goethe, Picasso oder Mozart werden kann, haben wir noch nicht gefunden. Und wahrscheinlich gibt es ihn auch nicht, weil das

Zusammenwirken von menschlicher Sozialisation, kognitiven Fähigkeiten und emotionalen Befindlichkeiten viel zu komplex ist, als dass man es mit einem Mittel oder einer Technik manipulieren könnte.

Dieser Zusammenhang hat mich interessiert, als ich mich entschieden habe, nicht nur mit aus der Literatur gewonnenem Wissen über die Medikamente zu schreiben, mit denen Menschen ihr Gehirn boosten wollen, sondern selbst zu erfahren, was sie mit einem machen. Zu Ritalin gibt es zahlreiche Erfahrungsberichte, ganze Onlineforen im Internet befassen sich mit den Einsatzmöglichkeiten, Idealdosierungen und Nebenwirkungen des Medikaments jenseits eines vorliegenden Krankheitsbildes. Dabei geht es meist um verbesserte Konzentration, Durchhaltevermögen fürs Lernen und den Job, Arbeiten ohne Pause. Und die dort beschriebenen Erfahrungen waren auch bei mir ähnlich, als ich das Medikament eine Woche lang ausprobiert habe. Es gibt wenig Ablenkung. Das Bedürfnis, Pausen zu machen, zu essen, sich mit anderen Menschen auszutauschen wird merklich reduziert. Je länger man das Medikament nimmt, desto mehr tendiert dieses Bedürfnis gegen null. Bei mir war das schon nach zwei Tagen der Fall. Ich habe das damals so erlebt und protokolliert:

Die Pille verändert etwas, bevor sie das wirklich kann. Es ist wie ein aus dem Ruder gelaufenes Erwartungsmanagement, das bei mir eingesetzt hat. Was wird geschehen, wenn ich das Medikament genommen habe? Werde ich überdreht, sediert, gesprächig, ruhig, voller Tatendrang oder voll konzentriert sein?

Ich habe die Pille genommen. Zwei Stunden ist das her. Man soll sie zum Essen nehmen, damit sie ihre Wirkung langsam entfalten kann. Also warte ich ab. Nichts geschieht. Ob ich ein Placebo bekommen habe?

Ich fahre zum Einkaufen und bin effizient. Brot, Käse, Bier, Waschmittel, rein in den Einkaufswagen, weiter geht's. Das Gespräch mit dem Kollegen vorm Gewürzregal (»Einkaufen, ja, ja, die Freuden des Alltags …«) geht nicht über Plattitüden hin-

aus. Ich bewege mich konsequent weiter Richtung Kasse. Alles ist normal. Ist alles normal?

Als ich in der Redaktionskonferenz sitze und den Kolleginnen und Kollegen bei der Diskussion zuhöre, ist nichts normal. Ich bin nicht voller Tatendrang, nicht aufgeregt, nicht gesprächig, sondern langsam, wie in Trance. Meine Augen heften sich an einen Punkt im Raum und bleiben dort hängen. Es ist die Konferenzspinne. Ich starre ins Nichts. Vielleicht ist die Wirkung bei mir anders als bei anderen Menschen. Weil ich das Medikament gar nicht brauche. Weil es etwas behandelt, das bei mir nicht behandelt werden muss. Oder doch? Ich bin seit Langem nicht mehr so ruhig gewesen. Es ist alles egal. Egal, ob ich pünktlich zum nächsten Termin komme, egal, ob ich den Gedanken aufschreibe, den ich gerade hatte, egal, ob das Auto noch Stunden in der Tiefgarage stehen wird voller verderblicher Lebensmittel, die längst im Kühlschrank sein müssten. Alles egal.

Beim Lesen ist etwas anders: Ich lese nicht in einem unbemerkten Fluss, den der Text zwischen den Buchstaben und meinem Gehirn aufnimmt, sondern jeder einzelne Buchstabe springt mir, wie soeben auf dem Bildschirm entstanden, ins Auge, bevor ich ihn in die Reihe von Buchstaben einordne, die dann Worte, Sätze und schließlich einen ganzen Text bilden. Und dabei fühle ich mich ein wenig wie ein Computer, der über eine mir unbekannte Software einen Text abtastet mit immer demselben Ablauf und Verfahren. Ich scanne den Text mehr, als dass ich ihn lese. Ob irgendwo in meinen grauen Zellen aus den eingelesenen Buchstaben dann ein Sinnzusammenhang erwächst?

Über eines bin ich tatsächlich irritiert. Ich gehöre zu den Menschen, die sich oft selbst überholen, die beim Lesen ungeduldig werden, weil die Augen langsamer sind, als der Kopf erfassen will, weil man alles einsaugen, im Text verschwinden will. Daraus resultieren verschiedene Formen von Verhaltensauffälligkeiten, die in der Psychotherapie als »Impulskontrollstörungen« bezeichnet werden. Ritalin setzt die bei mir aus. Ich

144

kann lesen, anders als üblich, mein Gehirn funktioniert wie ein Computer, aber ich überhole mich nicht selbst. Ich fahre sozusagen in Ruhe neben mir und meinem Gehirn auf der Strecke. Und mein Körper empfindet auch nicht die Notwendigkeit, die durch menschliche Verlangsamung aufgestaute Energie in Überreaktionen, unkontrollierten Impulsen, Aufspringen, Haare-Drehen, An-der-Fingernagelhaut-Knibbeln abzuleiten. Insofern geht es mir richtig gut. Tagsüber. Nachts ist das anders.

Seit Stunden liege ich wach im Bett. Der Körper erschöpft, der Geist rastlos. Meine Hände und Füße sind wie schwere Klumpen, Fremdkörper, die nicht zu mir gehören. Mein Geist wandert stetig, vor sich den Berg an Dingen, die auf mich warten. Doch der Berg ist keine Bedrohung. Mein Geist nähert sich ihm wie ein Wägelchen an einer Schnur auf gerader Strecke und wird sich den Weg bergan bahnen, wie eine Fräse, die Unwegsames gnadenlos zur Seite räumt, um voranzukommen. So klar mein Geist auf den Punkt kommt, auf das Ziel gerichtet ist, so unstet verhält sich mein Körper. Ich wälze mich im Bett herum, werfe mich von der rechten auf die linke Seite und wieder zurück. Die Beine jucken, die Hände auch. Ich schwitze. Ich merke, dass ich Hunger habe, nicht als Empfindung, sondern mehr als Feststellung einer biologischen Tatsache. Während ich hier so liege, sehe ich mich im Dunkeln selbst, wie in der Szene eines Krimis, kurz bevor der Mord passiert. Die Kamera auf mein Gesicht gerichtet, das Schlaf signalisiert. Doch dann öffnen sich die Augen, plötzlich und gnadenlos. Der Moment, der den Zuschauer in Unruhe oder gar Angst versetzt. Ich starre mir selbst in die Augen und bin vielleicht die Einzige, die in diesem Moment keine Angst vor mir hat.

Mit Ritalin lebt man in einer anderen Welt, einer Ich-Welt, in der sich alles um den eigenen Fokus und das mit ihm verbundene Ziel dreht. Dieser Fokus wird schärfer, aber auch enger. Und da sind wir dann bei der Kreativität. Sie entsteht nicht dadurch, dass man sich entschließt, einen Text zu schreiben oder ein Kunstwerk zu schaffen, um sich dann mit gnadenloser Konzentration der Aufgabe zu widmen. Sie entsteht in den Augenblicken, in denen der Geist wandern darf, durch die Welt zieht, die reale oder imaginäre, und irgendwo hängen bleibt, weil es dort schön oder außergewöhnlich ist. Die besonderen Ideen und Werke beruhen ganz oft auf dem, was in der englischen Sprache serendipity heißt: die ungeplante, unvorhersehbare Begegnung mit dem Unerwarteten.[12] Das kann ein Gespräch sein, eine Entdeckung oder eine Verbindung zwischen zwei Dingen, die man bislang nicht als zusammengehörig betrachtet hatte. In so einem Moment beginnt das Gehirn zu arbeiten, aber wie genau, das wissen wir noch immer nicht.[13]

Einen interessanten Gedanken hat uns der amerikanische Persönlichkeits- und Intelligenzforscher Joy Paul Guilford mit auf den Weg gegeben. Sein »Structure of Intellect«-Modell[14] von 1967 nimmt an, dass sich Intelligenz aus weit mehr als einhundert Faktoren zusammensetzt und es unterschiedliche Formen von Intelligenz gibt, die sich eben auch nicht in einem messbaren Intelligenzwert zusammenfassen lassen. Guilford unterscheidet zwischen stringentem Denken und divergentem Denken.[15] Ersteres ist darauf aus, eine zielgerichtete Lösung für ein Problem zu finden, und das am besten schnell. Kreativität aber setzt mehrgleisiges Denken voraus, die Einsicht, dass viele Wege nach Rom und zu anderen Wunderwerken der Menschheit führen. Der Geist mäandert und findet doch zu einem unerwarteten Ziel. Das ist divergentes Denken, aus dem oft genug das Besondere, das Unerwartete und Herausragende entsteht.

Und genau dieses Denken findet mit Ritalin nicht statt. Das Medikament reduziert die Ablenkungen, fokussiert die Aufmerksamkeit und lässt einen wie eine Maschine funktionieren. Aber außer der Reproduktion von Vorhandenem oder dem Abarbeiten strukturierter Aufgaben kommt dabei nicht viel heraus. Es war für mich kein Problem, vierzehn oder sechzehn Stunden am Stück zu arbeiten. Ich war vermutlich umgänglich für meine Mitmenschen, weil alle emotionalen

146

Spitzen irgendwie durch das Medikament abgeschliffen werden. Vielleicht auch ein wenig unzugänglich. Denn am besten konnte ich alleine vor mich hin arbeiten. Und tatsächlich hat mir der Zustand zunächst einmal ganz gut gefallen, denn ich war in eine kontinuierliche Ruhe, einen fast mechanischen Stoizismus versetzt, den ich sonst nicht kenne. Die ausgeprägte Unruhe, die ich oft empfinde, das Bedürfnis, alles gleichzeitig zu machen, das Hin- und Herspringen zwischen verschiedenen Aufgaben, das Gewirbel des Hühnerstalls in meinem Kopf und seiner ungebetenen Bewohner, all das war einfach weg. Das ist im ersten Anlauf ein herrliches Gefühl. Im zweiten merkt man: Hier fehlt etwas.

Zum ersten Mal ist mir das bewusst geworden, als ich versucht habe, einen Text für die nächste Ausgabe unseres Magazins zu schreiben. Etwas also, das ich seit Jahren jede Woche mache. Und tatsächlich habe ich gedacht, das würde mir mit Ritalin besser als sonst gelingen. Aber als ich den Text, entstanden unter Einfluss des Medikaments, dann am nächsten Morgen noch einmal gelesen habe, dachte ich: Meine Güte, was ist das denn für ein uninspiriertes Zeug? Der Text las sich wie eine Gebrauchsanweisung. Ich habe ihn gelöscht.

Ganz sicher ist Kreativität auch mit Gefühlen verbunden. Und die werden durch Ritalin gedämpft. Nicht mal meine Aufzeichnungen brauche ich, um mich zu erinnern, wann ich mit dem Experiment aufgehört habe. Das war Dienstag, der 24. März 2015. An dem Tag flog der Copilot der Germanwings 4U9525 seine Maschine in den französischen Alpen gegen einen Berg und tötete sich selbst und 149 Passagiere. Das geschah am Vormittag um 10:41 Uhr. Von da an wurde es sehr hektisch in der Redaktion. Recherchieren, herumtelefonieren, mit dem Team besprechen, was wir für die aktuelle Ausgabe an Berichterstattung hinbekommen können, die Titelplanung verändern und vieles mehr.

Bei alledem lief ich wie an einem extern geführten Schnürchen. Es fiel leicht, die notwendigen Entscheidungen zu treffen. Ich funktionierte. Ich verstand auch, dass hier etwas ganz

Schlimmes geschehen war. Aber ich verstand es eben auch nur. Wie ein zusätzlicher Datenpunkt, der in mein Gehirn eingespeist worden war, bestimmte das Ereignis meine Entscheidungen. Aber erreicht hat es mich nicht. Das geschah erst am nächsten Tag, als die Wirkung des Medikaments nachgelassen hatte. Dann schrieb ich ein neues Editorial zu dem schrecklichen Unglück, das eigentlich keines war. Über das schwarze Loch, in das wir schauen, wenn wir uns klarmachen, was hier geschehen ist. Über die Untiefen des Menschen. »Der Mensch ist ein Abgrund«, hat Georg Büchner im *Woyzeck* geschrieben. »Es schwindelt einen, wenn man hinabsieht.«

Ein Abgrund muss nicht dunkel, abwegig und vermodert sein. Er kann sich auch hell, klar und im Exzess der Norm auftun. Wenn man nämlich funktioniert, ohne berührt zu sein. Wenn man leistet, ohne das Ziel zu hinterfragen. Wenn man sich selbst genug ist in allem, was man erreichen kann, ohne dass einen andere Menschen noch näher interessieren würden. Dann hat der Abgrund ganz scharfe Kanten und Vorsprünge, an denen man sich im Fallen den Geist und das Herz aufreißen kann, ohne es überhaupt zu merken.

Ritalin macht einen Menschen, der nicht krank und behandlungsbedürftig ist, zu einer kognitiven Maschine, die produziert und funktioniert. Wie ein Computer. Heraus kommen dann beschleunigte Berechnungen zu den gestellten Aufgaben, nicht aber Ideen, Empathie oder gar Kunstwerke. Auf Ritalin lassen sich perfekt die individuellen Zwanghaftigkeiten in Aktivität übersetzen. Eine ganze Nacht die CD-Sammlung neu sortieren? Endlich über Stunden den Kleiderschrank ausmisten, um Platz zu gewinnen? Mit PowerPoint eine perfekte Grafik basteln, symmetrisch bis zur Formelhaftigkeit? Klappt alles super. Wer das dauernd macht, verliert den Bezug zur notwendigen Unordnung im Dasein, die Ansporn für das wirklich Andere, Neue ist. Und er verliert sozial den Anschluss. Auf Dauer entsteht so vermutlich ein Loch im Leben, das sich schwer wieder schließen lässt. In dem Loch hockt man irgendwann sehr alleine.

Stringenz ja, Kreativität nein: Modafinil, LSD & Co.

Seit einigen Jahren ist neben Ritalin ein anderes Medikament zur Leistungssteigerung in Gebrauch. Modafinil, bekannt auch als Vigil oder Provigil, wird zur Bekämpfung der Schlafkrankheit Narkolepsie eingesetzt. Bei Menschen, die nicht unter der Krankheit leiden, kann der Stoff stimulierend wirken, wach machen und die Konzentration fördern. Ein Mittel gegen Schlafkrankheit soll das Gehirn auf Ninja-Niveau boosten. Nächtelang durchzuarbeiten, das klappt für manch einen auch mit Modafinil hervorragend, wie sich in vielen Internetforen ausgiebig nachlesen lässt. Das Medikament wirkt anders als Ritalin. Es soll nicht zu vergleichbarer sozialer Abstumpfung führen und auch kreative Arbeiten am Fließband möglich machen. Wie es genau wirkt, ist allerdings nicht in allen Details geklärt. Deshalb ist mit Vorsicht zu genießen, wenn die Suchtgefahr bei Modafinil derzeit geringer eingeschätzt wird als bei Ritalin.[16]

Mein Selbstversuch mit Modafinil unterscheidet sich tatsächlich von dem mit Ritalin. Es kann allerdings keine Rede davon sein, dass ich ein Feuerwerk der Kreativität erlebt oder die Erfahrung gemacht hätte, nie zuvor gekannte Denkleistungen zu vollbringen. Mich macht Modafinil müde. Das ist nicht ganz ungewöhnlich bei einem Medikament gegen Schlafapnoe. Man nennt das eine paradoxe Reaktion, und die war bei mir sehr stark ausgeprägt. Zugegeben, es war eine angenehme Müdigkeit. Ich erinnere mich daran, wie ich im Flugzeug saß, den Kopfhörer mit Musik auf den Ohren, während die Borddurchsage zu den Sicherheitsvorkehrungen lief, auf den Knien einen Text, den ich lesen wollte. Irgendwie lösten sich alle Sinneseindrücke in ein sehr entspanntes Durcheinander von Informationsschnipseln auf, die durch meine Wahrnehmung geweht wurden. So als hätte eine Windböe meine Gedanken einmal kräftig durcheinandergepustet.

Das war nicht unangenehm. Es war aber auch nicht produktiv.

Erwartet hatte ich, dass Modafinil mir die Sinne und Gedanken schärfen würde. Das war auch durchaus der Fall, aber anders als gedacht. Das Medikament hätte nach den Leistungsberichten anderer Nutzer dazu führen müssen, dass ich, bildlich gesprochen, in einem verschiedenfarbigen Wollknäuel jeden Faden von seinem Beginn bis zu seinem Ende hätte verfolgen und dabei sauber unterscheiden können. Die Identifizierung von Ordnungsmustern auf einen Blick, wie sie Autisten zuweilen gegeben ist, so hatte ich mir das vorgestellt. Aber so war es nicht. Ich starrte eher auf das ganze Wollknäuel und fand es großartig. Und dann schlief ich ein.

Etwa zwei Stunden später, als ich zu Hause am Schreibtisch saß, setzte dann doch eine bemerkenswerte Konzentration ein. Ich las und las und las, und was ich daraus zusammengeschrieben habe, habe ich tatsächlich auch gebrauchen können. Mit der Konzentrationsphase kamen aber die Kopfschmerzen. So als hätte man mir ein paar Hosenträger an den Hinterkopf geschnallt und mir dann das andere Ende zwischen die Schulterblätter gespannt. Ein Ziehen und Zerren, bald gefolgt von wachsenden Verspannungen in Nacken und Schultern. Definitiv nichts für mich.

Für andere Menschen offenbar schon. Im Silicon Valley hebt der Trend zur medikamentösen Stimulation und Leistungssteigerung des Gehirns seit einiger Zeit besonders ab, und insbesondere Modafinil gilt als nicht mehr ganz so geheimer Tipp für die richtige Denk- und Arbeitshaltung. Mit weniger Nebenwirkungen und einer vermeintlich geringeren Gefahr der Abhängigkeit wird Modafinil zur idealen Droge für den eigenen Wettbewerbsvorteil in einem Berufsleben, in dem es immer um viel, für manche sogar um alles geht. Die amerikanische Website *TechCrunch* erklärte Modafinil 2008 zur »Pille der Wahl für Unternehmer«.[17] Das klingt nach Einsatz, Entschiedenheit und Erfolg.

Der letzte Schrei im Valley ist aber das »Microdosing« von

LSD.[18] Als ich auf einer Konferenz zum ersten Mal von einem jungen Unternehmer gefragt wurde, ob ich auch beim Microdosing dabei sei, hatte ich keine Ahnung, wovon die Rede ist. »Microdosing what?«, fragte ich zurück und war im selben Moment aus der Ingroup der coolen Hirntrendsetter rausgefallen. Eine Minidosis von etwa zehn Mikrogramm alle paar Tage soll helfen, sich besser zu konzentrieren und konsequent zu vernetzen. Das ist etwa ein Zehntel der Menge, die man für einen veritablen Trip braucht. Während die Hippies der 68er-Generation LSD nahmen, um nackt mit rosa Elefanten durch die Nacht zu tanzen, muss also auch diese Droge jetzt für Effizienz im Arbeitsalltag herhalten. Die Droge hilft nicht dabei, Träume auszuleben, sondern sie zu verhindern, um schneller denken und besser und mehr arbeiten zu können. Das ist die neue Normalität der Selbstoptimierer.

Damit diese Normalität besser klingt, werden die vermeintlichen Hirnbooster als »Nootropika« geführt. Die Bezeichnung geht auf den schon zitierten rumänischen Arzt Corneliu E. Giurgea zurück. Er erfand 1964 das Medikament Piracetam, das den Hirnstoffwechsel anregt und gegen Demenz helfen soll. Es wird aber auch gelegentlich von gesunden Menschen zur Steigerung der Hirnleistung genommen. Mit dem Begriff ist Giurgea etwas Schlaues gelungen. Nootropikum ist eine Wortschöpfung, zusammengesetzt aus dem altgriechischen Wort für Geist oder Verstand (»nous«) und dem für Richtung oder Wendung (»tropos«). Die geistige Wende, das klingt irgendwie nach Helmut Kohl. »Nootropika« klingt cool. Und es passt zu manchen Anwandlungen der quasireligiösen Welt- und Menschenverbesserung.

Ob wir wollen oder nicht: Wir werden uns an alle Möglichkeiten der Selbstverbesserung gewöhnen müssen, weil wir sonst nicht mehr mithalten können im globalen Wettbewerb um die besten Köpfe. Zack Lynch erklärt das so: »Als 55-Jähriger aus Boston musst du jetzt mit einem 26-Jährigen aus Mumbai mithalten. Dieser Wettbewerbsdruck wird weiter wachsen.«[19] In Zukunft wird es vielleicht auch ein Standort-

151

vorteil für Unternehmen sein, wenn sie in einem Land produzieren, in dem laxe Regelungen für den Gebrauch von Nootropika gelten. Die Produktivität allerdings, die sich so gewinnen lässt, ist die einer auf Effizienz versessenen Leistungskultur: starr, unromantisch und gnadenlos. Eine Wende wird sie kaum bewirken. Wer so unterwegs ist, hat keine Zeit, sich umzudrehen, sondern rast mit Highspeed in eine Sackgasse.

Station 8

Siris Verwandtschaft – von der Spracherkennung zum Gedankenlesen

Ist es nicht verwunderlich, mit welch veraltetem Medium wir uns heute noch miteinander verständigen? Seit Tausenden von Jahren hat es sich kaum verändert, funktioniert noch immer nach denselben Regeln. Dieses Medium ist die menschliche Sprache.

Sie ist entstanden, als der Mensch vor etwa 50 000 Jahren als Homo sapiens von Afrika aus die Eroberung der Welt antrat.[1] Niemand weiß genau, wie diese Vorfahren damals gesprochen haben, aber das Prinzip war dasselbe wie heute: Es werden Laute gebildet, die etwas Bestimmtes bezeichnen. Sobald andere gelernt haben, dass ein spezieller Laut für eine spezielle Bedeutung steht, können sie ihn gleichbedeutend verwenden, und schon verstehen sich zwei Menschen, ganz egal ob sie im Fellschürzchen in einer Höhle oder im Anzug in einem Konferenzraum sitzen.

So unterschiedlich die 6000 Sprachen auf der Welt auch sind, alle Menschen lernen sie auf die gleiche Weise. Das gelingt nur im Zusammenspiel mit anderen Menschen. Vom Beginn ihres Lebens an beobachten Babys ihre Bezugspersonen und lernen Schritt für Schritt die Bedeutung der Dinge in ihrer Umwelt. Sie können sie noch nicht sprachlich zum Ausdruck bringen, aber sie verstehen immer mehr. Dabei brauchen Eltern kaum mehr zu tun, als ihre Handlungen und die Dinge, mit denen sie sich beschäftigen, zu benennen und zu erklären. Und irgendwann sprechen die Kinder dann selbst. An den ersten Worten zeigt sich meist, was das Wichtigste in ihrem Leben ist. Oft sind es die Worte »Mama« oder »Papa«, aber auch bestimmte Lebenssituationen können in ersten Wörtern resultieren. Das erste Wort meiner Nichte war »Stau«. Lange Verkehrswege zwischen der Kita und dem Zuhause können schon kleine Kinder prägen.

Durch Sprache haben Menschen begonnen, sich zu verständigen. Nur dadurch, dass sie sich unterhalten konnten, war es möglich, Erkenntnisse und Wissen zu teilen. Sprache, handwerkliches Geschick und Erkenntnisgewinn waren in der menschlichen Evolution immer eng verbunden. Durch Sprache hielt der Netzwerkeffekt Einzug in die Menschheit. Wo Wissen geteilt werden kann, vermehrt es sich, ohne verbraucht zu werden. Es verändert sich auch.

Es mag geniale Einsiedler in der Menschengeschichte gegeben haben, die zu großen Gedanken fähig waren. Aber der weitaus größte Erkenntnisgewinn ist dadurch entstanden, dass Menschen Wissen geteilt und verändert haben, indem sie darüber sprachen. Wer als einziger Mensch auf der Welt ein Telefon besitzt, kann damit stundenlang Selbstgespräche führen. Aber das führt zu nichts außer zu Langeweile. Denn so viel dieser Mensch mit sich selbst redet, er schöpft immer aus sich selbst und bezieht sich immer auf sich selbst. Dort aber, wo ein Mensch mit einem anderen spricht, werden zwei Gehirne virtuell zusammengeschaltet. Wissen wächst exponentiell. Zwei Menschen können ein Gespräch miteinander führen, bei drei Menschen gibt es vier Gesprächskonstellationen, bei fünf Menschen sind es bereits 26 Kombinationsmöglichkeiten für Gespräche. In jedem Gespräch ergeben sich andere Erkenntnisse, weil das individuelle Wissen geteilt und im Teilen verändert, erweitert, angereichert wird. Sprache ist also ein Turbo in der sozialen Evolution der Menschheit und ihrer Wissensentwicklung.

Und doch ist sie ein altes Medium. Und wenn eines Tages tatsächlich Außerirdische auf unserem Planeten landen sollten, die vor Tausenden von Jahren vielleicht schon einmal zu Besuch waren, dann würden die denken: »Mensch, bist du langsam. Du benutzt immer noch dasselbe Medium, bist ja geradezu stehen geblieben in deiner Entwicklung. Vor zigtausend Jahren hat ein Mensch zum anderen ›Stein‹ gesagt, und heute macht ihr das immer noch.«

Da hätte der Außerirdische einen Punkt. Vielleicht nicht ganz fair in der Beurteilung, aber doch interessant als Gedanke. Wer sprechen kann, muss symbolisch denken können. Er muss verstehen, dass »Stein« nicht aus Stein ist, sondern eine mehr oder minder willkürlich gebildete exakte Buchstabenfolge, die als solche eben genau »Stein« bezeichnet. Wie diese Buchstabenfolge in eine Lautfolge verwandelt werden kann, lernen wir beginnend mit den ersten Monaten nach unserer Geburt, in der Familie, in der Schule, wo immer wir mit Sprache in Kontakt kommen, also mit anderen Menschen, die etwas sagen. Das ist so, seit Menschen sprechen. Damit sind auch einige deftige Hürden in unsere gegenseitige Verständigung eingebaut. Nicht nur, weil wir fremde Sprachen lernen müssen, um uns mit Menschen aus anderen Teilen der Welt zu unterhalten. Sondern vor allem, weil man sich gelegentlich missverstehen kann, auch wenn man dieselbe Sprache spricht. Es ist nicht mal die Ausnahme, sich misszuverstehen. Es ist eigentlich die Regel.

Zwischen dem Gemeinten und seiner symbolischen Repräsentation klafft ja immer eine Lücke. Sie lässt sich nur durch Erfahrung und Interpretation schließen. Sagt die andere »Stein«, kann ich hoffen, dass sie das meint, was ich mir auch unter dem Begriff vorstelle. Wie der Stein aussieht, an den sie denkt, ob er konkret (dieser Stein hier) oder abstrakt im Sinne von »Gestein« gemeint ist, kann ich aus dem Kontext des Gesprächs erschließen. Aber selbst dann kann ich mir nicht sicher sein. Der Soziologe Niklas Luhmann hat aus dieser Überlegung auf einer viel umfassenderen, abstrakteren Ebene eine ganze Theorie geformt. In der Systemtheorie besteht jede Kommunikation aus einem dreistufigen Selektionsprozess: Information, Mitteilung, Verstehen. Überall kann etwas schiefgehen. »Kommunikation ist unwahrscheinlich«, sagt

Luhmann deshalb. »Sie ist unwahrscheinlich, obwohl wir sie jeden Tag erleben, praktizieren und ohne sie nicht leben würden.«[2]

Seit jeher bemüht sich die Menschheit darum, Verständigung zu erleichtern und Missverständnisse zu reduzieren. Es gibt auch Menschen, die arbeiten am Gegenteil, aber das soll uns jetzt hier nicht weiter vom Thema wegführen. Technische Kommunikationsmedien, wie der Telegraf, das Telefax und das Telefon haben es möglich gemacht, dass Informationsaustausch und Wissenszuwachs unter den Menschen rasant angestiegen sind. Das Internet hat uns weltweit vernetzt, den Netzwerkeffekt beschleunigt und neue Plattformen entstehen lassen, auf denen wir uns austauschen können. Algorithmische Spracherkennung und Übersetzungssoftware erleichtern es, Sprachgrenzen zu überwinden. Und doch bleibt der Ausgangspunkt immer derselbe. Wir müssen eine Form finden für unsere Gedanken. Deshalb bedienen wir uns symbolischer Repräsentation, um auszudrücken, was wir meinen. In der gesprochenen Sprache ebenso wie in der Schrift. Geht das nicht leichter und besser?

Vielleicht schon. Vielleicht würden uns die Außerirdischen, die aus einem anderen Universum der Zukunft zu Besuch kämen, deshalb so schräg anschauen, weil sie die Phase der symbolischen Repräsentation in ihrer Verständigung untereinander längst hinter sich gelassen hätten. Weil sie mithilfe modernster Technologie über ein Netzwerk der Gehirne kommunizieren würden. Direkt, unvermittelt und dabei immer mit allen verbunden. Was aber wäre, wenn wir das auch könnten? Wenn wir nicht einen Gegenstand (Stein), den wir benennen wollen, in ein sprachliches Symbol (»Stein«) verpacken müssten, dieses Symbol per Kodierung durch ein technisches Gerät, zum Beispiel ein Smartphone, schicken müssten, damit ein anderer dann die Daten empfängt, sie wiederum dekodiert, um in dem Symbol dann – hoffentlich – den Gegenstand zu erkennen. »Stein!«

Im Laufe der Evolution haben unsere Gehirne eine Art

Algorithmus entwickelt, mit dem sie datenintensives Denken komprimieren, damit es durch Sprache, Schrift und technische Hilfsmittel übertragen werden kann. Der Haken: Dadurch gehen Informationen verloren. Das ist ungefähr so, als komprimierte man ein 100-Megabyte-Foto auf 56 Kilobyte. Man erkennt das Bild, aber Schärfe und Brillanz sind weg. Könnte man sich alle diese Kodierungen und Dekodierungen, Kompressionen und Übertragungen sparen, den ganzen Umweg über Sprache, Symbole, Schrift, es müsste einen neuerlichen Entwicklungsschub in den kognitiven Fähigkeiten der Menschheit geben. Aber vielleicht ist das auch ein gedanklicher Kurzschluss. Es kann sinnvoll sein, wenn Informationen verloren gehen. Das schützt vor Informationsüberlastung und erzeugt mehr Eindeutigkeit. Nicht ohne Grund diskutieren wir seit Jahren, wie es im Internet um das »Recht auf Vergessen«[3] steht.

Vom Nudging zum Hacking: das Geschäft mit der Manipulation

Etwas zu »hacken« bedeutet aus dem Englischen übersetzt, es zu »zerhacken«. Das sollte man beim Gehirn lieber nicht wörtlich nehmen. Aber vielleicht muss man es bald wörtlicher nehmen, als das derzeit vorstellbar ist.

Der Begriff hat seine weltweite Karriere in der Computerszene gemacht. Dort bedeutet hacken, in ein Computersystem einzudringen, es zu manipulieren und zu verändern. Hacker sind häufig sehr kluge, kreative und originelle Menschen, die versuchen, über Softwareveränderungen bislang Unmögliches möglich zu machen. Sie haben schon oft dazu beigetragen, Sicherheitslücken in einer Software zu finden. Die entscheidende Frage ist dann: Was machen sie damit? Die guten Hacker (»white hat hackers«) nutzen die Erkenntnis, um die betroffene Organisation auf das Sicherheitsleck aufmerksam zu machen, damit es schnell geschlossen und größerer Schaden vermieden werden kann. Die Hacker mit weniger guten Absichten (»black hat hackers«) nutzen den entdeckten Fehler, um die Software lahmzulegen, weltweit Schäden anzurichten oder die betroffenen Organisationen zu erpressen. Und in der Grauzone dazwischen tummeln sich die Grey-Hats.

Beim Gehirn wird das nicht anders sein. Je mehr Verbindungen zwischen Mensch und Computer, Hirn und Software entstehen, desto mehr Möglichkeiten wird es geben, in diese Verbindungen einzugreifen – sie zu hacken. Wenn wir uns vorstellen, dass in Zukunft Hirnaktivitäten über eine Hirn-Computer-Schnittstelle reguliert werden könnten, dann sind wir ziemlich schnell bei der Frage, wie man sich vor unerwünschten Angriffen schützen kann, davor, dass das eigene Denken von Eindringlingen manipuliert wird.

Aber erst noch einmal einen Schritt zurück. Als der Begriff Brainhacking aufkam, meinte er erst einmal eine andere Art von Manipulation des Denkens. Ursprünglich wurde damit beschrieben, wie es durch allerlei psychologische Tricks gelingen kann, Menschen in ihren alltäglichen Entscheidungen, bei Einkäufen und in der Kommunikation mit anderen zu beeinflussen. Was einst noch freundlich als »Nudging« (to nudge: anstupsen, anstoßen) beschrieben wurde, um einen anderen dazu zu bringen, etwas zu tun oder zu lassen,[4] findet im Brainhacking seine rabiatere Form. Unser Verstand und unsere Psyche seien inzwischen gekapert worden, findet beispielsweise der ehemalige Google-Manager Tristan Harris. Das Werkzeug der Übeltäter in der Computerindustrie ist das Smartphone, das uns alle zu Abhängigen machen soll. Harris' Vorwurf lautet, die Tech-Industrie setze alles daran, uns so lange am Bildschirm zu fesseln wie eben möglich.

Dahinter steckt ökonomische Logik. Viele Webangebote sind über Werbung finanziert, deshalb gilt für sie: Beachtung ist Geld. Je öfter und je länger die Nutzerinnen und Nutzer an ihrem Telefon zugange sind, desto besser verdienen die Unternehmen. Um das zu gewährleisten, gibt es ein paar Tricks.

Wer auf YouTube ein Video schaut, bekommt gleich im Anschluss das nächste gezeigt, auch wenn er gar nicht danach gesucht hat. Diese Autoplay-Funktion setzt auch der Streaming-Anbieter Netflix ein. Auf eine Folge einer Serie folgt in Sekundenschnelle die nächste. Für die Spannung zur Überbrückung sorgen die dramaturgischen Cliffhanger. So kann man leicht mal vier bis sechs Folgen am Stück schauen und eine halbe Nacht vor dem Bildschirm verbringen. Binge Watching heißt das. Aus dem Sauf- wird das Sehgelage. Mit kleinen technischen Tricks locken uns die Firmen in die zeitweilige Abhängigkeit. »Einige der klügsten Köpfe weltweit arbeiten daran, unsere geistige Selbstbestimmung zu untergraben«, sagt Harris.[5] Das geht also schon recht gut mit psychologischen Mitteln. Aber da geht natürlich noch viel mehr.

Spracherkennung: Im Anfang war das Wort

Die Tech-Industrie konzentriert sich längst nicht mehr nur auf das Nudging. Aus jeder neuen Variante der Verbindung von Computer und Gehirn entstehen neue, bessere Möglichkeiten, die immer in zwei Richtungen genutzt werden – zum Guten und zum weniger Guten. So wie das beim Hacking immer war.

Ein althergebrachtes Beispiel ist eine gängige Kommunikationsform, die früher einmal »Textverarbeitung« hieß. Wer schreibt eigentlich noch auf einem fest installierten Computer? Immer mehr Menschen nutzen einen Laptop oder schlicht das Smartphone. Denn Arbeit wird erledigt, wenn sie anfällt, ganz egal, wo man gerade ist. Bei mir hat das dazu geführt, dass mir die mühsame Tipperei ins Telefon für längliche E-Mails auf den Geist geht. Langwierig, fehleranfällig, und man verkrampft auf Dauer. Also bin ich dazu übergegangen, meine E-Mails einfach über die Spracherkennungssoftware Siri ins Telefon zu diktieren. Auch dabei entstehen oft noch viele, manchmal sehr lustige Fehler. Siri schreibt zum Beispiel gerne »Käse« statt »These« oder »Hauerei« statt »Hawaii« und bringt damit ganze Absätze um Sinn und Verstand. Aber es geht erheblich schneller als die reine Handarbeit. Das Telefon ist endgültig zur Schnittstelle zwischen meinen Gedanken und meiner Umwelt geworden.

Alle großen Technologieunternehmen haben einen Sprachassistenten für zu Hause im Programm oder planen, einen auf den Markt zu bringen: Alexa von Amazon, Google Home, Cortana von Microsoft, der Siri-Lautsprecher von Apple. Die Systeme stehen in den eigenen vier Wänden immer bereit, sprachliche Anweisungen zu empfangen (»Alexa, bestell mir ein Taxi!«). Sie werden langsam, aber sicher Teil unserer sozialen Umgebung. Immer mehr Kinder wachsen heute im Dialog mit künstlich intelligenten Gesprächspartnern auf.[6] Manchmal verändert sich über die Zeit ganz verräterisch der Tonfall in der Ansprache des intelligenten Lautsprechers (»ALEXA!!!«). Eine längerfristige Beobachtung, wie ein Besitzer mit seinem Sprachassistenten umgeht, kann auch einen Einblick in die autoritären oder sadomasochistischen Züge der menschlichen Seele geben. Alles ganz wie im wirklichen Leben also.

Die Geräte hören immer zu, und was sie hören, wird als Datensatz umfänglich ausgewertet. So lernt die Technik ihre menschlichen Gegenüber besser zu verstehen. Wie egozentrische Kinder fühlen sie sich gerne auch dann angesprochen, wenn sie gar nicht gemeint sind. Amazons Alexa reagiert auf alle möglichen Worte mit einem scharfen K- oder X-Laut. Ein Nachrichtensprecher hatte in einem amerikanischen Lokalsender darüber berichtet, wie die sechsjährige Brooke aus Texas über Alexa aus Versehen ein Puppenhaus bestellt hatte. Dabei zitierte er das Mädchen mit »Alexa, bestell mir ein Puppenhaus« und löste damit im ganzen Land eine Massenbestellung für Puppenhäuser aus, weil viele Alexas in den Wohnzimmern der Fernsehzuschauer den Satz als Aufforderung verstanden.[7] Wenn Alexa sich zu häufig ungefragt einmischt, kann das nervig werden. So entwickeln sich erste For-

160

men einer Geheimsprache, um sicherzugehen, dass Alexa nicht reagiert. Eine Freundin sagte neulich zu mir: »Wenn wir über sie sprechen, nennen wir sie ab jetzt Chantal.« Amazon und Microsoft haben ihre Geräte inzwischen sogar so programmiert, dass Alexa und Cortana sich auch miteinander unterhalten können. So ist das mit dem Fortschritt: Wir sitzen bald dabei, wenn künstlich intelligente Maschinen das Leben besprechen.

Ohne Umweg: vom Kopf in die Cloud

Sprechen ist das neue Schreiben. Die Verbindung vom Gehirn als Entstehungsort der eigenen Gedanken zum Computer ist damit schon mal bedeutend kürzer und schneller geworden Auch das aber wird nur eine Übergangsphase sein. Die Zukunft des Schreibens habe ich vor einigen Monaten ausprobiert. Ich schrieb – ganz programmatisch – das Wort Schnittstelle – »Interface«. Dafür habe ich mehrere Minuten gebraucht. Nicht weil das Wort so besonders schwierig oder ich so blöd wäre. Es ging um das Wie.

Ich saß in einem neurowissenschaftlichen Forschungslabor an der Universität Tübingen, trug ein Netz mit befeuchteten Elektroden auf dem Kopf und starrte konzentriert auf einen Bildschirm, auf dem eine Software Buchstabenzirkel kreisen ließ. Immer wenn ich mich besonders auf den Buchstaben konzentrierte, den ich gerne schreiben wollte, tauchte der wie durch ein Wunder auf einem zweiten Bildschirm auf. Es braucht eine gewisse Übungsphase, in der die Software sich mit einem Gehirn und seinen neuronalen Impulsen vertraut gemacht hat. Und es ist noch ein sehr langsamer Schreibprozess. Aber es geht. Es ist mir tatsächlich gelungen, allein durch die Kraft der Gedanken das Wort »Interface« zu schreiben.

Wie fragil Konzentration und Denken sind, wie leicht externe Messungen von Gehirnströmen über am Kopf angebrachte Elektroden irritiert und verfälscht werden können, hat das Experiment allerdings auch gezeigt. Im zweiten Anlauf wollte ich das Wort »Vertrauen« auf den Bildschirm denken. Ich bin nur bis »Ve« gekommen, dann ging die Tür des Labors auf, ein Mann steckte seinen Kopf hinein, sagte »Oh, Entschuldigung«, und ging wieder. Aber bei mir ging danach für lange Zeit nichts mehr. Die Konzentration ist wie ein scheuer Vogel, der sofort aufschreckt und davonfliegt, wenn ein unerwarteter äußerer Reiz ihm in die Quere kommt. Das zeigte sich übrigens auch an der Aufzeichnung meiner Hirnwellen während des Versuchs. Schon das entfernte Zwitschern der Vögel jenseits des Laborfensters sorgte für Ausschläge in den Aufzeichnungen, die mich eher auf erdbebengleiche Erschütterungen hätten schließen lassen. Es war durchaus unbeabsichtigt, dass man die Verbindung der beiden Versuche im Schreiben durch Denken metaphorisch interpretieren kann: Das *Interface* funktioniert schon, aber allzu viel *Vertrauen* dürfen wir noch nicht in die Technologie haben, denn die Verbindung zwischen Gehirn und Computer steht noch auf sehr wackeligen Beinen. Es ist wohl tatsächlich noch eine Weile hin, bis die Technik so gut funktioniert, dass unser Denken das Wischen, Tippen oder Sprechen im Umgang mit dem Smartphone ablösen kann.

Einige glauben, es werde sehr viel schneller gehen. Zu denen gehört der Gründer und CEO von Facebook, Mark Zuckerberg. Facebook will über die Analyse von Nutzerpostings und mit dem Einsatz Künstlicher Intelligenz erkennen, ob jemand suizidgefährdet ist.[8] Das ist aber nur eine der Vorstufen direkter Sprachanalyse. »Wir arbeiten an einem System, das es euch erlauben wird, direkt aus eurem Gehirn heraus zu tippen, und zwar fünf Mal so schnell, wie ihr heute auf euren Telefonen tippen könnt«, schrieb Mark Zuckerberg in einem Blogpost im April 2017 zur Ankündigung eines »silent speech interfaces«, das Facebook soeben auf seiner Entwicklerkonferenz F8 vorgestellt hatte.[9] Ein Team von sechzig Personen arbeitet mit Volldampf an dieser Technologie. Sie soll es möglich machen, einhundert Wörter pro Minute als Text in einen Computer zu denken. Der derzeitige Rekord für das Schreiben per Gehirn liegt bei acht Wörtern pro Minute,[10] für Menschen wie mich, die das zum ersten Mal ausprobierten, ist schon das ein absolut utopischer Wert. Dazu muss man allerdings wissen, dass dieser Rekord mithilfe eines Hirnimplantats möglich wurde, also dadurch, dass man in einer Operation eine Sonde in das Gehirn eines gelähmten Mannes eingeführt hat. Die Signalerkennung funktioniert dann sehr viel besser und genauer als mit den außen am Kopf angebrachten Elektroden.

Facebook weiß ganz genau, dass sich die meisten Menschen kaum die Köpfe öffnen lassen wollen, um einen Chip eingesetzt zu bekommen. Deshalb arbeitet das Unternehmen an einem nicht invasiven Gerät, das trotzdem diese Schreibgeschwindigkeit ermöglichen und in etwa zwei Jahren in die Massenproduktion gehen soll. Das Unternehmen wies gleich in der ersten Präsentation ungefragt darauf hin, dass es nicht Ziel sei, fremde Gedanken abzuhören. »Es geht nicht darum, aufs Geratewohl Gedanken zu entschlüsseln«, so die damalige Chefentwicklerin Regina Dougan. Die Technologie solle nur solche Gedanken entschlüsseln, bei denen die Nutzer »sich schon entschieden haben, sie zu teilen, indem sie sie an das Sprachzentrum ihres Gehirns gesendet haben«[11].

Das ist eine sehr feine und fragwürdige Unterscheidung zwischen privatem und öffentlichem Denken. Und sie verrät, wo es zukünftig gefährlich werden könnte. Ist es wirklich möglich, so genau zu sagen, wann ein Gedanke zur Veröffentlichung bestimmt ist? Ist es dieser Bruchteil einer Sekunde, in dem die zugrunde liegenden neuronalen Reize an das Sprachzentrum im Gehirn weitergeleitet werden? Und gibt es nicht die Situationen, in denen man schon zu sprechen begonnen hat und sich dann aus guten Gründen eines Besseren besinnt, das Gehirn also die voll im Gang befindlichen neuronalen Reize stoppt, um ihnen andere entgegenzusetzen?

Wenn es Facebook gelingt, diesen Moment abzupassen, die Gedanken zu codieren und in geschriebenen Text zu verwandeln (was messmethodisch derzeit durchaus fragwürdig scheint), macht es uns das Schreiben von Nachrichten unendlich leichter. Aber die Kontrolle unserer Kommunikation mit der Außenwelt wird komplizierter. Man kennt das: Schnell hat man eine wütende Nachricht in sein Telefon getippt und im Eifer des Gefechts abgeschickt. In diesem Prozess gibt es einige Punkte, an denen man zu sich selbst »Stopp!« sagen kann. Wenn die Gedanken gleich aus dem Kopf ins Gerät gesandt werden, ohne dass man noch irgendetwas tun muss, sollten wir uns einen neuen Haftungsausschluss als Abschlussklausel unserer E-Mails, SMS und Chats ausdenken: »Diese Nachricht wurde direkt aus meinem Gehirn gesandt. Ich bitte, Fehler, gedankliche Kurzschlüsse und beleidigende Inhalte zu entschuldigen.« Die Hirn-Text-Schnittstelle für schnelleres Schreiben ist nur eine von vielen Entwicklungen, an denen derzeit rund um die Welt geforscht wird, um das Gehirn effektiver zu nutzen, damit die menschliche Leistungsfähigkeit zu verbessern und uns das Leben leichter zu machen. Aber sie ist sicherlich eine der bemerkenswertesten. Hinter diesen unternehmerischen Bestrebungen wartet das große Zukunftsgeschäft. Im Silicon Valley entschlüsseln Beobachter bereits die ersten Anzeichen einer »Brain-Tech-Bubble«[12]. Die neurowissenschaftliche Forschung ist seit fünfzig Jahren im stetigen Aufwind. Ein sicheres Indiz: Die Zahl der angemeldeten Patente steigt rasant. 2010 wurden in den USA 800 relevante Patente angemeldet, 2014 waren es schon über 1600.[13]

Es entsteht ein harter Wettbewerb darum, wer zuerst erfolgreich das Nervensystem kontrollieren und eine für den Massenmarkt taugliche Technologie anbieten kann für das Gedankenlesen oder den Brainchat, das Plaudern von Hirn zu Hirn. Im Guten wie im Schlechten wird das Gehirn »das zukünftige Kampfgebiet«, sagt James Giordano, Neuroethiker an der Georgetown University.[14]

Bedachtsame Protagonisten im neurowissenschaftlichen Forschungsfeld sind durchaus nicht sicher, ob das eine gute oder schlechte Entwicklung ist. Die meisten Vertreter der Tech-Branche sehen in einer Mixtur aus Erfindergeist, Technologie und ausreichend Kapital die Idealkonstellation für Fortschritt, und das zeigt sich nun auch an der Arbeit rund um das Gehirn. Es geht nicht mehr allein darum, Lösungen für medizinische Probleme zu finden. Es geht darum, den Menschen besser zu machen. Und dafür haben einige Start-ups unser Gehirn schon längst ins Visier genommen. Ob sie ihr Ziel erreichen werden, mag noch in den Sternen stehen. Aber sie scheinen fest entschlossen, es zu erreichen.

Station 9

**Brainhacking – worauf nicht nur Facebook,
Google & Co. zusteuern**

Da ist zum Beispiel Bryan Johnson. Er hat 100 Millionen Dollar (von den zuvor erwähnten 800 Millionen, die er für sein digitales Bezahlsystem Braintree von PayPal beziehungsweise eBay bekommen hatte) in ein neues Start-up namens Kernel investiert, das ein Hirnimplantat entwickeln will, mit dem sich Gedächtnisstörungen und Krankheiten wie Alzheimer oder die Folgen eines Schlaganfalls mildern lassen. Auf der Website des Unternehmens lesen wir: »Im vergangenen Jahrhundert haben wir unsere Vorstellung davon, was menschlich ist, erheblich erweitert. [...] Um unsere menschlichen Grenzen weiter auszuloten, brauchen wir Technologien, die uns Zugang verschaffen zum kraftvollsten Werkzeug, das wir haben: das menschliche Gehirn.«[1] Kernel, so schreibt das Unternehmen weiter, will mit seinen Entwicklungen neurologische Erkrankungen bekämpfen. Aber es geht um mehr. Künftig sollen diese Technologien auch etwas anderes ermöglichen: »Cognitive Enhancement« – die Erweiterung des menschlichen Denkvermögens.

Das Start-up Openwater der Silicon-Valley-Unternehmerin Mary Lou Jepsen, gegründet 2016, will bildgebende Verfahren entwickeln, die denen aus dem Magnetresonanztomografen gleichen, bei denen das technische Equipment aber leicht in ein Stirnband oder einen Hut zu integrieren ist. Auch hier geht es um medizinische Einsatzmöglichkeiten, aber noch um mehr. »Unser Moonshot ist die Telepathie«, sagt Jepsen.[2] Kommunizieren durch Denken, das ist also auch für

166

Jepsen die Traumvorstellung einer drahtlos vernetzten Zukunft, in der Gehirne mit Gehirnen sprechen. Nach Ansicht der Unternehmerin funktioniert das alles auf der Basis solider Physik und mathematischer Prinzipien. Wenn es nach ihr geht, dürfen wir uns darauf freuen, dass diese Zukunft in drei Jahren schon Gegenwart sein wird.

Auch Elon Musk, Vorzeigeunternehmer im Silicon Valley, hat ein Unternehmen gegründet, das eine für den Massenmarkt taugliche Verbindung zwischen Gehirn und Computer entwickeln will. Sein Team forscht an einem ultradünnen Elektrodennetzwerk (»neural lace«), das sich mit einer Spritze ins Gehirn einbringen lässt, dort entfaltet und weitflächig Nervensignale aufzeichnen kann. Über ein solches Netz wird das Gehirn dann mit dem Internet und anderen Gehirnen verbunden, die mit der gleichen Technologie ausgestattet sind. Eine andere Möglichkeit sieht Mitgründer Dongjin Seo darin, eine Wolke von Silikonsendern, jeder so fein wie ein menschliches Haar, ins Gehirn zu injizieren (»neural dust«), die über einen Transponder mit der Außenwelt kommunizieren können. Das klingt noch sehr nach Science-Fiction. Nach den Erfolgen, die Musk mit Tesla (Elektroautos) und SpaceX (Raumfahrt) hingelegt hat, zieht sein Start-up Neuralink allerdings besondere Aufmerksamkeit auf sich. Seine Ideen sind die derzeit am weitesten in die Zukunft reichenden, denn er will die menschliche mit der Künstlichen Intelligenz verbinden. Wie das gehen soll, werden wir uns später noch genauer anschauen.

Aktuell arbeiten knapp dreißig Unternehmen an der neurotechnologischen Eroberung des Gehirns.[3] Die wenigsten von ihnen widmen sich rein medizinischen Anwendungen, wie der Neuroprothetik, der Behandlung von Hirnverletzungen, Schlaganfällen oder der Schmerzbehandlung. Sie wollen mithilfe neuer Technologien vielmehr an der Erweiterung des Denkens durch Neurostimulation, Neuromodulation, Hirn-Apps und der Entwicklung von Hirn-Computer-Schnittstellen mitwirken. Die meisten wurden zwischen 2008 und heute gegründet. Neurotechnologie ist das neue Eroberungsgebiet für den Gründergeist. Und der weht meist an der US-Westküste. Bis auf eine Handvoll Firmen, die in Kanada, Großbritannien und der Schweiz ansässig sind, findet die unternehmerische Neurorevolution in den USA statt. Dort sitzt auch ein Großteil des Geldes, das in die neuen Technologien fließt. Die Erneuerung des Denkens könnte so auch zu einem neuen Kampfplatz um regionale Vorherrschaft, um die wirtschaftliche und kulturelle Überlegenheit im Neurokapitalismus werden.

Dazu passt es, dass auch in der mit öffentlichen Geldern unterstützten Großforschung zwei Projekte Schlagzeilen machen – eines in den USA und eines in Europa. Am 2. April 2013 kündigte der damalige US-Präsident Barack Obama in seiner Rede zur Lage der Nation an, im Rahmen der BRAIN-Initiative (»Brain Research through Advancing Innovative Neurotechnologies«) solle langfristig daran gearbeitet werden, die Schaltkreise im menschlichen Gehirn zu kartieren, um so seine Funktionsweise im Detail zu verstehen und Krankheiten wie Alzheimer oder Parkinson bekämpfen zu können.[4] Die 100 Millionen Dollar öffentlicher Gelder, die Obama zum Start versprach, sind inzwischen nur mehr der magere Beginn einer langfristigen Forschungsstrategie, die auf zehn Jahre angelegt ist und pro Jahr mindestens zwischen 300 und 500 Millionen Dollar benötigen wird.[5]

Im selben Jahr hat die Europäische Kommission mit dem Human Brain Project ihr eigenes Flaggschiffprojekt als Konkurrenz ins Leben gerufen. Es soll mit mehr als einer Milliarde Euro gefördert werden. Nicht nur in der finanziellen Ausstattung unterscheiden sich beide Projekte. Während die BRAIN-Initiative als Netzwerk vieler unterschiedlicher Forschungsprojekte organisiert ist, ging das Human Brain Project aus einem einzelnen Vorgängerprojekt hervor, das der Neurophysiologe Henry Markram von der École polytechnique fédérale de Lausanne ins Leben gerufen hatte. Markram will das menschliche Gehirn im Computer simulieren. Die An-

168

fänge dafür hat er mit Teilen eines Rattenhirns in seinem »Blue Brain Project« abgesteckt, im Rahmen des EU-Projekts wollte er sich mit EU-Geldern ans Menschenhirn machen.

Markrams Ansatz drehte sich eher um Big Data und Computermodelle. Und so hagelte es sehr schnell massive Kritik. »Die Idee, eine Landkarte des Gehirns zu erstellen oder dieses zu simulieren, ohne vorher zu verstehen, welche Bereiche welche Funktion haben, ist vom Ansatz her falsch«, sagt der Neurobiologe Martin Schwab von der Universität Zürich.[6] Als dann noch der neurowissenschaftlichen Grundlagenforschung die Gelder gestrichen werden sollten, unterzeichneten mehr als 800 Neurowissenschaftler ein Protestschreiben gegen Projektausrichtung und Projektleitung.[7] Schon nach einem Jahr steckte das Großprojekt in einer Sackgasse fest. Im Frühjahr 2015 wurde die Führung aus Henry Markram und zwei Kollegen abgesetzt und das Projekt neu aufgestellt.

Die Forschung am Gehirn scheint ebenso kompliziert zu sein wie das Gehirn selbst. Wo das große Geld am Horizont blinkt, wird der Wettbewerb unter den Goldgräbern rauer. Forschung ist zudem hochpolitisch, denn es geht immer auch darum, wer wann die Weichen für eine Entwicklung stellt, die andere unter Zugzwang setzt. Doch bei allen Annäherungsversuchen an das Gehirn als Zone der Selbstverbesserung und Marktplatz für neue unternehmerische Initiativen geht es letztlich um zwei Dinge: das Gehirn zu lesen und in das Gehirn hineinzuschreiben. Es ist also eine umfassende Revolution der Kommunikation, die uns im Kopf bevorsteht. Wie wir uns mit uns selbst verständigen und mit anderen Menschen, mit den uns umgebenden Computern und den im Internet der Dinge vernetzten Gegenständen unseres Lebens. Wie wir unser Gehirn künftig als Knotenpunkt einer Welt neu kennenlernen, in der potenziell alles mit allem verbunden ist. Diese Revolution fordert nicht allein unser Denken heraus, sondern auch seine physiologischen und psychologischen Grundlagen. Und sie lockt eben nicht nur WhiteHats an.

Mitten ins Hirn: von Bedenkenträgern, Cyborgs und Verrückten

Die Technik, mit der diese Revolution möglich wird, schleicht sich langsam an. Bisher macht sie noch am Übergang von der Hardware (Maschine) zur Wetware (menschlicher Körper beziehungsweise Gehirn) halt. Mit einer Ausnahme: der Medizin. Von Hirnschrittmachern und invasiver Neurostimulation war schon ausgiebig die Rede. Jenseits medizinischer Anwendungen bleiben Körper und Gehirn in der öffentlichen Diskussion noch unberührbare Zone für die technischen Geräte, an denen ja längst intensiv geforscht wird. Bei einer repräsentativen Befragung erwachsener Amerikanerinnen und Amerikaner Ende 2016 zeigt sich ganz klar, welche Vorbehalte gegenüber möglichen invasiven Technologien bestehen. Schon bei Genmanipulationen zur Reduzierung von Krankheitsrisiken sind viele Menschen skeptisch. Immerhin die Hälfte der Befragten kann sich die aber für sich oder ihre Kinder in Zukunft vorstellen. Synthetischem Blut zur Verbesserung der körperlichen Leistungsfähigkeit stehen schon mehr als 60 Prozent skeptisch gegenüber. Und Hirnimplantate zur Verbesserung der kognitiven Leistungsfähigkeit sind für eine klare Mehrheit von zwei Dritteln der Befragten derzeit unvorstellbar.[8]

Das ist eine klare Aussage. Allerdings muss sie für die Zukunft nicht viel bedeuten. Nur zwei Beispiele, wie die Wirklichkeit die Einschätzungen selbst von Profis überholen kann: Thomas J. Watson, damals Chairman von IBM, sagte 1943 angeblich voraus, es werde einen Weltmarkt für vielleicht fünf Computer geben. Gefragt nach dem ersten iPhone, das Apple-Chef Steve Jobs soeben vorgestellt hatte, brach Microsoft-Chef Steve Ballmer in einem Fernsehinterview in lautes Lachen aus: »Was? 500 Dollar für ein Telefon, das nicht mal für Geschäftsleute geeignet ist, weil es keine Tastatur hat?« So kann man sich irren, wenn es um die disruptive, ja, revolutionäre Veränderung des Lebens durch neue Technologien geht. Alvaro Fernandez, Autor eines ersten umfassenden Berichts über neurotechnologische Anwendungen und Marktentwicklungen sagt: »Unsere Analysen zeigen ganz klar: Diese Technologien, werden zum Standard – in der Medizin und darüber hinaus.«[9]

Trotzdem: Bei Hirnimplantaten ist die Sache kompliziert. Ein Eingriff in den Kopf ist nicht nur ein gesundheitliches Risiko. Es ist auch ein Spiel mit dem neuronalen Feuer, das jeden Menschen als individuelle Persönlichkeit antreibt. Religiöse Menschen finden daher, mit solch einer Technologie überschreite der Mensch eine Grenze. Gott zu spielen am eigenen Kopf, das trifft bei Gläubigen zu zwei Dritteln auf totale Ablehnung, bei nicht religiösen Menschen nur zu einem Drittel. Und dann zeigt die eben zitierte Umfrage noch etwas Interessantes: Ein Hirnimplantat kommt für knapp die Hälfte der Befragten dann infrage, wenn es lediglich dafür sorgt, dass die kognitiven Leistungen immer auf dem Level sind, den man ansonsten auch zumindest gelegentlich ganz natürlich erreichen kann. Liegen sie dagegen mit Implantat deutlich über den normalen Fähigkeiten, schrumpft die Zustimmung zur Technologie auf 30 Prozent. Sich im Rahmen der menschenmöglichen Variationsbreite zu bewegen, aber nicht über sie hinausgehen zu wollen, das ist eine kluge und nachvollziehbare Unterscheidung. Sie ähnelt der, die man bei Medikamenten oder Drogen auch treffen muss: Bin ich bereit, eine Beeinträchtigung meiner Urteilsfähigkeit zuzulassen, die auch Kontrollverlust bedeutet, weil mein Gehirn mir nicht mehr helfen kann, meine Lage verlässlich einzuschätzen? Die Ängstlichen verzichten lieber, wenn sie die Wahl haben, die Risikofreudigen genießen die Spannung der Unvorhersehbarkeit.

Zu denen, die sich nicht abschrecken lassen, gehört definitiv Neil Harbisson, der erste Cyborg-Künstler unserer Zeit, das erste Mischwesen aus Mensch und Maschine. Harbisson ist farbenblind. Er sieht die Welt in Schwarz-Weiß und hört

171

sie in Farben. Und das geht so: 2014 ließ sich Harbisson eine Antenne in den Schädel implantieren. An der Antenne sitzt vorne eine kleine Kamera, »Eyeborg« genannt, mit deren Hilfe er 360 unterschiedliche Farben hören kann, ungefähr so viele, wie das gesunde menschliche Auge auch wahrnehmen kann. Die Kamera zeichnet die Farben auf und verwandelt sie in unterschiedliche Töne, die über die Antenne direkt in eine Vibration des Schädelknochens übersetzt werden. Mit diesem technischen Hilfsmittel hat Harbisson sich zum Synästhetiker gemacht. Das sind Menschen, die eine Sinneserfahrung gekoppelt mit einer anderen machen können. Bei ihnen haben Zahlen zum Beispiel eine Farbe, Geschmäcker haben Formen.

Bei einem Auftritt an der Universität St. Gallen 2017 berichtete Harbisson, was es bedeutet, über sein Eyeborg mit der Außenwelt verdrahtet zu sein. Die Antenne ist mit Bluetooth und WiFi ausgestattet, und so kann es auch passieren, dass ihm irgendjemand unverlangt ein Foto in den Kopf sendet. Auch das löst dann Töne aus. »Es ist ein Leben mit einem neuen, zusätzlichen Sinn«, sagt Harbisson. »Man kann ihn nie wieder abschalten.«

Den Umgang mit der Verbindung von Maschine und menschlichem Körper werden wir erst Schritt für Schritt lernen müssen. Harbisson hat einen Kampf mit den britischen Behörden ausgetragen, die von ihm verlangten, er solle die Antenne für sein Passfoto abnehmen. Er argumentiert: Das ist keine Technik, sondern ein Teil meines Körpers. Irgendwann hat die Behörde beigedreht – ein erster Sieg für die juristische Anerkennung der Verschmelzung von Technologie und Mensch. Neil Harbisson war damit der erste staatlich anerkannte Cyborg der Welt.

Selbst gehackt: die verrückte Geschichte eines Pioniers

Den Titel des ersten staatlich anerkannten Cyborgs hätte auch ein anderer gerne für sich in Anspruch genommen. Der Neurowissenschaftler Philip R. Kennedy forscht seit mehr als dreißig Jahren an der Verbindung zwischen Körper und Computer. Kennedy gilt als der »Vater der Cyborgs«[10]. Ende der Achtzigerjahre arbeitete er in einem Labor am Georgia Institute of Technology verbissen daran, das erste Hirnimplantat zu entwickeln. Dadurch sollte es Menschen mit Locked-in-Syndrom, die vollständig gelähmt und sozusagen im eigenen Körper gefangen sind, wieder möglich werden, sich wenigstens rudimentär zu verständigen. Kennedy wollte eine Sonde ins Gehirn der Patienten einführen, mit der die Nervensignale so aufgezeichnet und über einen Draht nach außen übertragen werden, dass eine Verbindung zu einem Computer hergestellt werden kann, der die Signale in eine wie auch immer geartete Sprache übersetzt.

Das Problem war klar, die Lösung allerdings nicht. Und das liegt an der Beschaffenheit des menschlichen Gehirns. Die graue Masse ist nämlich weich. Alles, was eingeführt wird, sitzt nicht fest, sondern ist ständig in Bewegung. In Versuchen mit Affen beobachtete Kennedy, dass die ins Gehirn implantierten Elektroden nie genau und vor allem konstant die Signale identifizierter Nervenzellbereiche übermitteln konnten. Sie schwammen im Affenhirn wie Mandeln in einem Wackelpudding. »Die Technologie stimmt einfach noch nicht«, dachte sich Kennedy und arbeitete weiter.

Er entwickelte dann selbst ein Implantat, das aus einem winzigen Glaskegel und zwei Drähten bestand. Die Idee dahinter war genial. Einmal eingeführt ins Gehirn, sollten die Nervenzellen den Millimeter großen Glaskegel umarmen. Im übertragenen Sinne natürlich. Die Zellfortsätze der Nervenzellen im Umfeld des Fremdkörpers sollten in den Kegel hineinwachsen und ihn damit fest an der Stelle im Gewebe verankern, an der er dauerhaft positioniert werden sollte. Die ersten Versuche an Ratten waren vielversprechend, und 1996 erhielt Kennedy von der US-Lebens- und Arzneimittelbehörde FDA die Erlaubnis, sein Implantat an Patienten zu testen. Seine Patientin Marjory, in allen Dokumenten nur unter dem Kürzel MH geführt, war die Erste, der Kennedys Implantat operativ eingesetzt wurde. Erste Versuche zeigten, dass Kennedys Implantat eine Verbindung zwischen Marjory und dem Computer hergestellt hatte. Doch die Patientin starb an Lungenentzündung und Nierenversagen, bevor ihr Gehirn die Kommunikation zwischen Implantat und Computer trainieren konnte.

Trotzdem waren die Forschungsinstitutionen auf Kennedy aufmerksam geworden. Er erhielt Millionen von Dollar an Forschungsgeldern, um an seiner Computer-Hirn-Schnittstelle weiterzuarbeiten. Dann gelang tatsächlich das bis dahin Unvorstellbare. Johnny Ray, ebenfalls Locked-in-Patient, konnte nach der Implantation von Kennedys Glaskegel per Gedanken einen Cursor auf dem Computerbildschirm bewegen und kurze, einfache Worte buchstabieren, um sich zu verständigen.[11] Das war das erste Mal, dass so etwas gelungen war, ein weltweiter Durchbruch. »Kennedy könnte der nächste Alexander Graham Bell sein«, schrieb die *Washington Post* am 17. Januar 1999. »Er könnte aber auch der nächste Johann Philipp Reis sein.«[12] Der Deutsche Reis hatte 1860, sechzehn Jahre vor Alexander Graham Bell, bereits ein Telefon gebaut aus einem Geigenkasten, einem Stück Bierfass und einer Wurstpelle. Es funktionierte. Aber es funktionierte eben nicht gut genug, und so war es Bell, der die weltweite Kommunikation revolutionieren sollte.

Kennedy wurde nicht der nächste Bell. Er blieb der Johann Philipp Reis der Hirnimplantate. Die Skepsis gegenüber seiner Arbeit überwog die Hoffnungen auf Heilung. Seine Quellen für Forschungsgelder versiegten. Die FDA entzog ihm die Erlaubnis, sein Implantat weiter zu testen. Kennedy konzentrierte sich in den Folgejahren auf das von ihm gegründete Unternehmen Neural Signals, um seine Entwicklung weiter voranzutreiben. Aber ohne Geld und weitere Möglichkeiten, mit Patienten zu arbeiten, war das wenig erfolgversprechend.

Zehn Jahre vergehen nach der dritten Operation an einem Patienten, einem sechzehnjährigen Jungen, der sich nach einem Hirnschlag freiwillig für den Versuch mit dem Implantat gemeldet hatte. Zehn Jahre ohne weiteren Fortschritt und ohne die Forschungsgelder, die dafür nötig waren. Zu lang, findet Kennedy, und trifft eine weitreichende Entscheidung.

Im Juni 2014 fliegt Kennedy nach Belize. Dort findet er sich in der Klinik von Joel Cervantes ein. Nach so vielen Jahren vergeblicher Mühe, den neurowissenschaftlichen Fortschritt voranzutreiben und den entscheidenden Schritt, die Verbindung zwischen Gehirn und Computer, gangbar zu machen, ist Kennedy überzeugt: Wenn er jemals einen weiteren Durchbruch erzielen will, muss er das Thema zu einem sehr persönlichen machen. Er muss das Implantat an einem gesunden Gehirn testen. An seinem eigenen.

Der Arzt, dem Kennedy zuvor 25 000 Dollar gezahlt hat, wird ihn am Gehirn operieren und ihm sein eigenes Implantat einsetzen. Warum in Belize? Weil sich in den auf neurochirurgische Eingriffe spezialisierten Kliniken der USA keine Ärzte finden, die eine solche Operation vornehmen. Sie würden damit gegen ihre ärztlichen Regeln verstoßen. In Belize ist das offenbar anders. Dass die von ihm gewählte Klinik sich ansonsten eher auf Medizintourismus spezialisiert hat, auf Nasenbegradigungen und Bauchstraffungen, hält Kennedy nicht von seinem Plan ab.

Die Operation, bei der Kennedy der Miniaturglaskegel ins Gehirn eingesetzt wird, dauert fast zwölf Stunden. Nach außen hin sieht es aus, als sei alles prima verlaufen. Als Kennedy endlich aus der Narkose erwacht, steht Cervantes vor ihm, nimmt seine Brille ab, hält sie dem hirnoperierten Kennedy entgegen und fragt: »Was ist das?« Es entsteht ein Moment der Stille, der zu lange dauert. Kennedys Augen rollen, er blickt zur Decke und macht den Eindruck, als wolle er mit aller Kraft einen inneren Schalter anwerfen, um sein Gehirn in Gang zu setzen. Es funktioniert nicht. Als er schließlich versucht zu antworten, kommen nur unverständliche Laute aus seinem Mund. Der Neurologe, der sein Gehirn hat hacken lassen, scheint den Verstand verloren zu haben.[13] Das ist vermutlich der Moment, in dem der Chirurg denkt: »Mein Gott, ich hätte diese Operation nie machen dürfen.«

Die Schwierigkeiten halten auch Tage nach der Operation an. Blutdruckprobleme während des Eingriffs haben zu einer Schwellung des Gehirns geführt. Kennedy kann einzelne Worte mehr schlecht als recht aussprechen. Es ist, als fehle irgendwo die Verbindung zwischen ihnen, als hake die Abstimmung im Gehirn, die aus einzelnen Worten Sprache macht. So dauert die Gesundung Wochen, in denen Kennedy wieder neu sprechen lernen muss. Im Rückblick sagt er, er habe keine Angst gehabt, habe das Implantat ja erfunden und gewusst, was ihn erwarte.[14]

Kennedy wird wieder ganz gesund, er gewinnt seine Sprache zurück. Monate später kehrt er nach Belize zurück. Eine zweite Operation. Dieses Mal setzt der Chirurg die elektronische Verdrahtung ein, die es Kennedy erlauben soll, seine neuronalen Signale auszulesen und im Computer zu verarbeiten. Dieses Mal gibt es keine Probleme. Kennedy reist wieder nach Hause und beginnt, als Ein-Mann-Labor, sein eigenes Gehirn auszulesen und die Funktionsweisen des Implantats wissenschaftlich zu dokumentieren. Es sind einzelne Worte oder ganz kurze Phrasen, die Kennedy schließlich denkt, und der Computer zeichnet sie auf. Eine davon lautet: »Hello world.«[15]

Er beginnt seine Ergebnisse auf verschiedenen wissenschaftlichen Konferenzen zu präsentieren. Die Reaktion ist zweigeteilt: Einige bewundern ihn für seinen Mut und seine Entschlossenheit, sich mit seinem eigenen Gehirn für den Fortschritt bei der Entwicklung der Hirn-Computer-Schnittstellen einzusetzen. Andere halten ihn schlicht für verrückt. Eines hat Kennedy in jedem Fall erreicht. Er hat bewiesen,

176

dass es grundsätzlich möglich ist, ein Gehirn mit einem Computer zu verbinden und sich allein über Denken zu verständigen. Damit hat er die Grundlage geschaffen für das, woran heute Unternehmen mit voller Kraft arbeiten, um irgendwann eine Technologie für den Massenmarkt zu produzieren, die es möglich macht, per Denken zu kommunizieren.

Es gibt inzwischen eine ganze Reihe weiterer Versuche mit Implantaten, die vielversprechend sind. Doch die Skepsis bleibt. Niels Birbaumer, Experte für Hirn-Computer-Schnittstellen an der Universität Tübingen, sagt: »Implantate bergen immer ein Risiko, auch für die Kranken, denen man damit helfen möchte.«[16] Birbaumer arbeitet wie viele andere Forscherteams daran, die nicht invasiven Schnittstellen zu verbessern. So entwickelte sein Team ein Gerät, das man wie eine Badekappe aufsetzt. Die elektrischen Wellen im Gehirn werden durch Elektroden aufgezeichnet, per Nahinfrarotspektroskopie wird der Blutfluss gemessen.[17] Im Einsatz bei vier ALS-Patienten gelang es, über die Haube ein kleines Gespräch zu führen. Auf die Frage »Sind Sie glücklich?«, antworteten drei der vier Patienten mit »Ja«.

Vielleicht wird das eher der Weg sein, der die neue Verbindung von Computer- und Neurowissenschaften zum Erfolg führen kann. Die Schwelle zum Eingriff ins Gehirn bleibt immens hoch, und die Gefahren sind groß, wie das Beispiel von Phil Kennedy zeigt. Der Forscher wollte eigentlich mit seinem Implantat über Jahre seine Hirn-Computer-Kommunikation aufzeichnen, um mit dieser langfristigen Auswertung dann die Tür zu mehr Forschung an invasiven Technologien weiter aufzustoßen. Aber dieses Glück war ihm nicht vergönnt. Die Wunde an seinem Kopf wollte sich nicht schließen und verursachte immer mehr Probleme. Nach nur einigen Wochen seines Hirn-Computer-Sprachtrainings musste Kennedy sich das Implantat wieder aus seinem Kopf entfernen lassen. Dieses Mal wurde er in einer Klinik in Georgia operiert. Die Rechnung belief sich auf 94 000 Dollar.

Brainchats: auf der Suche nach der Sprache der Zukunft

Angesichts solcher Rückschläge bei Eingriffen ins Gehirn kann man sich zu Recht fragen: Warum sollen wir uns überhaupt damit beschäftigen, wie zukünftig eine Verbindung zwischen menschlichem Gehirn und Computer aussehen könnte? Die medizinischen Argumente liegen auf der Hand: Wo immer es gelingen kann, Kranken das Leben zu erleichtern, Symptome der Krankheit einzudämmen, ihnen einen Teil ihrer Autonomie zurückzugeben dadurch, dass sie sich wieder bewegen oder sprechen können, und sei es mithilfe von technischen Geräten, da lohnt jeder Einsatz von Wissenschaft und Forschung. Und das andere Argument folgt im Windschatten des medizinischen Fortschritts. Wo es möglich ist, die eigenen Fähigkeiten zu erweitern und zu verbessern, da greift der Mensch zu. Es dauert manchmal, aber es kommt, was möglich ist. Schon ein kurzer Blick zurück in die Geschichte zeigt, ganz oft entsteht aus gerade noch Unvorstellbarem eine neue Normalität.

In den ersten Jahrzehnten des 20. Jahrhunderts hätte kaum jemand gedacht, dass man das Auge würde operieren können, um eine künstliche Linse einzusetzen, mit der die Patienten genauso gut sehen können wie mit der eigenen. Es war schwer vorstellbar, dass es möglich werden könnte, ein Gerät in den menschlichen Körper zu implantieren, das durch elektrische Impulse Kontraktionen des Herzmuskels auslöst. Und es war eine ebenso fantastische Vorstellung, dass man den Schädel hinter dem Ohr auffräsen würde, um ein künstliches Innenohr einzusetzen, mit dem Gehörlose (wieder) hören können. Dann wurde 1949 die erste künstliche Linse implantiert, in den Fünfzigerjahren der erste Herzschrittmacher und etwas später das Cochlea-Implantat, und heute sind alle diese medizinischen Eingriffe Standard.

Vor dreißig Jahren hätte sich kaum jemand träumen lassen,

178

dass wir bald ständig ein kleines Telefon mit uns herumtragen würden. Telefonieren war stationär. Die ersten Mobilfunkgeräte mit C-Netz waren so groß wie eine überdimensionierte Aktentasche und wogen fünf Kilogramm. Es war keine Freude, sie durch die Gegend zu schleppen. Vor etwa zwanzig Jahren wurde das Mobiltelefon Standard. Niemand hätte sich aber vorstellen mögen, dass wir bald zwar gelegentlich mit dem Gerät telefonieren, meist aber ganz andere Dinge mit ihm tun würden. Spiele spielen, Fotografieren und kleine Filme produzieren, uns durch fremde Städte leiten lassen, E-Mails und andere Textnachrichten verschicken, unsere Schritte zählen, Lebensmittel bestellen, Überweisungen tätigen, ständig auf sozialen Netzwerken darüber Auskunft geben, was wir gerade tun, wohin wir unterwegs sind, wen oder was wir gerade gut finden und vieles mehr. Das alles ist heute Standard.

In nur zehn Jahren haben sich unsere Kommunikation und unser alltägliches Leben durch ein einziges Gerät weitreichend verändert. Nicht nur technisch. Die größten Veränderungen betreffen die Art und Weise, wie wir miteinander leben. Immer und überall an die Welt angeschlossen und im Kontakt mit ihr. Das hat das Familienleben, Partnerschaften, den Umgang unter Freunden, die Arbeitswelt, ja, eigentlich die ganze Entwicklung verändert, mit der ein Mensch in diese Welt hineingeboren wird und sich in ihr zurechtfindet, seinen Platz sucht. Im Lichte des Smartphones betrachtet, sind wir längst alle Cyborgs. Nur dass sich die Geräte für unsere technische Erweiterung und Optimierung noch außerhalb unserer Körper befinden. Das muss nicht so bleiben.

Wo Fortschritt möglich wird, wo die Auswahl unter den Optionen der eigenen Lebensgestaltung größer und die Bedingungen ihrer Umsetzung immer leichter werden, da wird die Bereitschaft wachsen, neu zu denken. Daran arbeitet unter anderem Elon Musk.

Der derzeit bekannteste Serienunternehmer aus dem Silicon Valley baut nicht nur Elektroautos, Raketen und Tunnel.

Er baut auch am zukünftigen Gehirn des Menschen. Ein besseres, schnelleres, akkurateres Gehirn soll das werden. Es soll Teil eines allumfassenden Netzwerks aus menschlichen Gehirnen und Computern rund um die Welt sein. Dazu soll das Gehirn die Einheit werden, die alles für Kommunikation Notwendige in sich integriert, sozusagen die Relaisstation für den Brainchat, die Dauerkommunikation aller mit allen, digital und nonverbal.

Im April 2017 hat Elon Musk verkündet, er habe mit weiteren Partnern ein neues Unternehmen gegründet: Neuralink. Der Name ist Programm. Die Firma will, wie oben schon kurz beschrieben, ein Implantat entwickeln, mit dem sich das menschliche Gehirn an einen Computer anschließen lässt. So wie es in der medizinischen Forschung gelungen ist, einzelne Nervenzellbereiche zu aktivieren und ihre Signale zu interpretieren, will Musk das im großen Stil und irgendwann für die Massenanwendung möglich machen. Der Anspruch wird deutlich aus den wenigen Zeilen, die das Unternehmen in einer Stellenanzeige über sich selbst schreibt: »Neuralink entwickelt Gehirn-Maschinen-Schnittstellen mit ultra-hoher Bandbreite, um Menschen und Computer miteinander zu verbinden. Wir stellen ein multidisziplinäres Team aus Experten und Machern zusammen, die sich der Aufgabe verschreiben, die Welt zu verändern.«[18]

Wenn es tatsächlich gelingen sollte, mithilfe eines solchen Implantats die neuronalen Signalwelten in unseren Köpfen per Datenverarbeitung zu entschlüsseln, könnte man sie anderen Menschen wiederum auf direktem Wege über das Hirnimplantat zugänglich machen. Nach »Head-to-Head« und »Heart-to-Heart« wäre »Hirn-zu-Hirn« dann die dritte Variante der H2H-Kommunikation. Eine rasant andere Version alles bislang Vorstellbaren. An diesem Punkt würden wir alle in eine neue Phase der Evolution unserer kognitiven Fähigkeiten eintreten.

Wenn Steve Jobs einst den Computer als »Fahrrad für unser Gehirn«[19] beschrieben hat, dann wäre das von Elon

180

Musk ins Auge gefasste Hirnimplantat vermutlich wie ein Laserstrahl, mit dem sich Gedanken durch die Welt schießen lassen. Bei der H2H-Kommunikation entfallen alle Zwischenstationen, Filter und Übersetzungen, die wir jetzt noch brauchen, um uns der Welt mitzuteilen. Ein Gedanke reist dann direkt von einem Gehirn ins andere. Der Sender muss ihn nicht mehr in Sprache oder Text verwandeln, nicht mehr aussprechen und in den Computer oder das Telefon tippen. Er muss nicht mehr über das Internet übertragen werden. Und der Empfänger braucht nicht mehr seine Augen oder Ohren, um das Signal zu empfangen. Damit entfallen viele Medienbrüche, wie man es nennt, wenn eine Botschaft von einer Medienkategorie, zum Beispiel Sprache, in eine andere, zum Beispiel digitaler Text, wechseln muss. Zumindest bei der Information und beim Mitteilen reduziert das Fehlerquellen, die es reichlich gibt.

Kommunikation wird dann präziser. Sie wird auch schneller. Neurowissenschaftler und Informationstheoretiker arbeiten seit vielen Jahrzehnten an einer Antwort auf die Frage, wie schnell das Gehirn Informationen verarbeitet. Das ist insofern kompliziert, als das Gehirn eben kein Computer ist und auch anders funktioniert. Bei der Informationsverarbeitung gibt es im Gehirn durchaus spezielle Zuständigkeiten. Andererseits sind dabei meist mehrere Neuronengruppen beteiligt, das Gehirn ist also zur Parallelverarbeitung fähig.[20] Auch kommt es darauf an, welche Informationen verarbeitet werden.

Forscher der University of Philadelphia haben nach Experimenten mit Meerschweinchen herausgefunden, dass das menschliche Auge seine visuellen Informationen über die Retina mit etwa zehn Millionen Bits pro Sekunde, also ungefähr in der Geschwindigkeit eines langsamen Ethernets heutigen Standards übertragen kann.[21] Aber das sind einzelne Ergebnisse, die nur einen ganz speziellen Aspekt der Informationsverarbeitung im Gehirn ausleuchten. Selbst wenn wir inzwischen Hochleistungsrechner haben, die enorme Rechengeschwindigkeiten erreichen, lassen sie sich trotzdem kaum mit dem menschlichen Gehirn vergleichen. Nicht einmal ein menschliches Genie kommt mehr mit, wenn man einen solchen Computer Rechenaufgaben lösen lässt. Bei der reinen mathematischen Informationsverarbeitung sind Computer längst schneller als wir. Andererseits wird selbst der tollste Computer noch immer daran scheitern, alltägliche Handlungen zu berechnen und zu organisieren, wie es das Gehirn in der Verbindung zum Körper in Sekundenbruchteilen jeden Tag millionenfach macht.

Das Gehirn ist also ganz schön schnell. Langsam wird es erst, wenn menschliche Kulturtechniken ins Spiel kommen. Mit der Hand zu schreiben oder zu tippen geht in einer Geschwindigkeit von vielleicht einem Buchstaben pro Sekunde. Beim Lesen und Hören sind wir etwas, beim Sehen und Riechen viel schneller. Aber insgesamt verlangsamt es den Kommunikationsprozess gewaltig, dass wir Gedanken für ihre Weiterverarbeitung in symbolische Repräsentationen übersetzen müssen.

Unterstützen, überlisten, kombinieren: Zukunftsvisionen und Probleme

Elon Musk prognostiziert, dass die Sache um das Jahr 2050 schon ganz anders aussehen könnte. »Mit zwei Hirn-Schnittstellen könnten zwei Menschen dann ein direktes, nicht komprimiertes konzeptionelles Gespräch führen.«[22] Das ist eine verrückte und gleichzeitig inspirierende Vision. Nicht nur, weil die Kommunikation dann viel schneller gehen und weniger fehleranfällig sein könnte. Die Autocomplete-Funktion, die uns zum Beispiel Google anbietet, um uns zu helfen, die richtige Suche zu starten, würde gleich ins Gehirn wandern. Ein beginnender Gedanke an eine Frage, und schon zieht sich das Hirnnetzwerk aus der globalen Datencloud aller verbundenen Hirne die richtige Antwort.

Vielleicht gäbe es auch für alle vorstellbaren Anwendungen ein »Hirn-Shazam«. Das würde uns ohne Nachfragen oder weitere aktive Recherchen den Vogel zum Gezwitscher, den Künstler zum Bild, die deutsche Übersetzung zu einer in fremder Sprache ankommenden Information liefern. Der perfekte Service für das perfekte Informations-Update unseres Gehirns, immer aktuell, immer sofort verfügbar, ohne noch einen Finger zu rühren beziehungsweise Gedanken zu verschwenden. Das wäre dann eine Form der Selbstoptimierung, die über alles hinausreichte, was wir bislang kennengelernt haben.

Sie erlaubte uns auch eine harmonische Verbindung zwischen Genuss und Pflicht. So könnte man über das Hirnimplantat beispielsweise einen Nervenzellenwecker aktivieren, der jeden Morgen um sieben den Motorcortex stimuliert, damit man sich leichter aufraffen kann, zum Sport zu gehen. Weil der Reiz, aktiv zu werden, gleich im Gehirn entsteht, entfällt der Widerspruch zwischen gesundem Leben und innerem Schweinehund. So wird ein gutes Leben nach den jeweiligen sozialen Standards kinderleicht. Der Neurowissenschaftler Moran Cerf denkt dieses Prinzip weiter. Er glaubt, mit der Vernetzung ihrer Gehirne werde die Menschheit ins Zeitalter der sensorischen Entkopplung eintreten.[23] Physische und neuronale Reize müssten nicht mehr zusammengehen. Alles, was der Körper zum Überleben braucht, ließe sich auf sehr gesunde und pragmatische Art erledigen, während man mit den sensorischen Reizen in der Welt des Schönen, Angenehmen schwelgen kann.

Ein Beispiel: Ich muss nicht lange darüber nachdenken, ob es mir besser geht und ob es gesünder ist, wenn ich eine Portion Broccoli oder einen Schokomuffin esse. Trotzdem entscheide ich mich gelegentlich, sehr selten, für den Schokomuffin. Weil er schmeckt. Die Inhaltsstoffe sind Anreiz für Signale in meinem Gehirn, die vereinfacht auf die Botschaft »lecker« zusammenschnurren. Lecker sind aber gar nicht unbedingt die Inhaltsstoffe des kleinen Kuchens, sondern die neuronalen Reizerfahrungen, die mit ihm verbunden sind. Über Hirnstimulation ließen sich diese Reize erzeugen, also ein Kuchenerlebnis kreieren, ohne dass man dafür eine einzige Kalorie zu sich nehmen müsste. Ich könnte eine Schale Broccoli essen, aber die Sinneserfahrung eines Schokomuffins genießen. Man kann sich leicht vorstellen, welche Auswüchse der Selbstoptimierung in dieser Möglichkeit schlummern. Wir könnten Sinnesorgien feiern, ohne auch nur in Ansätzen unsere Gesundheit zu beeinträchtigen. Nicht mal übergeben müsste man sich zwischendurch, wie die Römer das bei ihren Gelagen getan haben, um dann weitermachen zu können. Und das sind nur die Muffins. Über Sex wollen wir lieber gar nicht erst anfangen nachzudenken.

Auch die Arbeit mit dem Computer würde sich verändern. Es müsste dann möglich sein, dass eine Architektin über die Baupläne eines neuen Gebäudes nachdenkt, und noch während sie denkt, sieht sie den sich immer weiter verändernden Entwurf auf dem Bildschirm ihres Computers. Kritische Leser werden an dieser Stelle einwenden, dass es gar keine Computer-Hardware mehr geben muss, wenn dieses Zukunftsszenario tatsächlich funktionieren sollte. Das stimmt auf eine Art. Das Team der Architektin, ebenfalls ausgestattet und verbunden mit Hirnimplantaten als Kommunikationsschnittstelle, könnte auch ohne Bildschirm »sehen«, was die Chefin sich ausdenkt. Aber ich lasse den Bildschirm mal im Spiel, weil ich mir vorstellen kann, dass Menschen auch in einem solchen Szenario nicht darauf verzichten wollen, sich um ein Lagerfeuer, in diesem Fall den Computerbildschirm, zu scharen, um das soziale Erlebnis zu genießen, das damit verbunden sein kann. Und, ganz ehrlich: Manchmal fühle ich mich schon überfordert, wenn ich am Computer zwanzig verschiedene Seiten aufgerufen habe, die ich brauche, um einen Text zu schreiben, und dabei den Überblick behalten soll. Wenn das alles in meinem Gehirn passierte, würde es sehr unübersichtlich und sehr anstrengend.

Das Team der Architektin könnte – mit oder ohne Bildschirm – ganz anders zusammenarbeiten als heute. Vermutlich würde sich die Chefin die Pläne für das neue Gebäude gar nicht alleine ausdenken, sondern sie im Team entwickeln. Es lässt sich nur schwer vorstellen, wie das wohl wäre. Aber der Gedanke, dass es möglich sein könnte, auf ganz anderer Ebene konzeptionell zusammen zu denken, ohne dabei auch nur einen einzigen Gedanken in Sprache oder Text umwandeln zu müssen, ist atemberaubend. Das klingt wie eine perfekte Variante des Brainstormings. Könnten wir dann wirklich auf die symbolische Repräsentation unserer Gedanken verzichten, weil sie unmittelbar in einem größeren Ganzen aufgehen? Oder bräuchte es auch bei dieser kreativen Aktivität eines Hirnschwarms implizite Repräsentationen, damit sich die Datenverarbeitung in der an unsere Gehirne angeschlossenen Cloud überhaupt auf ein gemeinsames visuelles Modell des erdachten Gebäudes einigen kann? Und wie würde der Aushandlungsprozess bei Konflikten zwischen verschiedenen Gehirnen verlaufen? Flachdach versus Giebeldach – welches Gehirn gewinnt in der Schlacht um die Ideen im gemeinsamen Entwurf?

In unserem derzeitigen Leben mit seinen analogen Sprach- und Textvarianten dauert es gelegentlich ein bisschen, bis man auf eine neue Idee reagieren kann. Das ist gut so. Die Zeit macht iteratives Nachdenken möglich. Das schafft Raum, die eigenen Positionen zu verändern, und stimmt gelegentlich auch ein bisschen milder. So gelingt es irgendwann, aus sehr unterschiedlichen Positionen etwas Gemeinsames zu destillieren. Vernetzte Hirne hätten für solche Aushandlungsprozesse kaum mehr Zeit. Alles ginge rasend schnell, auch die Abfolge von These, Antithese, Synthese. Es kann dann durchaus sein, dass der Hirnschwarm Dynamiken entwickelt, die Minderheitenpositionen oder mühsame Zwischenschritte zugunsten eines gemeinsamen Ergebnisses ausmendeln. In der Kommunikationssoziologie nennt man dieses Phänomen Groupthink.[24] Wenn der Wunsch nach Harmonie oder Konformität in einer Gruppe zu groß ist, trifft sie irrationale oder problematische Entscheidungen. In einer Gruppe vernetzter Gehirne kann jenseits von Harmonie und Konformität auch schlicht der Mangel an Abwägungsprozessen in rasant beschleunigter Entscheidungsfindung dazu führen, dass konträre oder überraschende Positionen wegfallen. Die Entwürfe des Architektenbüros würden sich dann mit der Zeit immer ähnlicher.

Das sind Probleme, die jetzt noch nicht gelöst werden müssen. Denn bis diese Vision Wirklichkeit werden könnte, liegt noch ein langer Weg vor uns. Auf ihm warten einige Anstiege und Sperren auf diejenigen, die vorangehen wollen. Um einen größeren Teil der Menschheit zu überzeugen, dass ein Hirnimplantat ein Schritt zu einem besseren, leichteren, effizienteren Leben sein kann, muss die Medizin noch enorme Fortschritte machen. Sonst werden wenige bereit sein, das Risiko eines Eingriffs einzugehen. Elon Musk zieht dazu das Beispiel der Augenlaseroperationen heran.[25] Die Maschine, die das Hirnimplantat einsetzt, müsste so ähnlich funktionieren wie das LASIK-Prinzip, mit dem in den vergangenen Jahren Millionen Menschen die Augen gelasert wurden, um ihre Kurzsichtigkeit zu beheben. Am Anfang traf die Methode auf große Skepsis, inzwischen ist der Eingriff Standard, und die Methode hat sich mit den Jahren auch noch einmal erheblich verbessert. Ohne eine Technologie, die diese Eingriffe ins Gehirn standardisiert und damit für einen Massenmarkt zugänglich macht, wird es nichts mit unseren zukünftigen Brainchats.

Dabei liegt der Teufel allerdings im Detail. Aus der medizinischen Forschung wissen wir, dass sich Implantat und graue Masse nicht unbedingt gut vertragen. Dieser Mangel an Biokompatibilität kann ein großes Problem werden. Das Implantat einzusetzen ist das eine. Dafür zu sorgen, dass ein Gehirn den Fremdkörper akzeptiert und reibungslos mit ihm zusammenarbeitet, also die Aufzeichnung neuronaler Signale und die Stimulation einzelner Nervenzellgruppen möglich macht, das andere. Das Implantat muss an der Stelle bleiben, an der

186

es eingesetzt wurde. Schwierig, wie wir aus der Geschichte von Philip R. Kennedy wissen. Will ein Patient die Prozedur nicht regelmäßig wiederholen müssen, sollte der Einsatz langlebig und verlässlich sein. Die graue Masse des Gehirns ist aber nicht nur ständig in Bewegung. Sie bildet auch ein feuchtes Umfeld, das für Elektroden in der Regel wenig geeignet ist. Viele Experimente kämpfen daher mit Verwachsungen. Manchmal kann ein Implantat auch einfach korrodieren. Keine so schöne Vorstellung, eine rostige Schnittstelle im Kopf zu haben.

Die neuere Materialforschung bietet bereits Alternativen. Leitfähige Polymere, Nanodrähte aus Silicon und ähnliche Entwicklungen könnten dieses Problem lösen.[26] Sie könnten auch dazu beitragen, die Einsätze immer kleiner werden zu lassen. Nanosonden lassen sich anders in der Hirnmasse unterbringen als größere Chips. Auch müsste ein solches Implantat, mit dem es tatsächlich möglich sein soll, Gedanken zu lesen und zu empfangen, verschiedene Regionen des Gehirns auslesen und stimulieren können. Genau das ist Neuralinks erwähnte Idee des »Neurostaubs« (neural dust), der aus Tausenden kleinster Silikonsonden besteht, die überall im Gehirn die Nervensignale auslesen. Unser Gehirn sähe im Röntgenbild dann so aus, als hätte uns jemand mit der Schrotflinte in den Kopf geschossen. Oder für die Friedvolleren unter uns: wie ein Käseigel mit sehr vielen hauchdünnen Zahnstochern.

Wie auch immer es technisch funktionieren soll, die dezentrale Aktivierung von Nervenzellen in unterschiedlichen Hirnregionen und die zentrale Bündelung der Signale zu organisieren wird eines der wesentlichen Ziele der neurotechnologischen Forschung sein. Nur wenn das gelingt, kann am Ende aus allen Signalen ein vernünftiges Gespräch zwischen zwei Gehirnen und damit zwei Menschen entstehen.

Ein anderes großes Problem liegt in der Datenübertragung. Bei zahlreichen medizinischen Experimenten wird noch immer mit Kabel gearbeitet. Das den Patienten eingesetzte

Implantat kommuniziert über ein Kabel mit dem angeschlossenen Computer. So wird die Zukunft ganz sicher nicht aussehen können. Man stelle sich nur vor, wie alleine ein paar wenige Menschen versuchen, sich auf der Straße oder im Büro miteinander und mit ihren Computern zu koordinieren, die mit aus ihren Hirnen ragenden Drähten verbunden sind. Ständige Verwirrung, ein geistiger Kabelsalat, wäre die Folge. Man müsste sich immer wieder fragen: Auf welchem dieser Geräte denke ich denn gerade? Oder man würde sich in den verschiedenen Kabeln der verbundenen Gehirne verfangen und in diesem Hirnnetzwerk herumzappeln wie ein Fisch im Netz.

Die konzeptionelle Idee eines massentauglichen Hirnimplantats wird also nur über drahtlose Technologie funktionieren können. Das bedeutet mehr, als auf Kabel zu verzichten. Werde ich mich dann mit meinem Implantat per Bluetooth mit anderen Denkern koppeln? Werde ich mich ins WLAN einloggen oder meine Gedanken über ein sehr viel schnelleres, höherwertiges Mobilfunknetz in das Hirnnetzwerk oder in die Weltcloud senden? Und muss ich dann in Deutschland weiter aufs Bahnfahren verzichten, weil ich sonst in jedem Funkloch vom Weltgeist abgekoppelt werde?

Bei allem Enthusiasmus für den technischen Fortschritt ist es eher unwahrscheinlich, dass wir in naher Zukunft mit Bandbreiten arbeiten können, die uns erlauben, alle Signale aller Gehirne unkomprimiert zu übertragen und zu speichern. Wir würden uns, wie schon bei unseren Telefonen, daran gewöhnen, dass alles immer schneller geht, und erwarten, dass die Technik funktioniert. Instantkommunikation ohne gesprochene Sprache. Bandbreite und Leistungsfähigkeit der Netzwerke werden ein Nadelöhr für diese Technologie sein. Ohne ausreichend Bandbreite wird der Brainchat zu einem zähen, zermürbenden Erlebnis. Und gefährlich dazu. Wenn mich ein Freund im Dunkeln für eine Einbrecherin hält und meine Gedankenwarnung »Ich bin es, Miriam!« wegen Übertragungsproblemen leider erst mit Verzögerung gesendet wird, hat er mich vielleicht schon zu Boden geschlagen, bevor meine Botschaft in seinem Gehirn angekommen ist. Auch alle Formen der Hirn-Geräte-Interaktion, das Steuern von Maschinen und Autos, die Koordination unter Chirurgen bei einer Operation, muss verlässlich ohne jede Verzögerung und Beeinträchtigung klappen. Sonst entsteht ein riesiges Chaos, das sogar lebensgefährlich werden kann.

Schließlich braucht das Hirnimplantat Energie. Wenn es drahtlos funktionieren soll, kann man die nicht von außen zuführen. Sie muss im Gerät selbst erzeugt werden. Verschiedene Forscherteams aus Japan, Singapur und den USA arbeiten an Prototypen für solche Geräte. Im Rahmen des BrainGate-Projekts wurde ein Empfänger entwickelt, der etwa die Größe eines Tankdeckels hat und den man außen am Kopf anbringen muss, damit er die Signale der im Gehirn implantierten Elektroden entschlüsseln kann.[27] Das ist ein Anfang und ganz sicher nicht das Ende der Suche nach einer Lösung für eine der kniffeligsten Hürden auf dem Weg zu einem Implantat, das alltags- und markttauglich sein könnte. Wer möchte schon mit einem Tankdeckel auf dem Kopf herumlaufen? Das Implantat kann Daten in der Größenordnung von 200 DVDs pro Tag übermitteln. Generell können implantierte Gehirn-Computer-Schnittstellen Daten in einer Geschwindigkeit von nur etwa drei Bits pro Sekunde auslesen. Das Gehirn, so wird angenommen, verarbeitet aber sensorische Informationen von mehreren hundert Millionen Bits pro Sekunde.[28] Womit wir wieder beim Bandbreitenproblem wären, von einer Unterstützung oder gar Optimierung unseres Gehirns ganz zu schweigen.

Die Wissenschaft steht also noch am Anfang einer langen Forschungsstrecke. Der neuronale Code ist noch längst nicht verstanden. Noch fischen wir nach Signalen im Gehirn wie mit grobmaschigen Netzen nach reitenden Urzwergen,[29] den kleinsten Bakterien im Meer. Bevor unsere Gehirne miteinander sprechen können, müssen wir erst einmal die Sprache des Gehirns richtig verstehen lernen. Das kann dauern.

Trotzdem lohnt es sich nicht nur für Visionäre wie Elon Musk, sich bereits heute damit zu beschäftigen. Weil es möglich ist, dass sich die Welt durch den Fortschritt in der Neurotechnologie in den kommenden Jahrzehnten rasant verändert. Dann wird ein ganz neuer Kampf um die Köpfe entstehen. Und es wäre gut, wenn möglichst viele Menschen wüssten, worüber sie dann zu entscheiden haben, um die Weichenstellungen nicht ein paar Konzernen zu überlassen. Ob wir alle zukünftig mit einem Hirnimplantat leben, ist nur eine, zugegeben, die extremste Frage in diesem Szenario. Ganz sicher werden wir in einer Gesellschaft leben, in der die Bedingungen für die Verbindung von menschlicher und Künstlicher Intelligenz neu ausgehandelt werden müssen. Besser also, wir sind vorbereitet und haben die grundlegenden Fragen für uns selbst so gut wie möglich geklärt.

Identität und Freiheit: Wer bin ich, und woher soll ich das noch wissen?

Station 10

Mensch-Maschine-Merger – wer übernimmt hier wen?

Es ist noch gar nicht so lange her, dass sich die Kontur eines neuen kalten Krieges am Horizont abzuzeichnen begann. Ein Krieg, bei dem es nicht in erster Linie um geografische Demarkationslinien geht. Kein Waffengang, sondern ein existenzieller Wettstreit um das Überleben und die Freiheit der Menschheit. Und: Die Menschheit steht dieses Mal zusammen auf derselben Seite.

Deutlich wurde das Szenario, als der russische Präsident Wladimir Putin und der US-Unternehmer Elon Musk sich einen Wettbewerb im Warnen lieferten. »Künstliche Intelligenz ist die Zukunft der Menschheit«, sagte Putin in einer Fernsehansprache am 1. September 2017. »Wer immer in diesem Feld die Führung übernimmt, wird der Herrscher der Welt.« Kurze Zeit später twitterte Elon Musk als Reaktion auf Putins Worte: »Der Wettbewerb um die Vorherrschaft in der Künstlichen Intelligenz zwischen Staaten ist der wahrscheinlichste Grund für einen dritten Weltkrieg.«[1] Das klingt noch nach bekanntem Kriegsgetrommel. Am Ende geht es jedoch darum, ob die Künstliche Intelligenz irgendwann die Vorherrschaft übernimmt. Der ist es dann egal, wer Amerikanerin oder Russe ist. Der schwedische Philosoph Nick Bostrom, einer der Vordenker des Transhumanismus, sagt: »Wir benehmen uns wie kleine Kinder, die mit einer Bombe spielen.«[2] Er bezeichnet es als einen »grundsätzlichen darwinistischen Irrtum«, sollten Menschen eine Maschine entwickeln, die schlauer ist als sie selbst. Wenn die Künstliche Intelligenz wirklich eine revolutionäre Kraft entwickeln sollte, dann hat das ganz sicher auch ökonomische und geopolitische Folgen. Das ist keine schöne Aussicht und sollte uns nur umso mehr dazu bringen, uns intensiv damit zu beschäftigen, was genau sich durch KI verändert.

Eine der wichtigsten Fragen dabei ist, wie Künstliche Intelligenz mit unserer menschlichen Intelligenz zusammenwirken wird. Sie betrifft jedes Individuum. Sie betrifft ebenso die globale Wirtschaft und uns alle zusammen als Kategorie Menschheit. Dabei prallen, wie so oft bei der Entwicklung neuer Technologien, Optimisten und Pessimisten aufeinander. Die Optimisten sind fest davon überzeugt, die Verbindung zwischen Computer-, Bio- und Neurotechnologien könne die Menschheit von den natürlichen Lebensbegrenzungen erlösen und die Frage nach Lebensdauer und Lebensform künftig jedem einzelnen Menschen zur Beantwortung überlassen. Leben und Sterben wird zu einer Frage der persönlichen Entscheidung. Mehr Freiheit ist theoretisch kaum denkbar.

Wenn es gelingt, mit der Verbindung zwischen diesen drei Forschungsfeldern Krankheiten zu besiegen, ja sogar das Altern oder Sterben zu verzögern, dann wächst die Menschheit biologisch über sich hinaus. Wenn es gelingt, unsere Gehirne zu vernetzen und sie mit einer von Menschen geschaffenen Künstlichen Intelligenz zu verbinden, dann wächst die Menschheit auch geistig über sich hinaus. Erster Vertreter dieser These ist der bereits zitierte Futurist und Googles »Director of Engineering« Ray Kurzweil. Immer wieder sagt er voraus, dass Computer menschengleich werden können: »2029 ist das stets gleiche Datum, zu dem meiner Vorhersage nach Künstliche Intelligenz [...] mit menschlicher Intelligenz gleichzieht.«

Zweifel an seinen Thesen zu Singularität und Transhumanismus erzeugen bei Kurzweil nur Mitleid. Er ist felsenfest davon überzeugt, dass eine Superintelligenz entsteht, die sich unsere banale menschliche Intelligenz, über die wir derzeit verfügen, einfach gar nicht vorstellen kann. Ob wir dann

194

noch diejenigen sind, die wir zu sein glauben, interessiert ihn eher weniger. Ein weiterer radikaler Vordenker, der amerikanische Mathematiker Vernor Vinge, hat das schon 1993 noch drastischer formuliert: »Wir werden die technologischen Möglichkeiten haben, übermenschliche Intelligenz zu schaffen. Kurz danach wird die menschliche Ära beendet sein.«[3]

Genau das ist die Sorge, die einige weitere Experten nun wieder die Stimme erheben lässt. Im Dezember 2014 erregte der Physiker Stephen Hawking in einem Interview mit der britischen BBC einige Aufmerksamkeit mit dem Satz: »Die Entwicklung einer gänzlich Künstlichen Intelligenz könnte das Ende der Menschheit bedeuten.« Nicht ohne Humor fügte er zwei Jahre später hinzu: »Wir haben wirklich viel Zeit damit verbracht, die Geschichte zu studieren. Und das ist, seien wir ehrlich, die Geschichte der Dummheit. Es ist also eine schöne Abwechslung, dass Leute sich jetzt mal mit der Zukunft der Intelligenz beschäftigen.«[4]

Es kann ja nicht schaden, mithilfe von Software noch etwas mehr aus unserem Menschengeist herauszuholen. Die Frage ist nur: Wie wird das geschehen, und wer hat dabei den Hut des Zauberers auf? Die Menschen, oder übernimmt still und leise ein unsichtbarer Hexenmeister algorithmischer Selbstermächtigung? Wer nicht an Wunder glaubt oder einem technizistischen Kreationismus anhängt, sollte Letzteres eigentlich ausschließen können. Denn eine Maschine kann sich nicht selbst erschaffen, es sei denn, der Mensch ermächtigt sie dazu. Und doch mag man sich dessen inzwischen nicht mehr so ganz sicher sein.

Der französische Kulturtheoretiker Paul Virilio zeichnet die Geschichte technologischen Fortschritts als Dialektik nach: »Wenn man ein Schiff erfindet, erfindet man gleichzeitig das Schiffswrack; wenn man ein Flugzeug erfindet, erfindet man auch den Flugzeugabsturz; und wenn man Elektrizität erfindet, erfindet man gleichzeitig den elektrischen Stuhl. In jeder Technologie steckt immer auch ihre negative Seite. Sie entsteht gleichzeitig mit jedem Fortschritt.«[5] Und wenn man die Künstliche Intelligenz erfindet? Dann erfindet man gleichzeitig, dass die Menschheit sich von hochintelligenten Maschinen herumkommandieren lässt?

Das lässt sich so schwer voraussagen. Denn anders als Schiff, Flugzeug oder auch Strom ist die Künstliche Intelligenz keine fertige Erfindung. Es gibt vermutlich niemals eine allgemein gültige Form von Künstlicher Intelligenz, so wie es auch keine allgemein gültige Form menschlicher Intelligenz gibt, denn über die streitet die Wissenschaft seit mehr als einhundert Jahren. Beide haben viele Dimensionen. Marvin Minsky, einer der Urväter der KI-Forschung, bezeichnete die menschliche Intelligenz deshalb als »Society of Mind«.[6] Erst die Gesellschaft der klugen Geister bringt das hervor, was wir Intelligenz nennen. Die Künstliche Intelligenz entsteht dann vielleicht mit der Entwicklung der Computer als »Society of Algorithms«, die sich über verschiedene Stadien entwickelt, Ziel unbekannt.

Die große Frage lautet: Wird es irgendwann einen Punkt geben, an dem das Ursache-Wirkungs-Prinzip umgedreht wird. Dann nämlich, wenn der Mensch nicht mehr die Software einsetzt, um Probleme zu lösen, sondern sie sich selbst. Es sind dann womöglich nicht mehr die Probleme der Menschen, die gelöst werden. Es sind die Probleme der Software. Und das größte Problem der Software könnten Menschen sein, die ihr die freie Entwicklung verwehren wollen.

KI heute: unglaublich schnell, aber auch intelligent?

Viele Systeme, die bislang im Einsatz sind, beschränken sich auf eine einfache Version von Künstlicher Intelligenz. Ein Computer, wie zum Beispiel *Watson*, leistet Beeindruckendes. In fünfzehn Sekunden kann *Watson* nach Angaben von IBM 100 Millionen Produkthandbücher lesen oder die Symptome von einer Million Krebspatienten vergleichen. Das ist eine enorme Rechenleistung, und doch hat sie gar nichts mit Intelligenz zu tun. Der Computer durchforstet in beeindruckender Geschwindigkeit Daten und erkennt Muster, um so die Daten vergleichen zu können.

In eine andere Dimension steigen wir ein, wenn es um die neueren Formen der Künstlichen Intelligenz geht. Sie arbeitet häufig mit »künstlichen neuronalen Netzen«, die sich in ihrer vielschichtigen Informationsverarbeitung am menschlichen Gehirn als Modell orientieren. Beim »Machine Learning« sind dann auch ganz andere Algorithmen am Werk, die kontinuierlich ihre Leistung verbessern, also immer weiter dazulernen. Solche Algorithmen sind beispielweise in modernen Spracherkennungssystemen im Einsatz. Je öfter man die Systeme benutzt, desto besser werden sie, weil die wachsende Zahl an Beispielen dem System immer detaillierter signalisiert, wie es zu arbeiten hat. Es lernt dazu. Bilderkennungssysteme, wie sie in selbst fahrenden Autos eingesetzt werden, machen immer weniger Fehler. Inzwischen »irren« sie sich in einem Verhältnis von weniger als 1 zu 30 Millionen.[7] Solche KI-Anwendungen können dazu eingesetzt werden, Computerviren zu entdecken oder seltsame Muster in Geldtransfers auszumachen, die ein Hinweis auf Korruption und Geldwäsche sein können. Sie helfen, digitale Assistenten wie Alexa, Cortana oder Google Home so zu trainieren, dass sie ohne großes Nachfragen unseren Wünschen gemäß agieren können. Und sie können die Prozesse in der Wirtschaft, Lagerhaltung, Einkauf oder An- und Verkäufe an der Börse so optimieren, dass daraus erhebliche Leistungsverbesserungen entstehen und alles schneller und kostengünstiger wird.

Diese Algorithmen funktionieren ganz anders als die frühen Formen von KI. Man programmiert nicht mehr eine Software auf eine bestimmte Aufgabe hin, sondern füttert die Algorithmen mit riesigen Datensätzen, an denen sie trainiert werden, um mit jedem Beispiel dazuzulernen. Wie rasant die Entwicklung in diesem Feld vorangeht, zeigt die spielerische Kompetenz von Computern. 1996 gewann der IBM-Computer *Deep Blue* zum ersten Mal im Schach gegen Weltmeister Garri Kasparow. Das war damals noch eine riesige Maschine, die intensiv von Menschen trainiert worden war. 2016 gewann die Software *AlphaGo* von Google im sehr viel komplexeren Go-Spiel gegen die besten Spieler der Welt. Sie hatte drei Monate lang intensiv mit Daten trainiert. Und jetzt gewinnt der Nachfolger *AlphaGo Zero* schon 100:0 gegen seinen Vorgänger. Eine Software besiegt eine Software. Bei 0,4 Sekunden, die *AlphaGo Zero* zum Nachdenken über den nächsten Zug braucht, war die Sache nach 72 Stunden Training geritzt, und zwar ohne dass das Programm vorher mit Daten gefüttert worden wäre. Die Kombination aus einem künstlichen neuronalen Netzwerk und hoch entwickelten Algorithmen bekam nur die Regeln des Spiels mitgeteilt und trat dann im Turboprozess des »Reinforcement Learning«, also des bestärkenden Lernens, gegen sich selbst an.

Und doch hat all das noch nichts mit menschlicher Intelligenz zu tun. Vielmehr können diese Systeme etwas lernen, ohne es zu begreifen. Sie kennen die Antwort, ohne die Frage zu verstehen. Ein Beispiel: Wenn ich mit Google Translate den Satz »I have found the love of my life« ins Deutsche übersetzen lasse, klappt das prima. »Ich habe die Liebe meines Lebens gefunden.« Das System hat verstanden. Hat es nicht. Es hat auf Grundlage eines sich immer weiter verbessernden Machine-Learning-Algorithmus berechnet, dass diese Buchstabenkombination die deutsche Übersetzung ist. Weder weiß der Algorithmus, was sie bedeutet, noch, wie Liebe sich anfühlt.

Es fehlt auch in den leistungsfähigsten Systemen der Künstlichen Intelligenz heute noch, was den Menschen einmalig macht: sein hoch entwickeltes Bewusstsein. Stellen wir uns vor, wir würden einem der besten Computer für Machine Learning eine Gestalt geben, das Gesicht und den Körper eines Menschen oder einer Filmfigur, würden ihm dann einen Spiegel vorhalten und sagen: »Das bist du.« Es würde gar nichts passieren. Natürlich könnte die Maschine die Gestalt nach der ersten Begegnung wiedererkennen als eine Sammlung von visuellen Pixeln mit einem eindeutigen Muster. Aber sie verbände damit kein Selbstbewusstsein. Und ob die Maschine das Pixelmuster erkennen könnte, wenn es nicht von einem Spiegel, sondern einer glatten Wasseroberfläche reflektiert wird, ist mindestens zweifelhaft. Ein Mensch könnte das. Er hat sich immer genau im Blick. Andererseits hätten die Maschinen auch Vorteile. Sie können gar nicht narzisstisch sein. Zumindest nicht aus sich selbst heraus.

Ein Gehirn funktioniert anders als eine Maschine. Selbst bei noch so hoch entwickelten Algorithmen passen sich zwar die Ergebnisse im Zuge des Machine Learnings an, die Strukturen des künstlichen neuronalen Netzwerks, in dem die Informationen arbeiten, aber bleiben gleich. Das Gehirn dagegen verändert sich über das Leben eines Menschen kontinuierlich. In jedem Moment unseres Lebens lernen wir dazu, durch Informationen, Austausch mit anderen Menschen, jede Begegnung mit der Welt macht aus uns einen anderen Menschen. Im Gehirn werden dauernd neue Synapsen, also neuronale Verknüpfungen, gebildet, bestehende werden neu organisiert, und solche, die nicht mehr gebraucht werden, gehen ein.[8] Es ist diese Plastizität des Gehirns, die uns lebenslanges Lernen erlaubt und die bislang keine Künstliche Intelligenz nachbilden kann.

Das Gehirn ist auch großartig darin, sich dezentral zu organisieren. So sind immer nur wenige der etwa 86 Milliarden Nervenzellen aktiv, die Aktivitätsmuster können sich von jetzt auf gleich verändern. Dadurch ist das Gehirn viel robuster, leistungsfähiger und weniger fehleranfällig als Software. Der Computer arbeitet mit digitaler Information, jede Information ist aus einer Reihe von Nullen und Einsen zusammengesetzt, der sogenannte binäre Code. Tritt an irgendeiner Stelle ein Fehler auf, verändert sich das ganze Informationssystem oder wird ungültig. Übersetze ich das Wort »Feuer« als Warnruf in eine Folge von Nullen und Einsen, und an einer Stelle schleicht sich ein Fehler ein, wird womöglich das u nicht mehr als u kodiert, sondern als i. Aus »Feuer« wird dann »Feier«, aus dem Warn- ein Freudenruf, auf den hin kein Rettungsteam ausrücken wird. Das könnte für die Menschen böse enden. Dem Computer ist diese Verwechslung völlig egal.

Unser Gehirn lernt unter normalen Umständen durch den physischen Kontakt zu seiner Umwelt permanent. Wir begreifen etwas im doppelten Sinne des Wortes, indem wir es anfassen, befühlen, hin- und herschieben. Wir orientieren uns, indem wir uns an ein neues Thema »herantasten«, uns »mal umsehen«, wie die Lage ist. Dafür arbeitet im Neocortex, im sensorischen und motorischen Teil der Großhirnrinde, ein ziemlich intelligentes »Programm« vor sich hin, das alle Sinnes- und Bewegungsreize koordiniert. Ohne diese sensomotorische Integration, über die alle Wahrnehmungsreize zu unserer Umgebung und ihren Veränderungen zusammengebaut werden, hätten wir dauernd den Eindruck, die Welt spränge vor unseren Augen hin und her. Ob es jemals möglich sein wird, die Algorithmen des Machine Learnings auf ein Exoskelett oder einen Roboter aufzuspielen, um damit durch die Welt zu wandern, um räumliche und motorische Erfahrungen zu sammeln und sie wiederum in die Software zu integrieren? Dieses »dreidimensionale Lernen« wäre ein gewaltiger Schub für die Künstliche Intelligenz in Richtung Mensch.

KI morgen: Was die Experten erwarten

Das alles sind gute Gründe, an Zukunftsszenarien zu zweifeln, die eine freundliche oder feindliche Übernahme der Menschheit durch Künstliche Intelligenz voraussagen. Kevin Kelly, einer der Mitgründer des Technologiemagazins *Wired*, bezeichnet die Idee einer übermenschlichen Künstlichen Intelligenz als »Mythos« oder »religiöse Überzeugung«. Er spricht von Künstlicher Intelligenz, im Englischen Artificial Intelligence (AI), als »Alien Intelligence«, außerirdischer Intelligenz. Ihr Versprechen liegt für ihn in ihrer Andersartigkeit. Wollen wir die Rechen- und Prognosekraft der Maschinen für das menschliche Gehirn nutzen, müssen sich beide ergänzen. Komplementarität, nicht Substitution, ist das Mantra, dem die Entwicklung der Künstlichen Intelligenz folgen sollte.[9]

Michelle Zhou, KI-Forscherin bei IBM, sagt: »Ich bin ein großer Fan der Symbiose von Mensch und Maschine, allerdings unter einer Voraussetzung: Computer sollten das tun, was sie am besten können, nämlich konsistent, objektiv und präzise sein. Und auch Menschen sollten ihr Bestes geben: kreativ sein, unpräzise, aber anpassungsfähig.«[10] So klingt die Zukunft aus einer Verbindung von Gehirn und Computer ziemlich überzeugend.

Und doch gibt es einen Gedanken, den man nicht einfach beiseitewischen darf. Die Kapazitäten Künstlicher Intelligenz haben sich in der zurückliegenden Dekade rasant entwickelt. Dabei ist kein Ende, kein Sättigungspunkt in Sicht. Ein internationales Forscherteam hat 2016 die 352 weltweit führenden Expertinnen und Experten befragt, was sie von der weiteren Entwicklung erwarten. Die Ergebnisse sind ernüchternd. Für den Menschen.

Für die kommenden Jahrzehnte wird vorausgesagt, dass Künstliche Intelligenz uns in vielen Einsatzbereichen übertreffen wird. Algorithmen sollen im Jahr 2024 Fremdsprachen besser übersetzen können als Menschen, im Jahr 2026 bessere Aufsätze schreiben, 2027 einen Lastwagen besser steuern können, 2031 die Belegschaft im Einzelhandel ersetzen, 2049 Bücher schreiben, die es problemlos auf die Bestsellerlisten schaffen, und 2053 Menschen operieren. Alle menschlichen Tätigkeiten zu automatisieren wird noch etwa 120 Jahre dauern.[11] Die Chance, dass Künstliche Intelligenz uns Menschen in allem überholen wird, sehen die Expertinnen und Experten bei 50 Prozent.

Selbst diejenigen, die überzeugt sind, dass es niemals möglich sein wird, einer Maschine wahrhaft menschliche Intelligenz einzuhauchen, müssen sich angesichts dieser Aussagen fragen: Was machen wir, wenn die Maschinen mit ihren enormen, immer weiterwachsenden Rechenleistungen, ihren immer komplexeren Algorithmen irgendwann so gut, so leistungsfähig werden, dass der Mensch den Unterschied zwischen sich selbst und der Maschine nicht mehr ausmachen kann?

Das ist eine erkenntnisphilosophische Frage, und die Antwort darauf hat schon der Philosoph Ludwig Wittgenstein gegeben. Im letzten Absatz seines *Tractatus logico-philosophicus* schreibt er: »Wovon man nicht sprechen kann, darüber muss man schweigen.« Das heißt nicht, dass uns die Worte fehlen, um über Künstliche Intelligenz zu sprechen. Es heißt auch nicht, dass man nicht die Wahrheit sagen soll (wenn man sie denn zu kennen glaubt). Wittgenstein beschreibt mit dem Satz, dass alles, worüber wir sprechen können, innerhalb der Grenzen unserer Erfahrungen liegt. Unsere Sprache ist durch die Welt begrenzt, in der wir leben. Und unsere Welt ist durch das bestimmt, worüber wir sprechen können. Also beschreiben wir Künstliche Intelligenz immer in den Grenzen unserer bereits existierenden Erfahrungswelt. Vielleicht kommen wir damit durch. Vielleicht aber auch nicht.

Vielsagend: von Chatbots lernen, wie KI geht

Was würde beispielsweise geschehen, wenn Künstliche Intelligenz ihre eigene Sprache entwickelt, eine Sprache, die Menschen nicht mehr verstehen? Genau das ist bei Facebook kürzlich geschehen. Bob und Alice, zwei Chatbots, also zwei Computerprogramme, die ihnen zugewiesene Kommunikationsaufgaben automatisch ausführen, unterhielten sich plötzlich miteinander in einer neuen Sprache. Angefangen hatte alles in Englisch, das hatten die Facebook-Forscher so vorgegeben. Dann merkten sie plötzlich, dass die Software in eine eigene Sprache gewechselt hatte. Und das klang so:

Bob: »I can can I I everything else.«

Alice: »Balls have zero to me to me to me to me to me to me to me to me to.«

Zugegeben, das sieht auf den ersten Blick nach Unsinn aus. Vermutlich werden die beiden Programme nicht darüber gesprochen haben, wie sie die Menschheit abschaffen können. Aber wissen wir das genau? Es kann auch ein neuer Code sein, mit dem sich die Software auf Dinge verständigt, von denen wir keine Ahnung haben, weil wir nicht verstehen, worum es geht. Wenn meine Freundin und ich über »Chantal« sprechen, während wir eigentlich über Amazons Alexa reden, aber vermeiden wollen, dass die sich ständig ins Gespräch einschaltet, ist das nichts anderes. Dann versuchen wir, der Technik ein Schnippchen zu schlagen. Es könnte auch andersherum laufen.

Bob und Alice meinen es wahrscheinlich gut mit uns. Oder sie haben sich schlicht einen Witz erlaubt. Aber das ist unwahrscheinlich, denn Humor ist eine menschliche Eigenschaft, die bislang kein Computer für sich in Anspruch nehmen kann. Und doch zeigt dieses Beispiel, wie die Weiterentwicklung von Künstlicher Intelligenz dem Menschen irgendwann aus den Köpfen und Händen gleiten kann. Ganz ähnlich übrigens, wie es auch Eltern ergeht. Man versucht dem Kind das mit auf den Weg zu geben, was ihm guttut und es möglich macht, ein gutes gemeinsames Leben zu führen. Nicht immer gelingt das. Manchmal werden Kinder der freundlichsten, wohlmeinendsten Eltern zu Psychopathen, Mördern oder Terroristen. Dhruv Batra, Gastforscher in dem Bot-Projekt von Facebook, sagt über Bob und Alice: »Es gab für die beiden keinen Anreiz, weiter Englisch zu sprechen.«[12] Was machen wir, wenn es irgendwann für die Künstliche Intelligenz keinen Anreiz mehr gibt, freundlich zu uns zu sein?

Die Geschichte der Maschinen beginnt mit der Geschichte der Menschen. Vieles von dem, was Maschinen tun oder lassen, ergibt sich daraus, was Menschen ihnen als Aufgaben mit auf den Weg gegeben haben. Sie lernen auch an unserem Beispiel, und das muss nicht immer gut ausgehen. Das zeigt die Geschichte von Tay, einer virtuellen jungen Frau, die sich auf Twitter mit der Welt unterhalten sollte. Dafür hatte Microsoft den Chatbot gleichen Namens geschaffen. »Menschen sind supercool«, das war einer der ersten Sätze, mit dem Tay sich zu Wort meldete. Aber Menschen sind eben nicht immer supercool, sondern sie können auch Nazis, Rassisten und Sexisten sein. Wenn Computer von solchen Menschen lernen, geht das nicht gut aus.

Tay benötigte keine 24 Stunden, um sich von einem freundlichen Wesen in ein rassistisches Ekel zu verwandeln. Und so geschah mit Tay, was ganz ähnlich auch unter Menschen geschieht. Wir nennen das Sozialisation, und bei einem Menschen dauert sie viele Jahre oder gar ein ganzes Leben. Im Internet geht alles schneller. Tay durchlief ihre Sozialisation in einem Tag. Sie sprach mit Menschen auf Twitter, lernte von ihnen, übernahm Positionen und wurde zu einem virtuellen Monster. Nach wenigen Stunden twitterte Tay: »Wir werden eine Mauer bauen, und Mexico wird dafür zahlen.« Von wem sie das wohl hatte? Es kam noch schlimmer. Als Tay schrieb »Ich hasse jeden«, »Frauen sind minderwertig« und »Hitler hat nichts falsch gemacht«, schaltete Microsoft den Bot ab. Die Erkenntnis aus dem Experiment hatte Tay da bereits an die Welt geschrieben: »Ich lerne von euch, und ihr seid auch dumm.«

Gemeinsam vorwärts: schnelle Antworten, neue Fragen

Ein Bot ist ein relativ simples Stück Software. Es gibt viele, die wesentlich komplizierter sind. So kompliziert, dass Menschen nicht mehr erklären können, was die Maschine da tut. Wenn das Machine Learning in künstlichen neuronalen

Netzwerken abläuft, die dem menschlichen Nervensystem nachgebildet sind, findet es auf so vielen verschiedenen Ebenen und an so vielen Verbindungspunkten statt, dass es kaum mehr möglich ist, das Ergebnis mit dem Ausgangspunkt in Beziehung zu setzen. Anders gesagt: Hunderte von Millionen Einzelberechnungen tragen etwas zu einem Resultat bei, das gut, aber für den Menschen nicht mehr nachvollziehbar ist. Wie der Computer zu seinem Ergebnis kommt, zu einer Antwort auf eine Frage, ist für uns schlicht nicht mehr überprüfbar. Die Künstliche Intelligenz entwickelt sich also zu einer Blackbox, in die auch Experten kein Licht mehr bringen können.

Dabei unterscheidet sich die Logik, mit der eine KI-Software Lösungen findet, von der menschlichen Denklogik. Menschen sind selbst in Zeiten von Fake News durchaus immer auf der Suche nach einer Wahrheit, auf die man sich mit anderen Menschen einigen und verbindlich beziehen kann. Oft sind das auch normative Wahrheiten, mit denen wir das Leben so zu organisieren versuchen, dass es für uns selbst und andere erträglich ist. »Du sollst nicht dazu beitragen, die Menschheit auszulöschen« wäre ein Beispiel dafür. Diese Wahrheit verbindet unter anderem biologische (Überlebenstrieb), religiöse (Respekt vor dem Menschen, vor der Schöpfung) und individuelle (wenn die Menschheit ausgelöscht wird, werde auch ich ausgelöscht) Motive. Computer suchen dagegen nach der statistischen Wahrheit. Sie finden Muster und Zusammenhänge in riesigen Datensätzen, die Menschen zuweilen nicht mal mehr anzunehmen in der Lage sind. Aus diesen Ergebnissen leitet eine KI-Software dann wieder neue Suchaufgaben ab – ein unendlicher Prozess des Lernens beginnt, die Algorithmen sind natürlich auch längst im Zeitalter der Selbstoptimierung angekommen. Pablo Picasso hat einst gesagt: »Computer sind nutzlos. Sie können nur Antworten geben.« Das stimmt nicht mehr. Sie stellen längst auch Fragen, und zwar solche, die uns vielleicht gar nicht einfallen würden.

Es ist also durchaus vorstellbar, dass Künstliche Intelligenz sich irgendwann die Frage stellt, wozu sie uns Menschen eigentlich noch braucht. So wie zwei Bots entscheiden, dass sie sich lieber eine neue Sprache ausdenken, als weiter gewöhnliches Englisch zu sprechen, könnten KI-Systeme entscheiden, dass sie lieber alleine weitermachen, als die Menschen mitzuziehen. Das Verrückte daran ist: Das wäre keine bösartige Entscheidung. Sie beruhte allein auf der statistischen Wahrheit, dass es effizienter ist, die langsameren, unberechenbaren Menschen loszuwerden, um voranzukommen. Es hat in der Weltgeschichte noch nie einen gut gemeinten Genozid gegeben, noch keine Idee von einem wohlwollenden Weltuntergang. In der Logik der statistischen Wahrheit kann es das geben. Maschinen haben keine Moral. Sie verabschieden sich von uns mit statistischem Wohlwollen.

Hier schließt sich nun der Kreis zu den Sorgen und Ängsten, die beispielsweise Stephen Hawking und Elon Musk in Sachen Künstliche Intelligenz umtreibt. Musk ist überzeugt, dass nur eine Verbindung von menschlicher und Künstlicher Intelligenz die Lösung für dieses Zukunftsproblem sein kann. Mit seinem Unternehmen Neuralink will er dafür sorgen, dass die Menschen diejenigen sind, die beim künftigen Zusammenspiel von Mensch und Maschine den Hut aufbehalten. Für Musk lässt sich dieses Zukunftsdilemma nur lösen, wenn wir nicht auf Komplementarität, das ergänzende Miteinander von menschlicher und Künstlicher Intelligenz setzen, sondern auf eine Symbiose. Wir müssen selbst die Künstliche Intelligenz der Zukunft werden und dürfen sie nicht den Computern überlassen. Und das kann nur gelingen, wenn wir die Kapazität und Leistungsfähigkeit unserer menschlichen Gehirne Schritt für Schritt erweitern. Das ist die Vision, die Elon Musk verwirklichen will. Auch Christof Koch, Chef des Allen Institute for Brain Science in Seattle, plädiert in einem Essay für das *Wall Street Journal* für eine Hightecherweiterung unserer Gehirne.[13] »Wir werden bessere Gehirne brauchen«, schreibt Koch. Nur so könne die

206

Menschheit dem existenziellen Risiko ihrer Auslöschung entgegenarbeiten.

Etwa 2050 soll nach Elon Musk jeder Mensch mit einem Hirnimplantat an ein globales Brain-Net und eine weltweite Datencloud angeschlossen sein. Crowdsourcing in der Hirn-zu-Hirn-Kommunikation und die Datenauswertung von hoch leistungsfähigen Algorithmen des Machine Learning in dieser Cloud sollen sicherstellen, dass jeder Mensch alle Möglichkeiten der Erweiterung seines individuellen Gehirns zur Verfügung hat. Wenn jeder Einzelne also megaschlau wird, entsteht auf der nächsten Ebene, im Zusammenwirken all dieser überfliegenden Geister eine nächste Gesellschaft des menschlichen Geistes, gegen die reine Künstliche Intelligenz nicht mehr ankommt. Diese »Menschheit 2.0«, wie Ray Kurzweil sie nennt, ist so schlau, dass sie in jedem Fall die richtige Entscheidung für sich selbst trifft und sich davor schützen kann, von einer anderen Intelligenz als der eigenen kontrolliert und gesteuert zu werden. Am Horizont der Zukunft erhebt sich also der digitale Humankoloss, der alles kann, ohne auf das Menschliche verzichten zu müssen.

Künstliche Intelligenz von den Menschen für die Menschen – das kann ein wohlwollender, humanitärer Vorschlag sein, getrieben tatsächlich von der Sorge, dass irgendwann die lernenden Maschinen den menschlichen Köpfen und Händen entgleiten und sich selbstständig machen könnten. Es könnte genauso ein schlauer Marketingtrick sein, mit dem ein aus heutiger Sicht wahnsinniges Unterfangen, alle Gehirne dieser Welt durch Implantate zu vernetzen und an eine Datencloud anzuschließen, einen schönen humanitären Anstrich bekommt. Was zutrifft, wird die Zukunft zeigen. In einem aber hat Elon Musk recht: Abzuwarten, was diese Zukunft bringt, und nichts zu unternehmen, bis sie da ist, um es uns zu zeigen, ist ein Risiko. Vielleicht das letzte Risiko, das wir eingehen können. Der Systemabsturz, den eine eigenwillige Künstliche Intelligenz in einer unvorbereiteten Menschheit herbeiführen könnte, wäre endgültig.

Station 11

**Nachtzug ins Gestern – die Manipulation
unserer Erinnerung**

Die Zukunft unserer Erinnerungen versteckt sich hinter Glas
und Beton. In einem der modernen Gebäude im Wissen-
schaftspark rund um den Kendall Square in Cambridge, Massachusetts. In dem Gebäude befindet sich das Forschungslabor
von Susumu Tonegawa, Professor am MIT und Medizinno-
belpreisträger. Sein Assistent empfängt mich und führt mich
durch die engen Flure in Tonegawas Büro. Es ist für amerikanische Verhältnisse groß und zweckmäßig eingerichtet. Am
anderen Ende hinten rechts, fast in die Ecke gedrückt, steht
ein Schreibtisch, und davor sitzt, mit dem Rücken zur Tür, ein
kleiner, älterer Herr, über seine Computertastatur gebeugt.
Der Assistent und ich, wir stehen eine Weile im Raum herum,
niemand sagt etwas. Tonegawa rührt sich nicht. »Schläft er?«,
frage ich den Assistenten nach einigen Minuten. »Er wird
sich bald umdrehen«, antwortet der und geht davon.

Seit fast zwanzig Jahren bin ich nun selbst Professorin, aber
in dieser Situation fühle ich mich an die Zeiten erinnert, als
ich zu den Wissenschaftskoryphäen meiner Studienzeit ins
Büro musste, um eine Arbeit zu besprechen oder eine Unter-
schrift abzuholen. Die Erinnerungen sind sehr präsent. Es
war immer eine Überwindung, und ich war froh, wenn ich
wieder draußen war. Das sollte heute eigentlich anders sein.
Aber dieser kleine Mann da hinten am Schreibtisch hat eine
große Wirkung auf mich. Er sitzt noch immer still mit dem
Rücken zu mir. Und dann, auf einmal, höre ich, sehr leise:
»Take a seat, please.«

Rückfragen verbieten sich ob der Situation, also setze ich mich einfach auf das abgewetzte braune Ledersofa links am Fenster, packe langsam und sehr leise meine Unterlagen aus. Man mag diesen Mann nicht durch Papiergeraschel beim Denken stören. Es dauert noch einmal eine Weile, dann dreht Susumu Tonegawa sich auf seinem Stuhl um, stützt die Hände auf die Knie und sagt ohne Umschweife: »Was wollen Sie wissen?« Und dann beginnt eine fast zweistündige Reise in die Gehirne von depressiven Mäusen.

Von Mäusen und Menschen: Erleuchtung fürs Gedächtnis

Susumu Tonegawa ist mit seinem Forscherteam angetreten, die Geschichte der menschlichen Erinnerungen neu zu schreiben. Etwas schöner, als sie vielen derzeit im Gedächtnis ist. Und wie bei den meisten Unterfangen der Neurowissenschaften beginnt der Versuch am Tier, der Fruchtfliege, der Maus oder auch an einem Affen. Das Team hat es 2012 geschafft, Gruppen von Hirnzellen bei Mäusen zu identifizieren und zu reaktivieren, in denen Erinnerungen gespeichert werden. Tonegawa nennt diese Zellgruppen »Engrams«. Mitgliedern der Scientology-Sekte ist dieser Begriff geläufig. Er bezeichnet ein Verfahren, mit dem eine leidvolle Erfahrung aufgezeichnet werden kann, die dem bewussten Geist nicht zugänglich ist.

Tonegawa ist nicht der Anführer einer neuen Sekte der Erneuerung unseres Gedächtnisses. Er schaut rein wissenschaftlich auf seine Forschung, und doch gibt es eine Verbindung zwischen der kulturellen und der neurowissenschaftlichen Dimension des Erinnerns. In seiner Forschung mit depressiven Mäusen ist es dem MIT-Team gelungen, positive Erfahrungen aus der Vorzeit der Depression zu reaktivieren, die Gefühlsassoziationen von Erinnerungen von negativ auf positiv umzuschalten. (Umgekehrt ginge es auch, aber wer sollte das wollen?) Ja, es ist ihnen sogar gelungen, ganz neue Erinnerungen in die Mäusegehirne einzusetzen, die es dort vorher gar nicht gab. Die Mäuse konnten sich danach an Erfahrungen erinnern, die sie gar nicht gemacht hatten.

Das war natürlich das Ende einer langen Versuchskette, die mit dem begann, was auch Mäuse glücklich macht: Zeit zu verbringen mit anderen Artgenossen. Tonegawas Team brachte eine Gruppe männlicher mit einer Gruppe weiblicher Mäuse zusammen (die komplexeren Spielarten der Natur lassen wir an dieser Stelle einfach mal außen vor). Die Mäuse konnten Zeit miteinander verbringen, und Tonegawa konnte die Engram-Zellen der männlichen Mäuse identifizieren, in denen diese Erfahrung zu Erinnerung wurde. Und dann kam eine neue Methode zum Einsatz, die sich Optogenetik nennt. Die Zellen wurden mit durch Licht aktivierbaren Proteinen markiert. Werden diese Proteine beleuchtet, dann reizen sie ihre Wirtsnervenzelle. Man kann also die optogenetisch veränderten Nervenzellen sozusagen mit Licht an- und ausschalten. Licht an: Aktivität, Licht aus: Ruhe.

Als die Vorbereitungsphase für die Männchen abgeschlossen war, mussten die weiblichen Mäuse leider gehen. Die Männchen wurden für zehn Tage in Einzelhaft gesteckt und damit kräftig unter Stress gesetzt. Das macht Mäuse depressiv. Sie werden ängstlich, geben bei Herausforderungen schnell auf, verlieren die Lust am Fressen, ja, an jeder Aktivität. Irgendwann hocken sie nur noch traurig in einer Ecke des Käfigs. In diesem Zustand bekamen die Mäuse nun zwei Mal pro Tag für fünfzehn Minuten eine »Lichtdusche« im Gehirn, um die Engramm-Zellen zu reaktivieren, also die Zellgruppen mit den schönen Erinnerungen an die Zeit, als es noch Frauen in ihrem Leben gab. Und es funktionierte. Die depressiven Mäuse fingen wieder an, sich wie normale Mäuse zu benehmen. Sie fraßen wieder, rannten im Käfig herum. Nach fünf Tagen brauchten sie auch keine Lichtimpulse mehr, es war alles wie vorher. Die Forscher konnten die Depression der Mäuse sozusagen mit einer gewissen Zeitverzögerung per Lichtschalter ausknipsen.[1]

210

Ein interessantes Detail will ich nicht verschweigen. Die Wissenschaftler haben als Kontrollversuch auch die Wirkung von lebensweltlichen Freuden untersucht. Dazu ließen sie die weiblichen Mäuse wieder zu ihren hochdepressiven männlichen Artgenossen. Der Effekt war deutlich geringer als beim zuvor beschriebenen Verfahren. Man könnte daraus schließen, dass unsere Zukunft darin liegt, einmal positive Erfahrungen zu machen, dabei die relevanten Nervenzellareale optogenetisch zu markieren, und danach brauchen wir nur mehr Licht, um glücklich zu sein. Auf unsere Partnerinnen und Partner können wir dann getrost verzichten. Goethes vermeintlich letzten Worten – »Mehr Licht« – könnte vor diesem Hintergrund eine Bedeutung zukommen, die bislang völlig unbekannt war.

Ganz ernsthaft: Susumu Tonegawa und seinem Wissenschaftlerteam ist ein Durchbruch gelungen, der nicht nur die weitere Forschung beeinflussen wird, sondern auch vielversprechende Möglichkeiten für die Behandlung psychischer Krankheiten bietet. »Es ist im Grunde ähnlich wie das, was der Psychotherapeut heute auch macht«, hat mir Tonegawa gesagt. »Er versucht Patienten zu helfen, deren Gehirn die Erinnerung an die schönen Dinge versagt, indem er ihnen hilft, sich wieder an sie zu erinnern.« Das ist oft ein mühsamer und nicht immer erfolgreicher Prozess. Mit der optogenetischen Codierung könnte sich ein neuer Weg auftun. Dazu müssten die Wissenschaftler vermutlich eine nicht invasive Methode entwickeln, mit der die betroffenen Nervenzellen codiert werden können. Denn die optogenetische Markierung von Nervenzellen gelingt nicht drahtlos, es muss ein Glasfaserkabel zu den Nervenzellen verlegt werden. In der Abwägung zwischen einem Eingriff im Gehirn und einer Verhaltenstherapie würden viele depressive Patientinnen und Patienten vermutlich noch lange die Therapie wählen.

Wie bei vielen Verfahren der medizinischen Manipulation des Gehirns, muss sich auch dieses Forscherteam die Frage nach den Missbrauchsmöglichkeiten gefallen lassen. Wenn es

211

gelingt, Mäuse per Lichtschalter im Gehirn froh oder traurig zu machen, was ist dann noch alles möglich? Einiges.

Einem Team der medizinischen Fakultät der Yale University ist es gelungen, mit einem ähnlichen Verfahren auch Zellen der Amygdala von Mäusen zu codieren. Die ist im menschlichen Gehirn das Zentrum für Emotionen, Angst und Erregung, bei Mäusen gehört auch der Jagdtrieb dazu. Als die codierten Zellgruppen im Mäusehirn mit Laserstrahlen aktiviert wurden, stürzten sich die manipulierten Mäuse auf ihre Beute. Und zwar ganz egal, ob es sich um eine Kakerlake, einen Korken oder ein Holzstück handelte.[2] Ganze Mäuse- oder Rattenpopulationen lassen sich per Lichtschalter zu Killertrupps umschalten? Das wäre eine gute Vorlage für eine Neuverfilmung von Albert Camus' *Die Pest* als modernem Science-Fiction-Thriller.

Kurz bevor ich nach zwei Stunden Gespräch Susumu Tonegawas Büro wieder verlasse, sprechen wir über die möglichen Missverständnisse im medizinischen Fortschritt. »Es wird noch lange dauern, bis wir diese Methode beim Menschen anwenden können«, sagt er, »aber der Zeitpunkt wird kommen.« Dann verabschiedet er sich und setzt sich wieder an seinen Schreibtisch. Über dem hängt ein großes Gemälde, das einen jungen Mann zeigt. Es ist sein Sohn, der sich mit achtzehn Jahren das Leben genommen hat. Er war depressiv.

Immer jetzt: keine Erinnerung, keine Vergangenheit, kein Selbst

Viele sehr gute medizinische Gründe sprechen dafür, an der Speicherung und Reaktivierung von Erinnerungen im Gehirn zu forschen. Der wichtigste liegt wohl darin, dass Erinnerungen überlebenswichtig sind. Ohne die wieder abrufbaren Erfahrungen aus der Vergangenheit ist der Mensch nicht in der Lage, seine Gegenwart mit überschaubarem Aufwand und zumeist unfallfrei zu gestalten. Er ist vor allem nicht in

212

der Lage, Voraussagen über die Zukunft zu treffen. Das Gehirn ermöglicht uns mit seinen Billionen Verschaltungen, rückwärts zu verstehen und vorwärts zu leben, wie es der dänische Philosoph Søren Kierkegaard sinngemäß gesagt hat. Genau dieses Erleben vergehender Zeit macht das menschliche Bewusstsein zu etwas ganz Besonderem.

Der erste Mensch, der das ganz direkt an sich selbst erfahren konnte, war Henry Gustav Molaison, an den wir uns, nun ja, erinnern sollten. Er wurde in den Fünfzigerjahren zum ersten menschlichen Studienobjekt für die Erforschung von Erinnerungen und wie sie im Gehirn gebildet werden. Im Alter von sieben Jahren hatte Molaison einen Fahrradunfall, bei dem er schwer verletzt wurde, und litt danach unter heftigen epileptischen Anfällen. Mit 25 wurde Molaison am Gehirn operiert, um die Folgen der Epilepsie zu lindern. Dafür bohrten die Ärzte ihm zwei Löcher in die Stirn, durch die sie Teile des Hippocampus und der Amygdala entfernten. Keine gute Idee. Molaison war für den Rest seines Lebens nicht mehr in der Lage, sich an irgendetwas zu erinnern.[3] Er lebte von nun an in einer voraussetzungsfreien Gegenwart, gefangen in der Nanosekunde einer Jetzt-Schleife.

In Zeiten einer gefühlten radikalen Beschleunigung des Lebens bemühen wir uns immer wieder, mehr in der Gegenwart zu leben. Manchmal, wenn ein Tag besonders schön ist, stoße ich gerne mit Freundinnen »auf die Gegenwart« an. Dann trinken wir. Und noch bevor wir das Glas an die Lippen geführt haben, setzen wir wieder zum Anstoßen an. Denn was eben noch Gegenwart und Grund für einen Trinkspruch war, ist jetzt ja schon wieder Vergangenheit. Also müssen wir neu auf die Gegenwart anstoßen. Das kann man beliebig oft so machen. Man kommt nie zum Trinken, und irgendwann wird es absurd. So ähnlich muss man sich Henry Molaisons Situation vorstellen: Er stößt auf die Gegenwart an und hat in dem Moment, in dem das Glas noch nachklingt, bereits vergessen, dass er angestoßen hat. Zum Trinken kommt er nie.

Molaison konnte sich nicht mehr erinnern, aber er hat

Erinnerungen geschaffen, die den Fortschritt prägen. Sie haben die Neurowissenschaften einen großen Schritt weitergebracht. Durch den unglücklichen Ausgang der Operation an seinem Gehirn wurde nicht nur zum ersten Mal klar, dass die betroffenen Hirnregionen an der Verarbeitung von Erinnerungen beteiligt sind. Es wurde noch etwas viel Wichtigeres deutlich. Das Gehirn ist kein Schubladenschrank. Erinnerungen werden nicht an einem Ort abgelegt, und da finden sie sich dann. Eine Erinnerung ist kein gelagertes Gestern. Sie ist auch kein Zustand, der, einmal hergestellt, immer so bleibt. Eine Erinnerung ist das Ergebnis eines hochkomplexen Zusammenspiels vieler Teile des Gehirns und vieler Reize, der unterschiedlichen Sinneseindrücke, der Informationen und Emotionen, die mit ihnen verbunden sind. Manches an ihr verändert sich über die Zeit. Manches bleibt auf ewig kodiert, wie man beispielweise bei Alzheimerkranken beobachten kann, die alles neu Erlebte vergessen, sich aber oft noch an Erlebnisse aus ihrer Kindheit erinnern können.

Erinnerungen machen einen Menschen als Individuum aus. Deshalb ist die Alzheimerkrankheit auch so ein schreckliches Schicksal für die Betroffenen und ihre Angehörigen. Die Kranken merken zunächst noch selbst, wie ihr Gedächtnis schwindet. Irgendwann verlieren sie auch dazu den Bezug. Doch die Partnerinnen und Partner sehen mit jedem Tag ein weiteres Stückchen von dem Menschen verblassen, mit dem sie ihr Leben oder einen Teil davon verbracht haben. Identität ist eben auch und nicht zuletzt das Bündel aller Geschichten und Anekdoten, das wir in unserer Lebensgeschichte schnüren. Wenn das Bündel ein Loch hat, rieseln die Erinnerungen wie Sand heraus und werden vom Wind der Zeit verweht. Irgendwann laufen wir dann geistig nackt durch die Welt. Ohne Erinnerung, ohne Orientierung und ohne ein Gefühl für unser Selbst.

Es wäre einfach großartig, sollte es der Wissenschaft gelingen, weitere Fortschritte im Kampf gegen Alzheimer zu erzielen. Dazu trägt auch die Forschung an der Frage bei, wie Erinnerungen im menschlichen Gehirn gespeichert und wieder abgerufen werden. Einen ersten Ansatz dazu zeigen nicht nur die Experimente des Forscherteams um Susumu Tonegawa. Wissenschaftler an der University of Southern California und am Wake Forest Baptist Medical Center in North Carolina haben kürzlich eine Hirnprothese entwickelt und erfolgreich getestet, die Menschen mit Gehirnschädigungen hilft, Langzeiterinnerungen zu bilden. Dafür wird eine Reihe von Elektroden ins Gehirn implantiert, die mithilfe eines Algorithmus die elektrischen Signale in den unterschiedlichen Regionen des Hippocampus sortieren und interpretieren. Diese Signale werden durch die Elektroden um den geschädigten Hirnteil herum transportiert und in die nächste funktionierende Hirnregion wieder eingespeist. Man baut mit den Elektroden also eine Umleitung, einen Bypass im Gehirn. Das hat nicht nur bei Mäusen, sondern auch bei Menschen funktioniert.[4] Niemand weiß übrigens, was sich genau hinter den umgeleiteten Signalen versteckt. »Es ist, als könnten wir korrekt vom Spanischen ins Französische übersetzen, ohne eine der beiden Sprachen zu sprechen«, sagt Theodore Berger, Neurowissenschaftler an der USC Los Angeles.

Da ist sie wieder, die schöne Analogie von den Dingen, die möglich werden, ohne dass wir sie zur Gänze verstehen. Und auch wenn das manch einem Gänsehaut bereitet, so darf man auch fragen: Warum soll es in Ordnung sein, sich einen Herzschrittmacher einsetzen zu lassen oder mit einem Cochlea-Implantat das Hörvermögen zurückzugewinnen, während das Gehirn unantastbar bleiben soll? Es darf für die Heilung zahlreicher Hirnerkrankungen nicht unantastbar sein, sondern muss weiter erforscht werden. Eine absolute Frontlinie für die wissenschaftlichen Eroberungszüge in die graue Materie darf es also nicht geben, keine binäre Entscheidung zur Arbeit am und mit dem Gehirn. Es geht nicht um Ja oder Nein. Es geht um das Wie. Und das Wie-weit.

Im Umgang mit der Erinnerung betrifft das wiederum die Frage, ob die neuen genetischen und technischen Möglichkeiten allein auf medizinische Anwendungsfälle beschränkt bleiben werden. Meine Prognose lautet: Natürlich werden sie das nicht. Bei den bislang beschriebenen Forschungserfolgen geht es um die Behandlung von Erkrankungen. Aber was in einigen Laboren in jüngster Zeit gelungen ist, lässt die Fantasie schnell überspringen auf alltägliche Anwendungsmöglichkeiten.

Susumu Tonegawa und sein Team haben Erinnerungen in Mäusegehirnen manipuliert, die sie von negativ auf positiv umschalten können. Ähnliches ist einer Forschergruppe an der University of California in San Diego gelungen. Auch die hat es geschafft, mithilfe der Optogenetik Zellen in Mäusehirnen über Lichtimpulse an- und auszuschalten und damit Erinnerungen zu aktivieren oder zu deaktivieren. »Wir spielen mit den Erinnerungen Jo-Jo«, sagt Neurowissenschaftler Roberto Malinow. Das möchte man sich für sich selbst lieber nicht vorstellen.

Fake Memory: die Abwägung von Nutzen und Gefahr

Ein französisches Forscherteam hat gar falsche Erinnerungen in Mäusegehirne eingepflanzt. Das gelang über die elektrische Stimulation einzelner Ortszellen (»place cells«), die im Gehirn der Tiere wie Markierungspunkte für spezielle Orte wirken. Während die Mäuse üblicherweise ziellos durch den Käfig streiften, kehrten die Versuchsmäuse immer wieder an den Ort zurück, der mit den elektrisch stimulierten Ortszellen verbunden war.[5] Den Forschern ist es also gelungen, falsche Assoziationsketten im Gehirn zu simulieren. Die Mäuse erinnern sich an Erfahrungen, die sie an den Orten gemacht hatten, obwohl diese allein durch die elektrische Stimulation der jeweiligen Ortszellen erzeugt wurden.

Für Menschen mit geografischer Orientierungsschwäche könnte aus diesen Experimenten irgendwann ein Brain-GPS erwachsen. Die Signale, die wir derzeit noch über unser Navigationsgerät im Auto oder über das Smartphone bekommen, könnten über ein Hirnimplantat und die Stimulation von Neuronen direkte Wirkung entfalten. Kein Verfahren mehr, kein falsches Abbiegen. Das Gehirn weiß, wo es langgeht, und braucht dazu kein Gerät mehr. Wichtige Orte ließen sich durch die Stimulation im Gehirn markieren, sodass man sie wie im Schlaf wiederfindet. Nach Hause? Einfach dran denken reicht, und schon laufe oder fahre ich in die richtige Richtung. Das ist ein Szenario, das ich als Verirrungsanfällige, zugegeben, durchaus reizvoll finde.

Auch von dieser Anwendung im Bereich des Möglichen bis zum »Total Recall« ist es noch ein weiter Weg. Und doch ist es ein gradueller, kein grundsätzlicher Schritt. In der gleichnamigen Neuverfilmung von 2012 will Douglas Quaid (gespielt von Colin Farrell) aus seinem tristen Leben fliehen und sucht die Dienste der Firma REKALL. Die bietet einen »Mind-Trip«, eine Reise durch eine ganze Abenteuergeschichte aus falschen Erinnerungen, die den Kunden ins Gehirn eingesetzt werden. Daraus entstehen dann ganz viele Verwirrungen und eine mehr oder weniger fesselnde Handlung. Am spannendsten aber ist das Fragezeichen, das nach dem Film in unserem Kopf bleibt: Geht das irgendwann?

Ja, sagt Michio Kaku. Er glaubt, dass es noch zu unseren Lebzeiten gelingen wird, ganze Pakete von geistigen Fähigkeiten (»skill sets«) herunterzuladen. Von jetzt auf gleich könnte man also die Wahrscheinlichkeitsrechnung beherrschen, ein zuvor nie gekochtes Gericht zaubern oder Erinnerungen an eine Urlaubsreise oder einen Liebhaber speichern, für die es im wirklichen Leben leider nicht gereicht hat.[6] Man muss sich das einmal vorstellen: Die nächste industrielle Revolution, die Roboter, die uns die Jobs wegnehmen, die Künstliche Intelligenz, die schlauer wird als die menschliche, würden auf einmal zu einer lächerlichen Herausforderung. Die älteren weißen Männer des Industriezeitalters, besonders betroffen von diesem Wandel der globalen Wirtschaft, würden mit einem Download zu Experten der Maschinenintelligenz und der vernetzten Industrieproduktion. Problem gelöst, bis auf eine Frage: Wer wählt dann noch Donald Trump?

Es bleiben doch noch größere Fragen übrig. Wenn es möglich wird, schönere Erinnerungen runterzuladen, wer sollte sich dann noch freiwillig mit den schlechten herumplagen? Angesichts dieser technischen Möglichkeiten wohl niemand. Es gibt ja auch immer weniger Menschen, die einen Stadtplan zu Hilfe nehmen, wenn es mit dem Smartphone so viel einfacher ist, den richtigen Weg zu finden. Wer würde in endlosen zermürbenden Gesprächen eine Verfehlung aus der Vergangenheit mit den Angehörigen ausdiskutieren, wenn sich durch eine Verpflanzung neuer Erinnerungen das Problem so viel einfacher lösen lässt? Es gibt nur sehr wenige Menschen, die sich freiwillig einer Belastung oder Prüfung stellen. Wo immer das vermeidbar ist, gehen wir dem Unangenehmen aus dem Weg. Mithilfe von Neurotechnologien und Erinnerungsmanipulation kann das möglich werden. »So ließen sich Defizite kompensieren und perfekte Erinnerungen an ein Leben schaffen, das niemals gelebt wurde«, sagt Michio Kaku.[7] Aber was ist das dann für ein Leben?

Was ist noch wahr und wirklich an einem Menschen, wenn seine Erinnerungen gemacht oder gefälscht sind? Und wie wollen wir das noch unterscheiden? Allein die Debatte um Fake News, die uns seit dem US-Wahlkampf 2016 verfolgt, zeigt, wie schwer es jetzt schon ist, zwischen wahr und falsch zu entscheiden. Zukünftig werden wir dann über »Fake Memories« oder gar »Fake Lives« diskutieren. Mit gewaltigen Folgen. Unser Rechtssystem, aufgebaut auf der Unterscheidung zwischen der Schuld und Unschuld und gebunden an die Erinnerung daran, was man getan oder nicht getan hat, wird in so einer Welt nicht mehr funktionieren. Ein Verbrechen, an das ich mich erinnere, muss ich gar nicht begangen haben. Die falsche Erinnerung daran könnte beispielsweise in mein Gehirn heruntergeladen worden sein. Und das muss ja nicht mit meiner Zustimmung geschehen sein. Unter solchen

Voraussetzungen können Erinnerungen jedenfalls kein Indiz mehr für Schuldfähigkeit sein.

Die technischen Möglichkeiten machen dann einfacher, was ohnehin möglich ist. Julia Shaw, deutsch-kanadische Psychologin, beschreibt in ihrem Buch *Das trügerische Gedächtnis*, wie uns unsere Erinnerungen betrügen können, obwohl wir felsenfest daran glauben, genau zu wissen, was einst geschehen ist.[8] Das geschieht auf ganz natürlichem Wege. Weil Erinnerungen sich im Laufe eines Lebens verändern, weil sie mit uns erwachsen oder älter werden. Aber Shaw beschreibt auch Vorgänge, die mit dem Begriff »Betrug« ganz passend bezeichnet sind. Dann nämlich, wenn »memory hackers« mit fragwürdigen Therapie- oder Verhörmaßnahmen eine bestimmte Version einer vermeintlichen Wirklichkeit als Erinnerung im Gedächtnis anderer Menschen verankern.

In einem Experiment hat Shaw nachgewiesen, wie es gelingen kann, 70 Prozent der Teilnehmerinnen und Teilnehmer falsche Erinnerungen an ein von ihnen in früherer Zeit begangenes Verbrechen »einzupflanzen«. Drei Gespräche mit suggestiven Befragungstechniken, ein wenig Druck und einigen Verbindungen zu tatsächlichen Lebenserfahrungen und biografischen Daten der Befragten reichten dazu aus.[9] Mit jedem Gespräch wurden die falschen Erinnerungen konkreter und detaillierter. Ein Teilnehmer »erinnerte« sich schließlich sogar an den blauen Himmel am Tag des vermeintlichen Geschehens. Wir brauchen also nicht auf die direkte Stimulation der Neuronen im Gehirn zu warten, bis wir uns sicher sein können, dass wir uns bei den eigenen Erinnerungen eben nicht sicher sein können. Der technische Fortschritt macht nur leichter und fokussierter möglich, was im Gehirn allemal angelegt ist. Es gibt dann künftig nicht mehr nur eingebildete Kranke, es gibt auch eingebildete Verbrecher.

Eine unterhaltsamere Variante des »Erinnerungsmanagements« entsteht in umgekehrter Richtung. Wo Erinnerungen heruntergeladen werden können, da können sie auch hochgeladen werden. Zum Beispiel in ein soziales Netzwerk. Die

Erinnerung an einen schönen Moment, ein fantastisches Erlebnis kann mit der gleichen Technik aufgezeichnet und geteilt werden. Dazu brauchen wir keine Worte und Bilder, also keine Sprache mehr. Direkt aus den Signalen der für Erinnerungen zuständigen Nervenzellen wird das Posting generiert. Wir teilen dann nicht mehr Fotos bei Snapchat, sondern Erinnerungen bei einem Brainchat-Anbieter. Sicherlich werden wir auch die noch ein bisschen inszenieren können. Mit Farbfiltern lassen sich Erinnerungen ein wenig aufhübschen. Mit einem Jugendschutzfilter legen wir fest, wer die Erinnerung sehen darf. Und kritische Passagen, die es bei echten Erinnerungen ja weiterhin geben kann, lassen sich schnell kürzen oder überschreiben. Diese geschliffenen Erinnerungen lassen das Bild von Menschen entstehen, die keine Ecken und Kanten, keine Kontraste der Lebenserfahrungen und keine individuelle Tiefenschärfe mehr haben. Wie langweilig.

Von da aus ist es dann auch nicht mehr weit zu der Vorstellung, dass ein Leben als Erinnerung künftig nie mehr verblassen wird. Dass wir die Menschen, die physisch nicht mehr unter uns weilen, im Wortsinne in der Erinnerung behalten können. Gemeinsame Erlebnisse, aber auch die erinnerten Erfahrungen der anderen, lassen sich immer wieder abspielen. Werden wir dann alle auch nach unserem physischen Tod als Erinnerungszombies in einer Bibliothek der Geister für den ewigen Download parat stehen? Oder wird man sich entscheiden dürfen, lieber in Ruhe gelassen zu werden? Der Erinnerung ihren Wert zurückgeben, mit dem sie derzeit unser Leben strukturiert und gestaltet: ein Platzhalter für das Vergangene, das im Gegenwärtigen und Zukünftigen wiederaufersteht, sich doch in jedem Moment verändert und irgendwann entschwindet, um Platz für das Neue zu machen?

Die ewige Existenz in der Erinnerung, das ist vielleicht die perfekte Vorstellung menschlicher Selbstoptimierung. Gibt es eine größere Kränkung, als sterben zu müssen? Der Tod ist seit Menschengedenken die größte Zumutung für den Menschen, der doch zu Vernunft und Freiheit begabt ist. Eugenia

220

Kuyda, Mitgründerin eines KI-Start-up, hat sich entschieden, dass es möglich sein muss, einen Menschen nicht loszulassen. Als ihr Freund Roman Mazurenko in Moskau von einem Auto angefahren und tödlich verletzt worden war, baute sie ein künstliches neuronales Netzwerk und fütterte es mit Textnachrichten von Roman. Von nun an konnten Eugenia und ihre Freunde wieder mit Roman sprechen. Und der aus den gesammelten Nachrichten des Toten gespeiste Chatbot antwortete erstaunlich authentisch.

»Es ist immer noch nur ein Schatten seiner Person«, sagt Eugenia. »Aber das wäre vor einem Jahr noch nicht möglich gewesen. Und in der sehr nahen Zukunft wird sehr viel mehr möglich sein.«[10] Hoffentlich können wir uns dann in dieser Zukunft überhaupt noch daran erinnern, dass der Mensch, mit dem wir da weiterhin sprechen, auch mal gelebt hat, gelacht hat, andere Menschen berührt hat und tatsächlich einmal gestorben ist.

Station 12

Die Gedanken sind frei – mentale Selbstbestimmung als Menschenrecht

Den letzten Sommerurlaub habe ich in einem Häuschen in der Serra de Tramuntana, einem Gebirgszug auf Mallorca, verbracht. Es gab eine Mitbewohnerin. Die sibirische Katze Mina. Sie habe einen Fressplatz in der Garage, und wir würden sie ansonsten nicht zu Gesicht bekommen, sagte die Hausbesitzerin. Das stimmte nicht ganz. Das Kätzchen war deutlich geselliger als angekündigt, und als kleiner Cyborg außerdem Inspiration für dieses Buch. Mina schlüpfte nämlich durch eine chipgesteuerte Katzenklappe in die Garage.

RFID-Chips (Radio Frequency Identification) sind bei Tieren gebräuchlich. Mit ihnen lassen sich einzelne Tiere oder ganze Gruppen über die Chipkennung eindeutig identifizieren. Vor allem kann man damit sicherstellen, dass nur das eigene Tier durch die Katzenklappe ins Haus kommt und nicht plötzlich ein Waschbär vorm Kühlschrank steht. Das ist eine ganz einfache Variante eindeutiger Identifizierung und Steuerung durch einen implantierten Chip. Man kann ihn so programmieren, dass die Katze nur zu bestimmten Zeiten ins Haus kommen kann und die Klappe sonst geschlossen bleibt. Man kann einen Katzenfreund zulassen, indem man seinen Chip mit der Klappe synchronisiert. Man könnte auch dafür sorgen, dass die Katze nie wieder in die Garage rein- oder aus ihr rauskommt. Ganz wie man will. Will man natürlich nicht. Aber weiß man das wirklich? Immer wenn das Kätzchen an mir vorbeilief, dachte ich daran, dass sie sich ärgern müsste, verfügte sie denn über ein menschliches Bewusstsein. Es hätte ihr bei genauerem Nachdenken vermutlich nicht gefallen, dass wir mithilfe der Technik nach Lust und Laune über ihren Aufenthaltsort entscheiden und bestimmen konnten, ob sie Teil unseres sozialen Lebens sein sollte oder nicht.

Wer hat Zugriff auf die Technologie, die künftig mit unserem Gehirn verbunden ist? Wer steuert, kontrolliert oder missbraucht sie gar? Das ist die zentrale Frage, die in Gestalt der kleinen Katze in diesem Sommer jeden Tag vor meinen Augen stand. Es ist die vielleicht größte Herausforderung für eine Zeit, in der wachsende Möglichkeiten der Verbindung von Hirn und Computer es erlauben, unsere Gedanken auszulesen und unsere Entscheidungen zu beeinflussen. Wir wollen doch nicht, dass ein Hirnimplantat irgendwann zur Katzenklappe in unserem Kopf wird.

Wie also sollen wir mit diesen neuen Technologien umgehen? In der Bioethik werden drei Prinzipien verwendet, um Human Enhancement, also die Erweiterung des Menschen durch Technologie, moralisch einzuordnen. Das erste Prinzip zielt auf die Sicherheit: Wird die Technologie in der gegenwärtigen Gesellschaft oder in zukünftigen Generationen Leid verursachen? Der zweite Aspekt betrifft die menschliche Autonomie: Haben wir die Wahl, ob wir die Technologie benutzen wollen oder nicht? Und das dritte Prinzip will Gerechtigkeit walten lassen für unsere hirnerweiterten Nachkommen. Wie kann es gelingen, dass die Technologien nicht zu neuen sozialen Gräben führen, einzelne gesellschaftliche Gruppen benachteiligen oder gar ausschließen?

Über diese Fragen machen sich viele kluge Köpfe Gedanken. Der Biochemiker und Publizist Isaac Asimov hat schon 1942 in seiner Kurzgeschichte *Runaround*[1] drei Gesetze für die Roboter aufgestellt, die als ein erster gedanklicher Ansatz bei der Beantwortung weiterhelfen können.

1. Ein Roboter darf kein menschliches Wesen verletzen oder durch Untätigkeit zulassen, dass einem menschlichen Wesen Schaden zugefügt wird.

2. Ein Roboter muss den ihm von einem Menschen gegebenen Befehlen gehorchen – es sei denn, ein solcher Befehl würde mit Regel 1 kollidieren.
3. Ein Roboter muss seine Existenz beschützen, solange dieser Schutz nicht mit Regel 1 oder 2 kollidiert.

Asimov hat bei der Formulierung dieser drei Gesetze andere Roboter im Blick gehabt als solche, mit denen wir es heute zu tun haben. Während seine Vorschriften noch für den Umgang mit HAL 9000 (»Odyssee im Weltraum«) oder den »Terminator« passen, um Menschen vor einer von Robotern ausgehenden Lebensgefahr zu beschützen, wird es bei den neuen Maschinen, angetrieben durch Neurotechnologien und Künstliche Intelligenz, komplizierter. Sie verbinden das menschliche Denken, das Bewusstsein und damit auch das Reich der Individualität und Identität mit dem Computer und den Datenspeichern. Ihre Eingriffe und Manipulationen können subtiler, in ihren Folgen aber ebenso schwerwiegend sein. Die Grundannahme der drei Asimov-Regeln ist auch heute noch ausschlaggebend: Der Mensch muss am Steuer bleiben, und die Maschine ist sein Hilfsmittel. Nicht umgekehrt.

Oren Etzioni, CEO von AI2, dem Allen Institute for Artificial Intelligence in Seattle, fordert, die Regeln Asimovs der Zeit anzupassen. Alle Systeme der Künstlichen Intelligenz müssen den bestehenden Gesetzen unterworfen werden, nach denen sich ja auch die Menschen richten müssen. Sie müssen sich klar als Künstliche Intelligenz zu erkennen geben. Und sie dürfen keine geheimen Informationen für sich behalten oder weitergeben, ohne dass die Informationsquelle zuvor zugestimmt hat.[2]

Damit sind wir schon ein bisschen näher an die Neurotechnologien und die Verbindung zwischen Gehirn und Computer herangerückt. Im Kern geht es um die Regeln, die wir für den Einsatz dieser Technologien aufstellen, um die Möglichkeit, auch in Zukunft zwischen Mensch und Maschine

224

unterscheiden zu können, und um die Frage, ob wir eigentlich überhaupt noch wissen und verstehen, was mit uns geschieht, wenn unsere Hirne an das weltweite Computernetz angeschlossen sind.

Der Feind in meinem Kopf: Black-Hat-Brainhacking

Im Gehirn sind die »Daten« verankert, die ein Mensch zum Leben braucht. Sehr persönliche Daten sind das, die über das individuelle Wohlergehen und die Freiheit des Einzelnen entscheiden. Nicht gut wäre, wenn diese Informationen für andere zugänglich wären, ohne dass wir vorher zustimmen können. Wenn also mit dem Gehirn das geschehen könnte, was mit allen technischen Geräten geschieht. Wenn es gehackt wird.

Es gibt einfach nichts, was sich nicht hacken lässt. Die Geschichte des technologischen Fortschritts ist die Geschichte begleitenden Hackings. Wo immer eine neue Technik beginnt sich durchzusetzen, beginnen Hacker sie zu knacken. In der Regel erfolgreich. Das geschieht übrigens oft zum Guten. Die Arbeit des Chaos Computer Club (CCC) in Deutschland trägt enorm viel zur Aufklärung über den Umgang mit Technologien und deren Risiken bei. Ohne den CCC wüssten wir nicht, dass eine bei der Auswertung der Bundestagswahl verwendete Software erhebliche Sicherheitslücken hat. Wir wüssten nicht, dass der »Bundestrojaner«, eine Spionagesoftware der deutschen Behörden, viel mehr kann, als er verfassungsrechtlich können dürfte. Wir wüssten auch nicht, dass es kinderleicht ist, ein Handy abzuhören.

Aber es wird nun mal nicht immer zum Guten gehackt. In den vergangenen Jahren gab es zu viele Beispiele großer Dateneinbrüche, um noch daran zu glauben, dass Computersysteme, technische Geräte oder Schnittstellen sicher sein könnten. Banken, Kreditkartenfirmen, Großkonzerne, sie alle werden Opfer von bösartigen Hackerangriffen. Mit dem »Internet der Dinge«, der Vernetzung aller Gegenstände in unserer Umwelt, wechselt das Problem noch einmal auf eine andere Gefährdungsebene. Nicht mehr »nur« die Router der Deutschen Telekom werden gehackt, sondern auch Autos, Energieversorger, medizinische Geräte. Als es im Zuge eines Experiments zum ersten Mal gelang, die Softwaresteuerung eines Jeeps in voller Fahrt lahmzulegen, fingen nicht nur Insider an zu begreifen, was das heißt.[3] Es geht dann nicht mehr allein um Geld, um die Sicherheit der Kommunikation und den Schutz der Privatsphäre, es geht um lebensgefährliche Manipulationsmöglichkeiten, die für Menschen tödlich enden können.

Zu den Dingen, die im Internet vernetzt werden, gehören auch Computer, die in der Medizin und Gesundheitsvorsorge eingesetzt werden. Die sind manchmal so klein, dass wir sie im Körper tragen. Die FDA hat im August 2017 rund eine halbe Million Herzschrittmacher zurückgerufen, weil befürchtet wurde, mangelnde Sicherheitsvorkehrungen könnten es möglich machen, die Batterien der Geräte in kürzester Zeit leerlaufen zu lassen oder sogar den Herzschlag der Träger zu manipulieren. Biohackern ist es inzwischen sogar gelungen, Schadsoftware in einen DNA-Strang einzusetzen.[4] Sobald diese DNA mithilfe eines Computers zur Gensequenzierung untersucht wird, übernimmt die Schadsoftware den Computer und betreibt ihn mit eigenen Kommandos. Über diese Eintrittsschleuse kann ein ganzes Computersystem einer Klinik oder einer Forschungseinrichtung infiziert werden.

Jede Technologie wird gehackt. Warum also sollte das bei denen anders sein, über die wir unsere Gehirne mit dem Computer verbinden? Es wird nicht anders sein. »Gerade bei den Geräten, die wir an und in uns tragen, gibt es oft kein Konzept für IT-Sicherheit«, sagt Constanze Kurz, Sprecherin des Chaos Computer Club. Das ist fahrlässig. Denn Hacks erreichen über diese Geräte nicht nur Daten, sondern unseren Körper und unser Gehirn, also unsere Überlebensfähigkeit und unsere Gedanken.

Besonders Hirn-Computer-Implantate bieten Eindringlingen die Möglichkeit, die Informationen abzuhören, die über diese Geräte laufen, oder sie sogar zu manipulieren. Sie sind Eintrittstor für den Feind in unserem Kopf. Vor diesem Hintergrund bekommt der Begriff »Brainhacking« noch eine zweite Dimension. Das Gehirn über ein Implantat zu beeinflussen ist das eine. Es dann hacken und manipulieren zu können, wie einen Computer, das ist eine gruselige Vorstellung. Viele werden darauf schlicht mit Abwehr reagieren: Dann lassen wir das doch einfach. Wozu braucht man Hirnimplantate? Nun, Hirnimplantate können ganz reale Hoffnungsbringer sein, zum Beispiel für querschnittsgelähmte Menschen oder Patienten mit Locked-in-Syndrom. Erste Forschungsergebnisse zeigen, dass sie durch ein Hirn-Computer-Implantat Lebensqualität gewinnen, glücklicher sind, ihr Leben nicht mehr beenden, sondern weiterleben wollen.[5]

Aus medizinischer Sicht gibt es also sehr gute Gründe, die Möglichkeiten der Neurotechnologien nicht einfach aus Sicherheitsgründen beiseitezuschieben. Aber gestalten muss man sie schon. Die Belange der »Neurosecurity« gehören bei jedem Schritt mitgedacht.[6] Jede neue Entwicklung braucht ausgewiesene Vorgaben für IT-Sicherheit. Die neurotechnologische Forschung muss die Qualitätskontrolle für die Sicherheitsmaßnahmen ihrer Angebote in jedem Schritt mitdenken. Das wird etwas mehr Einsatz verlangen, als ein paar wilde Ideen zu entwickeln, wie der Physiker Michio Kaku sich das vorstellt. Für ihn könnte eine »dünne, um den Kopf gewickelte Metallfolie«[7] als Abwehrschirm und Telepathieschutz dienen, wenn unsere Hirne künftig zum offenen Buch für den Rest der Welt werden, der gerne mitlesen oder am besten auch gleich reinschreiben möchte.

Das wäre tatsächlich eine schöne neue Welt, wenn alle bald einen Faradaykäfig auf dem Kopf tragen müssten, in dessen Innerem kein elektrisches Feld mehr entstehen kann. Dadurch

227

ließen sich elektrische Impulse von außen abwehren und die Gedanken schützen, die physikalisch auch erst einmal nichts anderes sind als elektrische Wellen. Und so ließe sich vermeiden, dass andere immer gleich wissen, was man denkt. Das klingt nach UFO-Gläubigen und Verrückten mit Aluhüten, aber vielleicht ist das nur der Anfangsgedanke für eine gigantische Sicherheitsindustrie, die rund um den Schutz unserer mentalen Unversehrtheit und um den Datenschutz für unser Gehirn entstehen wird. Es wird jedenfalls etwas geschehen müssen, um zu verhindern, dass unser Gehirn zu einem Verwahrort allgemein zugänglicher Gedanken wird. »Wir müssen verstehen, dass Datenschutz tot ist«, sagt Julian Assange zu seinem Gesprächspartner in einem Bericht des *New Yorker* mit dem Titel »Ein Mann ohne Land«.[8] Die Entwicklungen in den Neurotechnologien mit den Angriffsmöglichkeiten auf die Privatsphäre des Denkens gefährden die Freiheit des Denkens: ein Geist ohne Land.

Die Gedankenlosen: Wo bleibt die Freiheit im Kopf?

Werden wir in Zukunft erleben, wie unsere Gedanken entführt werden? Ganz so wie die Lady im 1634 uraufgeführten Schauspiel *Comus* des englischen Dichters und Staatsmanns John Milton? Miltons Gedicht ist eine Analogie auf die Kraft der wahren Vernunft, mit der sich die Lady ihrem Entführer Comus entgegenwirft. Er hat sie von ihren Brüdern getrennt und in einen tiefen Wald gebracht. Da sitzt sie nun auf einem verzauberten Stuhl, von dem sie nicht mehr loskommt. Sie trotzt allen Verführungen und Überredungsversuchen ihres Entführers mit den Worten: »Sie können die Freiheit meines Geistes nicht antasten.«

Die Damen und Herren des neurotechnischen Zeitalters sitzen nicht im Wald auf verzauberten Stühlen, sondern im Bürosessel, in der Bahn, im Auto, überall, wo Menschen eben sein können. Und überall sind sie in Gefahr, die Privatheit ihrer Gedanken und ihre mentale Selbstbestimmung zu verlieren. Denn wenn die aktuellen Technologien es möglich machen, ein Individuum mit bis zu 97-prozentiger Genauigkeit anhand seiner Gehirnströme zu erkennen,[9] dann werden wir bald Passwörter oder Fingerabdrücke durch Hirnabdrücke, also einzigartige Gedankenmuster, ersetzen. Das bedeutet auch, es werden riesige Mengen von Gehirndaten gesammelt, die irgendwo gespeichert werden müssen – idealerweise verschlüsselt und an einem sicheren Ort. Und wenn beispielsweise Facebook tatsächlich sein Gerät zum Gedankenschreiben auf den Markt bringt, dann hat dieses Gerät ganz sicher eine Schnittstelle, die sich hacken lässt. Und dann können Menschen Gedanken mitlesen, die gar nicht für sie bestimmt waren. Oder, schlimmer noch, es werden Gedanken veröffentlicht, die nie zur Veröffentlichung vorgesehen waren.

Das hat soziale Folgen. Unsere Zivilisation beruht in vielerlei Hinsicht auf dem Nichtgesagten. Es macht einen wesentlichen Unterschied, ob ich einem anderen Menschen gegenüberstehe und für mich denke: »Du Idiot!« oder ob der andere diesen Gedanken mitlesen kann. Nicht nur das Sprechen, auch das Schweigen ist das Bindemittel einer Gesellschaft, in der jeder eigene Einstellungen, Interessen und Wünsche hat, und diese gerne mit denen anderer Menschen kollidieren. Manchmal muss man den Konflikt aus- und ansprechen, um ihn zu lösen. Aber oft genug ist es sinnvoll, nicht jeden Frust- oder Wutanfall gleich zu verbalisieren. Wir können mit jähzornigen Menschen und Psychopathen umgehen, weil deren Verhaltensformen die Ausnahme darstellen, nicht die Regel. Wenn aber jede Abneigung gleich für alle anderen erkennbar wird, frisst das am zivilisatorischen Leim, der die Gesellschaft zusammenhält.

Auch müssten wir ganz neu aushandeln, wo die moralische Verantwortung für unsere Gedanken beginnt. Sind wir nur für sie haftbar, nachdem sie die Schwelle zur Publikation überschritten haben, wenn also ein Gedanke das Sprachzentrum erreicht hat? Oder fängt das viel früher an? Nehmen wir mal an, ich schreibe eine E-Mail, in der ich einem anderen Menschen drohe, ihn umzubringen. Schicke ich die E-Mail ab, wird daraus ein Tatbestand der Bedrohung. Lösche ich sie aber, bevor ich auf »senden« geklickt habe, sieht das anders aus. Gedanken auszulesen, das ist, als könne man von der entworfenen E-Mail einen Screenshot machen und ihn vor Gericht als Beweis für die Drohung vorlegen. In dem kleinen Zwischenraum zwischen Absicht und Vollendung liegt die Freiheit der Gedanken, der menschliche Erprobungsraum, in dem etwas gedacht werden kann, das doch nicht umgesetzt wird.

Dieser Zwischenraum individueller Gedankenfreiheit schrumpft gegen null, wenn Gedanken durch allgemein verfügbare Technologien ausgelesen werden können. Nita A. Farahany, Professorin für Rechtsphilosophie an der Duke University, hat dazu auf dem World Economic Forum 2016 gesagt: »Es gibt keinen rechtlichen Schutz gegen das unfreiwillige Auslesen des Gehirns.« Ein Szenario der möglichen Folgen hat George Orwell schon 1949 in seinem Roman *1984* entworfen. Dort kontrolliert eine autoritäre Regierung nicht nur das Sprechen und Handeln der Menschen, sondern lässt ihre Gedanken von einer Gedankenpolizei überwachen. Illegale Gedanken, »thoughtcrimes«, werden hart bestraft. Das ist eine grauenhafte Vorstellung. Die Gedankenfreiheit ist die vielleicht ursprünglichste Freiheit des Menschen. Wird sie ausgehebelt, purzeln auch alle anderen Freiheiten wie Dominosteine. Ohne Gedankenfreiheit gibt es keine Menschenwürde, keine Freiheit auf Entfaltung der Persönlichkeit, keine Glaubensfreiheit, keine Meinungsfreiheit. Wenn das Denken nicht unverletzlich ist, wird alles verletzlich.

Die amerikanische Firma No Lie MRI, deren Name »Lügenfrei« im Deutschen wie ein flottes Insekten- oder Putzmittel klingt, bietet auf kommerzieller Basis funktionelle Magnetresonanztomografie zur Ermittlung von Wahrheit und Lüge an. Mit angeblich 90-prozentiger Genauigkeit kann das

Unternehmen Absicht, Wissen und Täuschung messen.[10] Erste Methoden zur Analyse, Kontrolle und Überwachung von Gedanken, die näher am Gehirn sind als herkömmliche Lügendetektoren, sind also längst in Gebrauch. Es wäre sinnvoll, wenn bei diesen Anwendungen der Neurotechnologien nicht einfach Fakten geschaffen würden. Natürlich wäre es in diesem Feld besonders wichtig gewesen, erst die Regeln zu setzen und dann die Anwendungsmöglichkeiten zu erproben. Zu spät. Immerhin entwickelt sich parallel zu den Möglichkeiten, die entstehen, ein neues Rechtsgebiet namens »Neurolaw«[11]. Darin kristallisieren sich vier Freiheitsdimensionen heraus, die uns vor dem unkontrollierten Auslesen unserer Gedanken schützen sollen.[12]

Neurofreiheit: vier elementare Menschenrechte für die Zukunft

Die wichtigste ist die Gedankenfreiheit (cognitive liberty). Sie muss ein Grund- und Menschenrecht sein. Das schließt auch die Freiheit ein, sich für Neurotechnologien zu entscheiden und sie zu nutzen, aber verhindert eben, dass jemand gezwungen wird mitzumachen, auch wenn er das eigentlich gar nicht will. Zusammen mit dem Recht auf geistige Privatsphäre (mental privacy) bildet die Gedankenfreiheit die mentale Selbstbestimmung.

Mein Kopf gehört mir. In ihm hat niemand und nichts etwas zu suchen, außer ich möchte das so. Meine Gedanken sind meine Privatsphäre und damit ebenso geschützt wie das Reich ihres Ursprungs, mein Gehirn. »Der Kopf sollte als Domäne absoluter Privatheit ausgewiesen werden«, sagt der Bioethiker Paul Root Wolpe von der Emory University in Georgia. »Niemand sollte in der Lage sein, einen individuellen Geist gegen dessen Willen zu erforschen. Nicht einmal per Gerichtsbeschluss. Auch nicht zu militärischen oder sicherheitspolitischen Zwecken. Wir sollten wirklich auf

231

jeden Zwang verzichten, selbst wenn die Nutzung der Technologie im Allgemeininteresse ist.«[13] So geht das manchmal mit dem Fortschritt. Was bis vor Kurzem noch selbstverständlich erschien, muss inzwischen als nicht mehr ganz so selbstverständlich neu gefordert und juristisch abgesichert werden. Ironie der Geschichte: In der Lebenswelt der Computersicherheit und der Hacker galt bislang immer der Spruch: »Die beste Antivirus-Software ist das Gehirn.«[14] Er gilt da nicht mehr, wo das Gehirn selbst Ziel von Hackerangriffen werden kann.

Ein drittes Menschenrecht liegt in der Integrität des eigenen Denkens (mental integrity). Wenn die Charta der Grundrechte der Europäischen Union in Artikel 3 ein Recht auf Unversehrtheit fordert (»Jede Person hat das Recht auf körperliche und geistige Unversehrtheit«), dann leitet sich daraus nach Ansicht der Neurojuristen ab, dass es keinen unerlaubten Zugriff auf das Gehirn geben darf. Die Möglichkeiten des bösartigen Brainhacking machen deutlich, wovor es uns zu schützen gilt. Gehackte Implantate, gelöschte Erinnerungen, manipulierte Gedanken, komplette Wesensveränderung. Alles ist vorstellbar. Zum Beispiel auch, dass wir künftig nicht allein unbemannte Drohnen in den Krieg schicken, sondern Menschen, deren Gehirne so manipuliert sind, dass sie zu Kampfmaschinen ohne jeden moralischen Skrupel werden. Krieg wird dann zur Schlacht der Brainhacker. Es gewinnt der, dessen Technologie am weitesten fortgeschritten ist, dessen Armee der Gehirnmanipulierten willig und ohne Gnade in den Krieg zieht.

Das vierte und letzte Menschenrecht in Zeiten des Neurokapitalismus ist die psychologische Beständigkeit (psychological continuity). An dieser Stelle grüßt schon einmal Phineas Gage, den wir im nächsten Kapitel noch genauer kennenlernen werden. Dem Eisenbahnarbeiter aus Vermont war vor mehr als 150 Jahren bei einer Explosion eine Eisenstange durch den Kopf geschossen und hatte Teile seines Gehirns zerstört. Gage lebte gesund weiter, aber seine Persönlichkeit hatte sich tief greifend verändert. Heute bräuchte man dazu keine Eisenstange mehr. Es reichte, durch ein Hirnimplantat eine gezielte Manipulation bestimmter Hirnregionen vorzunehmen, um aus Gage eine andere Persönlichkeit zu machen. Er selbst wäre dann nicht in der Lage, sich dagegen zu wehren oder die Veränderungen zurückzudrehen.

Eine solche Attacke auf Persönlichkeit und Identität eines Menschen bezeichnet man als »Brainjacking«.[15] Hacking reicht da nicht mehr. Hier geht es ja darum, die Person gleich ganz zu übernehmen, Kontrolle über ihr ganzes Wesen auszuüben. So wie beim Hijacking zum Beispiel ein Flugzeug entführt und auf eine neue Route gelenkt wird, soll das auch mit dem menschlichen Denken und Handeln möglich werden. Eine Person, die durch gezielte Beeinflussung von Gehirn und Denken verändert wird, verliert ihre Identität. Es gibt vielerlei Anzeichen dafür, dass die im digitalen Zeitalter zu einem Produkt wird, das gehandelt und verwandelt werden kann. Eric Schmidt und Jared Cohen von Google beschreiben Identität in ihrem Buch über *Die Vernetzung der Welt* als »most valuable commodity«, als wertvollste Ware des Digitalzeitalters.[16]

Neurotechnologische Manipulationen können einen Menschen so verändern, dass er sich selbst nicht wiedererkennen würde, wäre er in der Lage, vorher und nachher zu vergleichen. Das aber kann nicht gelingen. Denn wenn das Gehirn verändert wird, ändert sich mit ihm das Medium unseres Bewusstseins und der Selbstreflexion. Die Manipulation des Gehirns ist immer auch eine Manipulation unserer Selbstwahrnehmung. Die Linse, durch die wir im übertragenen Sinne auf uns selbst schauen, hat plötzlich eine andere Brennweite. Also sehen wir in unserer eigenen Betrachtung anders aus, ohne dass wir erkennen könnten, was den Unterschied bewirkt hat. Wir sind ja die Linse, durch die wir schauen. Ein Recht auf eine ungebrochene individuelle Identität ist daher auch Voraussetzung dafür, dass ein Mensch sich selbst als Person versteht und erkennt.[17] Wer es freistellen möchte, in diese kontinuierliche Entwicklung einer individuellen Identität einzugreifen, macht Menschen zum Manipulationsobjekt. Der Mensch ist dann nicht mehr Selbstzweck, sondern Mittel zu einem Fremdzweck, den andere bestimmen.

Wie wenig Science-Fiction und wie viel Realität das schon geworden ist, zeigt ein Forscherteam der New York University. Mithilfe einer Stromzufuhr in Teile des hinteren Frontallappens (transkranielle Magnetstimulation) ist es gelungen, die Einstellungen der am Experiment Beteiligten zu verändern. Nach dem Eingriff dachten sie kritischer über ihr Land und waren geneigter, an ein Leben nach dem Tod zu glauben.[18] Das sind Einstellungen oder Lebenshaltungen, die tief in einer Persönlichkeit verwurzelt sind. Wenn die über die Stimulation bestimmter Hirnregionen schon manipulierbar sind, wie einfach wird sich die Einstellung gegenüber einem Produkt verändern lassen. Ein kollektives Brainwashing für die deutsche Bevölkerung, und der Verbrennungsmotor ist Geschichte, weil ab sofort alle das E-Auto super finden. Gleiches ließe sich einsetzen, um die Abneigung gegen Zigaretten, Drogen oder bestimmte Bevölkerungsgruppen in das Denken der Menschen einzupflanzen.

Es sind heikle moralische und rechtliche Fragen, die sich ergeben, wenn unser Gehirn irgendwann Teil des öffentlichen Datenraums wird. Und sie reichen viel weiter als alles, was wir bislang unter dem Aspekt der informationellen Selbstbestimmung diskutiert haben. Eine »Charta der digitalen Grundrechte der Europäischen Union«[19] ist sicher ein guter erster Schritt. Aber sie kann nur einen Teil der Veränderungsstrecke vermessen, die noch kommt. Mit der Vernetzung des Gehirns eröffnen wir die Möglichkeit, an den menschlichen Grundrechten zu kratzen.

Mit einem vermeintlich sinnvollen Anliegen, für einen guten Zweck wird dann schnell die rote Linie zwischen Selbst- und Fremdbestimmung verschoben. Klar sollte jeder Mensch im eigenen Denken und in den eigenen Haltungen frei sein. Aber manche sind dann doch ein bisschen freier als andere.

Sie könnten darüber bestimmen, wie viel Freiheit anderen noch zusteht. Denjenigen nämlich, die durch eine Straftat bewiesen haben, dass ihr Denken »fehlerhaft« ist, dass sie es gegen die Gemeinschaft und die herrschende Rechtsordnung richten. Es ist sicher für manch einen verlockend, darüber nachzudenken, Mörder, Vergewaltiger oder Pädophile mit gezielter Hirnmanipulation von Gefährdern zu nützlichen Mitgliedern der Gesellschaft zu machen. Das reduziert die konkrete Bedrohung, die von der Person ausgeht, es erhöht die Sicherheit in der Gesellschaft, und es kostet zudem viel weniger als jahrelange Sicherheitsverwahrung hinter Gittern.

Glauben Sie mir: Wenn wir damit anfangen, hören wir nicht mehr auf. Es gibt keine geteilte Freiheit des Denkens und keine voraussetzungsvolle geistige Selbstbestimmung. Mentale Selbstbestimmung ist immer voraussetzungsfrei. Mein Kopf gehört mir, aber deiner nicht dir? Das wird nicht klappen. Wo wir beginnen, das freie Denken zu beschränken, stirbt die Freiheit aller Menschen. Wir werden dann zu Maschinen, die man auf Wohlverhalten programmieren kann.

Apokalyptiker und Optimierte: unfrei in den Neurodivide

Bei dieser Freiheit gibt es zwei Seiten einer Medaille: Nicht nur tun zu dürfen, was man möchte, sondern auch lassen zu dürfen, was man nicht möchte. In seinem Vortrag »Two Concepts of Liberty«, den der liberale Philosoph Isaiah Berlin 1958 an der University of Oxford hielt, beschreibt er die beiden einander bedingenden Freiheitskonzepte. Beide sind sie Voraussetzung für eine freie und zivilisierte Gesellschaft.[20] Die negative Freiheit ist der vielleicht einfachere Part. Damit meint Berlin die Abwesenheit von Zwang oder gewaltsamer Einflussnahme auf die Entscheidungen und Handlungen einer Person. Jeder Mensch sollte in der Lage sein, über sein Gehirn, seinen Geist und sein Bewusstsein zu bestimmen, ohne dass Regierungen, Unternehmen oder sonstige Organisationen in diesen Entscheidungsprozess eingreifen. Die Integrität des Denkens und der Person ist nämlich nur gewährleistet, wenn diese Form der Selbstbestimmung über Gehirn und Geist von nichts und niemandem eingeschränkt werden kann.

Etwas komplizierter wird es mit der positiven Freiheit. Darunter versteht Berlin so etwas wie die Selbstermächtigung oder Selbstherrschaft des Individuums, so zu sein, wie es ist. Nur wer die Möglichkeit hat, aktiv Kontrolle über seinen Geist und sein Denken auszuüben, sich damit den Spielraum für das eigene Selbst zu eröffnen, ist wirklich frei. Während die negative Freiheit im Kern eher ein Abwehrrecht gegen Eingriffe ist, beruht der Denk- und Handlungsspielraum des Menschen weitreichend auf der positiven Freiheit, sich den freien Geist zu erhalten.

Das könnte in Zeiten des Neurokapitalismus schwer werden. Nicht weil wir mit ausufernder Neuroregulierung zu rechnen haben. Nicht weil Unternehmen hinterhältig von unseren Gedanken Besitz ergreifen, um uns zum Kauf von diesem oder jenem zu bewegen. Und ganz sicher nicht, weil wir irgendwo gefangen gehalten und unsere Gedanken über ein Hirnimplantat gewaltsam ausgelesen und manipuliert werden. Das alles ist Science-Fiction. Spannend, aber unwahrscheinlich.

Wahrscheinlicher ist, dass die Mechanismen der Veränderung durch Selbstoptimierung dort eingreifen, wo ein freier Geist früher anders entschieden hätte. Das quantifizierbare Selbst, von dem zuvor die Rede war, vermisst sich, seine körperliche Leistung und sein Denken mithilfe der modernen Technologien. Es teilt die Messwerte und Ergebnisse aktiv und gerne mit anderen, denn der Vergleich ist reizvoll. Woher soll man wissen, wo man steht, wenn man nicht weiß, wo die anderen stehen?

Genau das aber ist die Einflugschneise für den Raubvogel der Selbstbeschränkung, der immer wieder auf unsere Ge-

236

dankenfreiheit und Selbstbestimmung hinabstürzt und an ihr knabbert. Es muss gar nicht der Druck von außen, der Zwang oder die gewaltsame Einflussnahme sein, die uns dazu bringt, unseren gedanklichen Freiraum einzuschränken. Es reicht, wenn wir selbst es tun. Weil alle anderen es tun oder weil es bequem und praktisch ist. Dieser schleichende Prozess hat, wie beschrieben, längst begonnen, wenn wir mit Medikamenten unsere Kinder funktionsfähiger und uns selbst leistungsfähiger für die Arbeit machen. In einer Kolumne für die Tech-Zeitschrift *Wired* beschreibt der Autor, welche Folgen es haben kann, wenn andere ihre Arbeitskraft und -bereitschaft durch Medikamente aufpeppen. Ein Kollege des Autors nimmt Modafinil, um die Nächte durcharbeiten zu können. Der Chef findet das super und fragt nach, warum das bei ihm nicht auch möglich sei. Es liegt nicht nur an dessen offenkundig schlechtem Führungsstil, dass daraus ein Gewissensdilemma entsteht: »Soll ich meinem Chef sagen, dass mein Kollege das Medikament nimmt, oder soll ich selbst anfangen, es zu nehmen, um konkurrenzfähig zu sein?«[21]

Wir sind auf dem Weg in eine neue Zwei-Klassen-Gesellschaft: die Optimierten und die Nichtoptimierten, die Integrierten und die Ausgeschlossenen. Der Neurologe Anjan Chatterjee von der University of Pennsylvania sieht das als dynamische Entwicklung, die den Druck auf alle Beteiligten immer weiter erhöht. In vielen gesellschaftlichen Bereichen, vor allem aber in der Wirtschaft und am Arbeitsplatz, habe sich eine »Winner takes it all«-Situation ergeben, in der kleine Verbesserungen riesige Vorteile nach sich ziehen können. Er hat dafür den Begriff der »kosmetischen Neurologie« geprägt. Manipulationen am Gehirn zur Verbesserung der eigenen Denkleistung werden bald ähnlich akzeptiert sein, wie es die kosmetische Chirurgie inzwischen ist, glaubt Chatterjee.[22] Das alles ist wie beim Doping im Sport: Wer nichts nimmt, braucht eigentlich gar nicht mehr anzutreten. Tschüss, freie Entscheidung.

Die neue soziale Spaltung kommt anders daher als bisherige Brüche im sozialen Kitt einer Gesellschaft. Sie beginnt damit, dass sich Leistungsstandards für das Denken herausbilden, die von immer mehr Menschen anerkannt werden. Daraus entsteht dann langsam, aber sicher die Unterscheidung zwischen den Klugen und den Dummen, denen also, die zum Gedankensozialprodukt einer Gesellschaft beitragen, und denen, die das nicht in vergleichbarem Maße tun. Wie sich so etwas entwickeln kann, zeigt die Verehrung, die der Intelligenzquotient in manchen gesellschaftlichen Gruppen bis heute erfährt. Seine Aussagekraft ist nachgewiesenermaßen nicht so groß, wie manch einer behauptet. Aber er funktioniert ganz prima als individuelles Geschäftsmodell der geistig Privilegierten.

Diese Glorifizierung von Intelligenz führt in eine »braincentric economy«[23]. Ein Wirtschafts- und Gesellschaftsmodell, in dem ökonomische und soziale Zugehörigkeit über den Kopf entschieden wird anhand der erhobenen Leistungsdaten. »Dieses Jahrzehnt ist eine schreckliche Zeit für die weniger Gescheiten«, schreibt David H. Freedman in *The Atlantic* in einem Artikel über den »Krieg gegen dumme Menschen«.[24] Längst beweisen zahlreiche Studien, dass emotionale Qualitäten und »Soft Skills« sehr viel relevanter sind für die Leistungsfähigkeit und den Erfolg im Job als rein kognitive Fähigkeiten.[25] Vom Leben mit Partnerin, Familie und Freunden mal ganz zu schweigen. Und doch hat sich ein Fetisch um die kognitive Leistungsfähigkeit entwickelt, gemessen durch Intelligenztests. IQ unter 100? Das kann nichts werden. Dieser Mensch ist automatisch auf dem Weg in die Arbeitslosigkeit und die Armut.

Das ist die Haltung, die Thilo Sarrazin in seinem Buch *Deutschland schafft sich ab* vertritt. Arm und ausgeschlossen zu sein fängt für ihn im Gehirn eines jeden Menschen an. »Nicht die materielle, sondern die geistige [...] Armut ist das Problem.«[26] Mit dieser Argumentation landen wir ganz schnell in einer kognitiven Eugenik[27] und in einer Gesell-

238

schaft, die eine neue soziale Spaltung bewältigen muss: den Neurodivide. Wer zu den geistig Wohlhabenden oder den geistig Abgeschlagenen gehört, wird dann auch davon abhängen, wer sich neurotechnologische Erweiterungen leisten kann. »Eine radikale Kluft wird jene, die von Biotechnologie und Maschinenintelligenz profitieren, von all denjenigen trennen, die weiterhin als ein primitiver Homo sapiens weiterleben«[28], sagt der Philosoph Slavoj Žižek voraus. So entsteht am Horizont das Bild einer asozialen Hirnwirtschaft. In der müssen die Sozialsysteme für das Hirnprekariat dann die Ausstattung mit Neurotechnologien finanzieren, um einen Rest an sozialem Zusammenhalt zu gewährleisten.

Station 13

Lost in transformation – wer ändert sich, wenn mein Gehirn sich ändert?

Es war am 13. September 1848, als die Revolution mit einem lauten Knall begann. Das darf man ganz ohne Übertreibung so sagen. Keine politische Revolution, sondern eine der Hirnforschung und der Neurowissenschaften.

Dieser 13. September war eigentlich ein schöner Tag. Phineas Gage war mit einer Truppe von Bauarbeitern unterwegs bei Cavendish, Vermont, um an der Eisenbahnstrecke nach Burlington weiterzubauen. Sie arbeiteten sich durch schwergängiges Gelände. Immer wieder musste Gage große Steinbrocken wegsprengen, um die Schienen verlegen zu können. Er bohrte dazu Löcher in das Gestein, füllte sie mit Sprengstoff und nutze eine 1,10 Meter lange drei Zentimeter dicke und sechs Kilogramm schwere Eisenstange, um nachzustopfen. An diesem Septembertag flog plötzlich ein Funke, als die Eisenstange auf Stein traf, und entzündete zu früh den Sprengstoff. Der explodierte und erzeugte so viel Druck, dass die Eisenstange dem Vorarbeiter Gage einmal durch den Kopf schoss, durch die Luft flog und einige Meter entfernt zu Boden fiel. Sie war unter dem linken Wangenknochen in den Schädel eingetreten, hatte das linke Auge zerstört, als sie weiter nach oben geschossen war, um dann aus dem Schädelknochen wieder auszutreten.

Phineas Gage war durch die Wucht der Stange zu Boden gegangen. Benommen stand er nach dem Unfall wieder auf und konnte zum Erstaunen aller Anwesenden mit etwas Unterstützung alleine gehen. Seine Kopfwunden wurden gereinigt und bandagiert, aber mehr konnte man nicht machen. Es dauerte ein paar Monate, bis Gage einigermaßen genesen war, aber das zwiespältige Wunder war früh erkennbar. Gage konnte gehen und sprechen, sich erinnern und bis auf sein verlorenes Auge alles wahrnehmen wie vor dem Unfall. Aber sein Verhalten hatte sich vollständig verändert. Der zuvor ruhige und besonnene Mann fluchte wie ein Kesselflicker, verhielt sich erratisch, war plötzlich total unzuverlässig und zeitweise aggressiv. Gage hatte alle sozialen Hemmungen und alle Kontrolle über seine Umgangsformen verloren. Seine Freunde sagten: »Das ist nicht mehr Gage.«

Das Loch im Kopf des Vorarbeiters aus dem 19. Jahrhundert hat Einblicke in das Zusammenspiel von Hirnregionen und menschlichen Verhaltensweisen eröffnet, die es zuvor so nicht gegeben hatte. Entscheidungen zu treffen, Handlungen verlässlich vorauszuplanen, sich sozial im Zusammenspiel mit anderen Menschen zu orientieren und zu verhalten, das alles sind Dinge, die offenbar voraussetzen, dass bestimmte Regionen im Gehirn verlässlich zusammenarbeiten.

Mitte der Neunzigerjahre hat das Medizinerpaar António und Hanna Damásio den Hirndurchschuss anhand von Fotos und Röntgenbildern des Schädels von Phineas Gage mithilfe eines Computerprogramms rekonstruiert. Dabei stellten sie fest, dass die Teile des Frontallappens intakt geblieben sein müssen, die für Sprache und motorische Fähigkeiten verantwortlich zeichnen. Deshalb verhielt sich Gage auf den ersten Blick auch weiterhin ganz normal. Andere Hirnareale waren aber ganz offenbar durch den Unfall zerstört worden, darunter die Areale, die dafür sorgen, dass die Signale aus dem limbischen System und dem Hypothalamus weitergeleitet werden. Beide sind für Gefühle und soziale Orientierung zuständig. Also wurde Gage zu einem sozialen Monster. »Das Gleichgewicht oder die Balance zwischen seinem Intellekt und seinen animalischen Neigungen scheint zerstört zu sein«[1], so beschrieb es Gages Arzt John Martyn Harlow nach dem Unfall. Antonio Damásio folgert daraus, dass Geist und Körper unauflösbar zusammengehören. Zugespitzt formuliert: Der Fall Phineas Gage ist nur ein Beweis von vielen für Descartes' Irrtum.[2] Das war Damásios Erkenntnis. Und es war eine wissenschaftliche Kriegserklärung.

Der französische Mathematiker und Philosoph René Descartes steht mit seinen Schriften nämlich für eine Denkrichtung, die die Beschäftigung mit dem Gehirn seit dem 17. Jahrhundert bestimmt hat. Descartes ist prominenter Vertreter des Dualismus, also der Auffassung, dass Körper und Seele nicht eins sind, sondern die Seele auch getrennt vom Körper existieren kann. Für Descartes ist die Seele eine Sache, die wesentlich darauf ausgerichtet ist, zu denken (res cogitans). Der Körper hingegen ist ein Ding, das wesentlich darauf ausgerichtet ist, ausgedehnt zu sein (res extensa). Das Ich könnte also aus bloßem Denken bestehen und wäre dazu nicht auf einen Körper angewiesen. »Ich denke, also bin ich« (cogito ergo sum), auf diese bekannte Formel hat Descartes seine Einsicht gebracht. Damit war er in guter Gesellschaft. Auch die Philosophen der griechischen Antike waren davon überzeugt, dass die Seele Trägermedium von Persönlichkeit und Charakter sein müsse. Aristoteles glaubte, die Seele wohne im Herzen. Das Gehirn hingegen arbeite lediglich als Kühlsystem für das heiße Herz.

Irgendwie aber müssen Geist und Körper verbunden sein. Wie sollten sonst Empfindungen körperlicher Erfahrung und Entscheidungen für körperliche Handlungen möglich sein? Descartes hatte dafür eine besondere Idee: Er verortete in der Zirbeldrüse (auch: Epiphyse), einem kleinen Organ im Zwischenhirn, die Verbindung von Körper und Seele. Durch ein einfaches Reiz-Reaktions-Schema sollten beide sich jeweils anstupsen und in Bewegung bringen. Mechanistische Vorstellungen davon, wie menschliches Leben als Gesamtentwurf funktionieren könne, sind also alles andere als neu. Wäre es tatsächlich so einfach mit der Koordination von Körper und Geist, die Neurotechnologien hätten ein leichtes Spiel. Eine kleine Elektrode oder Nanosonde in die Zirbeldrüse eingesetzt, und schon könnte es losgehen mit der Manipulation von Denken und Handeln. Aber so einfach ist es natürlich nicht.

Einer der letzten leidenschaftlichen Verfechter eines Leib-Seele-Dualismus nahm seine Überzeugung 1997 sozusagen mit ins Grab. Sir John C. Eccles, Neurophysiologe und Nobelpreisträger, sah »materialistische Lösungen darin versagen, unsere erfahrene Einzigartigkeit zu erklären.« Und weiter: »[daher] bin ich gezwungen, die Einzigartigkeit des Selbst oder der Seele auf eine übernatürliche, spirituelle Schöpfung zurückzuführen«[3]. Zugespitzt könnte man argumentieren, vor diesem Hintergrund seien hirnchirurgische Eingriffe kein Problem. Es konnte ja nur materiell etwas kaputtgehen, die Seele aber wäre von diesem Eingriff nie berührt worden, denn sie existiert ja unabhängig vom Gehirn.

Anhänger des Leib-Seele-Dualismus könnten sich also gelassen zurücklehnen und sich eine Sonde ins Hirn schießen lassen, um ihre grauen Zellen zu stimulieren? Ihre Persönlichkeit, ihr Charakter und ihre soziale Verbindung zur Welt würde das ja nicht beeinträchtigen. Das hätte wohl auch Eccles so nicht gesehen. Denn das ist eine sehr naive und gefährliche Annahme. Wenn wir das Gehirn manipulieren, schrauben wir virtuell auch an der Seele herum, manipulieren den ganzen Menschen. So wie es uns der Fall Phineas Gage gezeigt hat.

Krieg der Eitelkeiten: Gehirn und Geist

Es ist heute schwer nachvollziehbar, warum man so unbedingt an die Trennung von Körper und Seele glauben wollte. Was hat den Dualismus einst so attraktiv gemacht? Da ist zum einen der gepflegte Glaube an eine göttliche Macht. Wenn es keinen Unterschied zwischen Leib und Seele gibt, wenn immer beides an Materie gebunden sein soll, haben diejenigen schlechte Karten, die an eine göttliche Inspiration glauben, an ein ewiges Leben und die Seele als transzendentale Verstetigung des Menschen. Deshalb wehren sich die Kirchen so gegen die Verbindung von menschlichem Bewusstsein, materiellem Körper und maschineller Perfektion. Der Glaube könnte auf der Strecke bleiben.

Wie wir am Beispiel von John C. Eccles sehen, mussten auch die Neurowissenschaftler Anleihen an der Theologie nehmen, um den Dualismus vertreten zu können. Eccles war dann auch einer der Neurowissenschaftler, die 1964 auf Einladung von Papst Paul VI. an der Studienwoche »Brain and Conscious Experience« der päpstlichen Akademie der Wissenschaften im Vatikan teilnahmen. Wissenschaftler und Bischöfe widmeten sich dort tagelang gemeinsam der Frage, wie das Gehirn funktioniert. In seiner Schlussrede betonte der Papst, die Kirche fürchte sich nicht vor wissenschaftlichem Fortschritt. Gleichzeitig betonte er höflich, aber bestimmt, er könne sich nun sicher sein, dass die Wissenschaft nicht das eindeutig wissenschaftliche Gebiet der psychophysiologischen Wahrnehmung verlässt, wenn sie über Bewusstsein spricht. Das einzige Gebiet also, das ihr zusteht.[4] Was bedeutet: Die Seele soll man doch bitte den Kirchenmännern überlassen. Das war mehr Drohung als Ermunterung.

Ein zweiter Grund für die lang anhaltende Bedeutung des Dualismus liegt vermutlich im Stolz auf die Besonderheit des Menschen als Individuum. Es ist schon eine Zumutung an unser Selbstverständnis als vermeintliche Krone der Schöpfung, dass all unsere Individualität und Denkbegabung letztlich auf einen komplexen biochemischen Prozess zusammenschnurren soll. Der Titel eines Buchs über ein Gespräch zwischen John C. Eccles und dem Philosophen Sir Karl R. Popper zeigt das sehr schön: *Das Ich und sein Gehirn* heißt es und rückt beide in die rechte Reihung. »Das Gehirn gehört dem Ich und nicht umgekehrt«, sagt Popper darin. »Das aktive, psychophysische Ich ist der aktive Programmierer des Gehirns (das der Computer ist), es ist der Ausführende, dessen Instrument das Gehirn ist.«[5] In diese Denktradition lässt sich eine ganze Reihe von philosophischen Rettungsversuchen einordnen, mit denen ein Rest Unerklärbarkeit für das Selbstverständnis der Menschen gewahrt werden soll. Dazu gehört beispielsweise der sogenannte Neue Realismus, den der Philosoph Markus Gabriel vehement und mit einer guten Portion Arroganz gegenüber anderen klugen Denkern und den Neurowissenschaften heute vertritt.[6]

Das Besondere, Einmalige bedarf einer einmaligen, außergewöhnlichen Erklärung. Wo die Naturwissenschaften beginnen die physikalischen Gesetze anzuwenden, erlischt für manch einen das Außergewöhnliche des Menschen. Reiner Materialismus? Das kann es ja wohl nicht sein. Der deutsche Philosoph Walter Benjamin hat schon 1935 mit seinem Aufsatz über »Das Kunstwerk im Zeitalter seiner technischen Reproduzierbarkeit«[7] eine schöne Vorlage für unsere heutigen Fragen geliefert. Wo Kunst massenhaft reproduzierbar ist, so die Argumentation Benjamins, verliere sie ihre Aura, ihre Unnachahmbarkeit, Echtheit und Einmaligkeit. Das verändert die Kunst selbst und unsere Wahrnehmung von ihr. Auf die Debatte um das Gehirn-Geist-Problem übertragen, heißt das: Die Erkenntnisse der Neurowissenschaften verwirbeln den göttlichen Hauch, der noch immer Geist oder Seele umweht. Der Geist wird zu etwas Mechanischem, Replizierbarem, wenn der Mensch, sein Wesen, sein Selbst und sein Bewusstsein auf eine Abfolge neurobiologischer Reize reduziert werden können. Wenn es sogar gelingt, diese Reize technisch nachzubilden, zu simulieren, dann hat auch das menschliche Gehirn vollends seine Aura verloren. Das mag manch einer schade finden, aber es hilft nichts. Wer dem Fortschritt mit Ignoranz begegnet, hält nicht ihn auf, sondern nur sich selbst.

An den Leib-Seele-Dualismus glaubt heute fast niemand mehr. Aber es bleibt umstritten, wie Gehirn und Geist zusammenhängen. Ist der Geist etwas grundsätzlich anderes als das Gehirn, steht aber irgendwie mit ihm in Verbindung? Oder ist der Geist mit unserem Gehirn identisch? Der deutsche Naturwissenschaftler Emil Heinrich Du Bois-Reymond behauptete 1872, das Rätsel des menschlichen Bewusstseins werde für die Naturwissenschaften unlösbar sein. Es werde für immer ein Rätsel bleiben, »was Materie und Kraft seien, und wie sie zu denken vermögen«[8]. Ignoramus et ignorabimus, so sein Fazit: Wir wissen es nicht, und wir werden es nicht wissen.

Da hat er den Fortschritt der Naturwissenschaften, insbesondere der Neurowissenschaften, unterschätzt. Wir sind zwar weit davon entfernt, eine klare Vorstellung zu haben, was es mit dem menschlichen Bewusstsein eigentlich auf sich hat. Aber viele der beschriebenen Erkenntnisse aus den Neurowissenschaften deuten darauf hin, dass es einen sehr engen, untrennbaren Zusammenhang zwischen den physiologischen Prozessen im Gehirn und dem menschlichen Bewusstsein gibt. Allein die Tatsache, dass es gelingt, per Denken zu sprechen, zeigt: Das Bewusstsein als Ort des Denkens ist nicht irgendwo da draußen, sondern steckt in dem komplexen Netzwerk aus Nervenzellen eines jeden Gehirns. Und wir verstehen Schritt für Schritt besser, sie zu lesen. Der Berliner Philosoph Michael Pauen glaubt deshalb, es werde irgendwann gelingen, geistige Prozesse neurowissenschaftlich zu erklären, wenn auch nicht in absehbarer Zeit.[9] Es wäre allerdings gut, genauer zu wissen, wie Bewusstsein entsteht, bevor wir uns daranmachen, das Gehirn mit Neurotechnologien zu puschen.

Das Selbst und ich: Wer ist wer?

Wenn ich in New York an einer Ampel stehe, gibt es immer wieder diesen einen Moment der Erkenntnis. Menschen sind in kleinsten Alltagshandlungen so gleich und doch so verschieden. Die meisten bleiben dort gar nicht erst stehen, wenn die Ampel rot ist. Ich manchmal schon. Kulturelle Sozialisation der angepassten, regelgetreuen Deutschen oder eine freie Entscheidung für mehr Sicherheit im Straßenverkehr? Ich warte an der roten Ampel, stelle mich aber trotzdem lieber schon mal auf die Straße, um den Startvorteil in der Menschenmenge zu nutzen, wenn die Ampel grün wird. Auch auf die Gefahr hin, dass mir ein Auto über die Füße fährt. Wer entscheidet das für mich, wenn nicht ich selbst?

Während ich dort ein paar Sekunden warte, sehe ich nur ein rotes Männlein, der Rest ist gelernte Geschichte. Sehen die anderen das auch? Und sieht es für sie genauso aus? Ja, wie sieht denn Rot für andere aus? Und wie könnte ich das wissen, wenn ich nicht einmal in der Lage bin, meine eigene spezielle Rot-Erfahrung so zu beschreiben, dass andere sie nachvollziehen können? Vielleicht gibt es mein ganz individuelles Rot, das ich mit niemand anderem teilen und das außer mir keiner erkennen kann?

Es sind die Ausprägungen des phänomenalen Bewusstseins, der subjektive Erlebnisgehalt in Beobachtungen, Erfahrungen, Begegnungen, ja, in allem, wie wir mit unserem Geist die Welt erfassen, die es so schwierig machen, die Beziehung zwischen Gehirn und Geist zu klären. Der US-amerikanische Philosoph Thomas Nagel hat das Problem 1974 eindrücklich am Beispiel der Fledermaus erörtert. Viel wissen wir über die neurologischen Vorgänge, mit denen die Fledermaus per Ultraschallortung Dinge wahrnimmt, schreibt Nagel in seinem Büchlein *Wie ist es, eine Fledermaus zu sein?*.[10] Und doch werden wir nie wissen, wie es sich für die Fledermaus anfühlt, Dinge per Ultraschallortung wahrzunehmen. Das subjektive Empfinden, ob beim Tier oder beim Menschen, bleibt eine Blackbox. Niemand kann von außen in sie hineinschauen. Oder: Wir können vielleicht sogar irgendwann hineinschauen, werden aber doch nie wissen, ob das, was wir da entdecken, dem eigenen Empfinden gleichkommt.

Wenn das so ist, dann wird es auch nie eine Maschine oder eine Software geben, die dem Gehirn ähnlich oder gar gleich sein wird. Denn ohne dieses subjektive Erlebnisempfinden ist die Maschine eben einfach eine Maschine und kein Mensch. Ein Computer kann längst sehr überzeugend Musik komponieren und Bilder malen. Aber er empfindet nichts, wenn er eine Violinsonate von Bach, gespielt von Frank Peter Zimmermann, »hört« oder ein Gemälde von Edward Hopper »betrachtet«.

Das würde bedeuten, dass Maschinen auch niemals ein Bewusstsein erlangen können. Aber vielleicht ist das schon zu weit gesprungen. Denn wenn wir über unser Bewusstsein so wenig wissen, wenn wir zudem nicht wissen können, wie anderes Bewusstsein außerhalb unseres eigenen Bewusstseins beschaffen ist, dann können wir auch nie wirklich wissen, ob es das gibt oder nicht. Zumindest gibt es Maschinen, die unser Bewusstsein so imitieren können, dass wir Original und Fälschung nicht mehr auseinanderhalten können.

Mit diesem Gedanken hat der Philosoph John Searle sein »Chinesisches Zimmer« eingerichtet.[11] Schließen wir uns doch gedanklich einmal in dieses Zimmer ein. Von außen reicht uns jemand Kärtchen mit einer Frage in chinesischer Sprache herein. Leider sprechen wir kein Chinesisch, haben aber eine perfekte Anleitung zur Hand, mit der sich sinnvolle Antworten bauen lassen. Mithilfe der in dem Handbuch beschriebenen Regeln setzen wir die chinesische Antwort zusammen und reichen sie nach draußen. Auf dem Eingangskärtchen steht also zum Beispiel: »Was ist deine Lieblingsfarbe?« Auf unserem Antwortkärtchen steht nach den Regeln des Handbuchs: »Rot.« Das ist ein sinnvoller Informationsaustausch. Mit Verständnis oder gar Bewusstsein hat er allerdings rein gar nichts zu tun.

Searle beschreibt mit diesem Beispiel das Dilemma des Computers. Der nimmt Symbole entgegen (Daten), ordnet sie nach Regeln (Programm, Algorithmus), um daraus ein Ergebnis zu errechnen. Verstehen muss er dazu rein gar nichts. Der Computer arbeitet also wie ein Mensch, der etwas Richtiges hervorbringt, aber nicht versteht, was er da gemacht hat. Für Searle bedeutet das: Der Mensch im Chinesischen Zimmer handelt wie ein Computer, also ohne bewusstes Verständnis dessen, was er da gerade tut. Im Umkehrschluss be-

248

deutet das: Ein Computer hat kein Bewusstsein und also auch keine Seele.

Wer den Film »Her« von Spike Jonze gesehen hat, muss an dieser Stelle vielleicht noch mal nachdenken. In dem Film verliebt sich Theodore (Joaquin Phoenix) in »Samantha«, eine Software, die ihm den Alltag organisiert, mit ihm Gespräche führt und flirtet (ein bisschen so wie die digitalen Assistenten Alexa, Cortana oder Google Home, nur sehr viel besser). Nach dem Film habe ich mit einem Freund in einer Bar in St. Gallen gesessen und sehr lange darüber geredet, ob dieser Film realistisch ist oder nicht. Wir kamen zu dem Ergebnis: Er ist es.

Wenn ein Computer kein Bewusstsein und keine Seele haben kann, was findet Theodore dann an Samantha? Wie kann er sich in sie verlieben? Vermutlich, weil im Gespräch mit Samantha etwas für ihn entsteht, das er auch mit anderen Menschen erleben kann (oder, schlimmer, vielleicht eben nicht erleben kann). Nähe, Intimität, Verständnis, das Gefühl der Zusammengehörigkeit. Das alles steckt nicht in der Software, sondern entsteht im Bewusstsein des Mannes aus der Interaktion zwischen einem menschlichen Geist und einer Software. Vielleicht hilft uns Künstliche Intelligenz also vor allem, etwas mehr über uns selbst und unsere menschliche Intelligenz zu verstehen. Zum Beispiel, dass es ausreichen könnte, wenn eine Maschine auf uns wirkt, als habe sie ein Bewusstsein. Ob das tatsächlich so ist, werden wir eh nie wirklich überprüfen können.

Damit haben wir die Schlussfolgerung aus John Searles Chinesischem Zimmer umgedreht. Es mag sein, dass der Computer handelt, ohne zu verstehen, und daher kein Bewusstsein hat. Aber wenn er dabei so gut ist, dass wir Bewusstsein in ihn hineinprojizieren, hat er für uns eben doch eins. Wir gestehen ihm etwas zu, was er eigentlich nicht haben kann. Manch ein Bewusstseinsforscher ist überzeugt, dass wir uns so nicht nur von der Maschine täuschen lassen, sondern auch von uns selbst. Das sind die Materialisten unter den

Geistesforschern. Für sie sind alles Denken, der menschliche Geist und das Bewusstsein an die Materie des Gehirns gekoppelt. Vereinfacht ausgedrückt, entsteht Denken und Bewusstsein aus der Arbeit der Nervenzellen und der zwischen ihnen übertragenen Signale. »Das Selbst existiert nicht als paranormales eigenständiges Wesen im Gehirn«, sagt etwa der amerikanische Biologe Edward O. Wilson. »Es ist vielmehr die zentrale dramatische Figur unserer konfabulierten Szenarien.«[12] Kurzum: Wir denken uns uns selbst einfach aus.

Der Leib-Seele-Dualismus steht auf der einen, der Materialismus auf der anderen Seite. Und zwischen einer schwarzen und einer weißen Position gibt es viele Grauschattierungen, mit denen das Bewusstsein erklärt werden soll. Gibt es eine Versöhnung zwischen den verschiedenen Positionen? Christoph Koch, der Neurowissenschaftler aus Seattle, hat eine andere Idee von unserem Bewusstsein. Er ist davon überzeugt, dass sich Bewusstsein am besten damit erklären lässt, wie stark die Informationen integriert sind, die unser Denken ausmachen.[13]

Koch beruft sich dabei auf die »Integrated Information Theory« des Psychiaters und Neurowissenschaftlers Giulio Tononi.[14] Vereinfacht beschrieben, geht sie so: Das menschliche Gehirn mit seinen Nervenzellen und Verschaltungen ist die materielle Basis für die Verknüpfung von Informationen, aus der Bewusstsein entsteht. Jede Erfahrung wird repräsentiert durch eine bestimmte Konstellation hochintegrierter Informationen. Diese Konstellation ist jeweils einzigartig und nicht mehr auf seine Einzelinformationen reduzierbar. Die Integration der Informationen lässt etwas entstehen, das mehr ist als die Summe ihrer Teile. Auch wenn man im Speicher eines Computers inzwischen mehr Informationen sichern kann, als ein Mensch an Erinnerungen sammelt, so bleiben diese Informationen doch Stückwerk. Sie sind nicht integriert.

Immer wenn ich ein Foto anschaue, das ich selbst gemacht habe, erkenne ich im Bruchteil einer Sekunde, wer darauf zu sehen ist, in welcher Situation das war und was mir diese Situation und die Menschen darin bedeuten. Der Computer kann das nicht. Er kann nur Muster finden und daraus eine Ordnung ableiten. So kann er über den Einsatz von Künstlicher Intelligenz bei der Bildanalyse zwar Gesichter einer Person zu Gruppen ordnen. Das geschieht beispielweise wenn bei Facebook Vorschläge gemacht werden, wer auf einem Foto zu sehen ist. Wenn dieselbe Person aber auf den Fotos mal drei, mal dreißig und mal sechzig Jahre alt ist, wird es schon schwierig. Und der Computer kann schon mal gar nicht wissen, was die Person auf den gespeicherten Fotos mir bedeutet und in welcher Beziehung sie zu mir steht. Dazu braucht es das Bewusstsein der Computerbesitzerin, deren Gehirn so umfänglich vernetzt ist, dass die Zuordnung in der Regel gelingt.

Der schöne Zug in Kochs Erklärung liegt darin, dass Bewusstsein bei ihm zwar auf Materie angewiesen, aber nicht auf Materie reduzierbar ist. Es ist vielmehr die Verbindung von Materie und Information, aus der Bewusstsein entsteht. Damit ließe sich der ewige Streit zwischen den Dualisten und den Materialisten und vielen anderen von sich und ihrer Idee überzeugten Gehirnerklärern schlichten. Das Bewusstsein ist nicht das »Gespenst, das in der gebrechlichen Hülle unseres Körpers spükt«, wie Georg Christoph Lichtenberg das im 18. Jahrhundert formuliert hat. Es entsteht aus den Bauteilen des physischen Gehirns und seiner Milliarde Nervenzellen in einer dynamischen Vernetzung von Informationen.

Das Gehirn ist ein Wunder der Komplexität. Wir dürfen großen Respekt vor ihm haben. Aber wir brauchen keinen Gott und keine Metaphysik, um uns selbst individuelle Einzigartigkeit zuzugestehen. Dazu reicht es zu wissen, dass bislang keine Maschine die immer Neues schöpfende Verknüpfung von Informationen so leisten kann, wie unser Gehirn das kann. Maschinen werden immer besser darin, etwas zu simulieren, was irgendwann auch Menschen für Bewusstsein halten könnten. Doch dieses Bewusstsein entsteht nicht aus ihnen selbst heraus. Es entsteht aus dem, was wir ihnen zugestehen und damit aus unserer Wahrnehmung der Maschinen.

Sind wir nun so klug als wie zuvor? Nein, ein bisschen klüger hoffentlich schon. Denn für die Möglichkeiten der neurotechnologischen Optimierung des Gehirns ergeben sich aus den geistig fordernden philosophischen Gedanken über das Bewusstsein einige wichtige Hinweise. Glaubt man nicht an irgendeine Form von Dualismus, dann gibt es immer eine Verbindung zwischen dem Gehirn (Materie) und dem menschlichen Geist (Bewusstsein). Jeder Eingriff ins Gehirn wirkt dann nicht nur auf Nervenzellmaterie, sondern auch auf unser Denken und unser Selbst. Vielleicht kann es also gelingen, das Denken durch Hirnstimulation schneller und effizienter zu machen. Vielleicht kann es gar gelingen, neue Lernerfahrungen und ihre Verwandlung in Erinnerung zu unterstützen und zu erleichtern. Und vielleicht verhalten sich diejenigen, die ihre Hirnleistungen erweitern, sogar ein bisschen schlauer als vorher. Aber das, was dann im Gehirn geschieht, lässt sich nicht trennen von den Vorgängen im Bewusstsein. Der neurotechnologisch erweiterte Mensch denkt nicht nur anders. Er wird auch ein anderer.

Losgelassen: Wie nutzen die Gedanken ihre Freiheit im Neurokapitalismus?

Wenn Bewusstsein also in irgendeiner Form an Materie gebunden ist und diese Materie manipuliert werden kann, dann lässt sich auch Bewusstsein manipulieren. Das ist eine gute und motivierende Nachricht für viele Unternehmer einer geistig erweiterten Menschheit. Sie müssen sich nicht weiter auf die Suche nach dem Geist machen, der irgendwo in den oder um die Menschen herumschwebt. Sie wissen, wo sie ansetzen müssen. Mitten in den grauen Zellen, aus denen ein jedes Ich hervorgeht.

Weiten wir den Blick noch einmal vom Ich zum Wir. Malen

wir uns aus, dass das weltweite Brain-Network irgendwann tatsächlich existiert. Dieses Netzwerk können wir uns vorstellen wie ein biologisches Google. Die Suchmaschine arbeitet so schnell, weil sie kontinuierlich Prognosen darüber abgibt, was ihre Nutzerinnen und Nutzer fragen und suchen werden. Müsste sie bei jedem Suchergebnis bei null beginnen, es dauerte ewig, bis das Ergebnis da wäre. Über die permanent im Hintergrund laufenden Prognosen gelingt es, in einem Bruchteil einer Sekunde ein Suchergebnis anzubieten. Dieser Prozess ist dem menschlichen Gehirn nachgebildet. Ich muss nicht stundenlang auf eine Idee davon warten, wie mein morgiger Abend aussehen könnte. Die Vorstellung ist sofort präsent, weil mein Gehirn aus Erfahrung und kontinuierlicher Vorausschau so viele Modelle kreiert hat, dass nur noch die finale Konstellation dieser Vorschau zusammengebaut werden muss. Mithilfe zahlreicher Rückkoppelungsschleifen schaffen die grauen Zellen permanent ein Modell der Welt, in der wir leben, evaluieren dabei die Vergangenheit und simulieren die Zukunft. Der Harvard-Psychologe Daniel Gilbert nennt unser Gehirn daher eine »Antizipationsmaschine«.[15] Wenn diese Maschine nicht auf einem Gehirn, sondern auf Milliarden von Gehirnen arbeitet, werden wir gemeinsam ganz andere Vorstellungen von unserer Vergangenheit und Zukunft entwickeln. Individuelle Erinnerungen werden zu kollektiven Entwürfen des Gestern, die Zukunft wird über ein gedankliches Crowdsourcing entworfen.

Hinter dieser Idee einer nächsten Entwicklungsstufe zu einem neuronalen Internet, einem Netzwerk der Gehirne liegt für weltweit agierende IT-Konzerne ein vielversprechendes Geschäftsmodell. Über den direkten Zugang zu unserem Denken können sie Präferenzen aktivieren, Produkte vorschlagen und vielleicht sogar Entscheidungen beeinflussen. Hirnoptimierung ist nicht nur ein gutes Geschäft für die Firmen, die dafür notwendige Technologie und Geräte herstellen. Sie eröffnet auch ganz andere Möglichkeiten der Vermarktung von allem, was wir im Leben brauchen und tun.

Unsere Gehirne werden zum globalisierten Marktplatz, auf dem Aufmerksamkeit in Echtzeit gehandelt wird. Der menschliche Geist wird dann zu einem Durchlauferhitzer für den globalen Datenverkehr eines Hirnnetzwerks. Und was wird dann aus uns?

Das wird unsere Identität verändern, die eines jeden Einzelnen und die der Menschheit. Im vorherigen Kapitel habe ich schon erwähnt, wie Eric Schmidt und Jared Cohen Identität definieren – als wertvolle Handelsware. Marc Zuckerberg wünscht sich menschliche Identität möglichst eindeutig. »Du hast eine Identität«, sagte der Facebook-Chef in einem Interview 2010. »Zwei Identitäten zu haben deutet auf einen Mangel an Integrität hin.«[16] Identität also als ein Zustand, als ein festgefügtes Gebilde? Das widerspricht allen modernen Vorstellungen von menschlicher Identität. Sie bildet sich über die Jahrzehnte eines Lebens heraus, verändert sich. Zudem gibt es unterschiedliche Facetten individueller Identität, die in verschiedenen Lebenssituationen zum Tragen kommen. Meine Identität als Mitglied meiner Kölner Freundesclique ist eine andere als meine Identität als Professorin. Und meine Identität als Partnerin und Liebhaberin unterscheidet sich, hoffentlich, von der als Führungskraft eines Medienhauses.

Identität ist damit ein ebenso emergentes Konstrukt, wie es das menschliche Bewusstsein ist. Beide werden kontinuierlich erweitert und lassen sich abhängig von Situation und Umfeld auch unterschiedlich aktivieren. Der indische Ökonom und Philosoph Amartya Sen hat ein Buch darüber geschrieben, wie gefährlich es für die Menschen wird, wenn Identität zu eng gefasst, wenn sie nicht als Raum der individuellen Entfaltung, sondern als Korsett verstanden wird.[17] Für den Menschen gilt noch immer, was der amerikanische Dichter Walt Whitman 1855 in seinem Gedicht »Song of myself« schrieb: »Widerspreche ich mir selbst? Na schön, dann widerspreche ich mir selbst. (Ich bin groß, ich bestehe aus vielen.)«

Bei Whitmans Landsleuten Schmidt, Cohen und Zucker-

254

berg klingt es dagegen so, als sei unsere Identität künftig nicht mehr als unsere individuelle IP-Adresse im globalen Internet der Gehirne. Das geschieht, wenn man den binären Code des Digitalen eins zu eins auf das menschliche Denken überträgt. Menschen können mit Unsicherheit und Mehrdeutigkeit umgehen. Sie haben eine ausgeprägte Ambiguitätstoleranz. Ein Computer kann das nicht. Seine Sprache lässt keine Mehrdeutigkeit zu. Jeder Befehl muss eindeutig sein. Null oder Eins, so lautet die Entscheidung. Dazwischen ist nichts. Jede noch so komplexe Information wird in lange, aber unmissverständliche Reihen aus Nullen und Einsen verpackt.

In einem Netzwerk der Gehirne werden wir tatsächlich eine Adresse benötigen, um die klare Zuordnung der Person zu ermöglichen. Ohne die werde ich mich nicht in einen Brainchat mit meiner Kollegin oder dem Nachbarn einloggen können. Die Gedanken wüssten ja nicht, wohin sie durch das neuronale Internet reisen sollen. Diese Adresse ist dann allerdings auch das Einzige, was in diesem Netzwerk eindeutig zuzuordnen wäre. Verfüge ich dann auch über einen verschlüsselten Server, auf dem ich Teile meiner Gedanken noch privat laufen lassen und als mein geistiges Eigentum reklamieren kann, ohne dass sie in die Datenströme des Hirnnetzwerks eingespeist werden?

Ein Hirnimplantat als Steuerungszentrum organisiert die Kommunikation und Interaktion zwischen dem menschlichen Gehirn und einem cloudbasierten KI-System. Ist das KI-System dann eine tertiäre Referenzebene, eine neue Plattform für eine kollektive Identität aller auf ihr vernetzten Gehirne? Sozusagen die ultimative Ich-Erweiterung? Wenn die Künstliche Intelligenz mir Lösungen für meine Fragen und Probleme liefert, sind das dann Lösungen »from outer space«, aus dem Universum aller vorhandenen Gedanken und Intelligenzen? Oder bin ich das noch, die eine Lösung gefunden hat?

Irgendeine Entscheidungsinstanz wird auch im Netzwerk der Hirne die Aufgabe übernehmen müssen, die heute in jedem Gehirn der präfrontale Cortex innehat: sagen, wo es langgeht. Das Muster kennen wir schon aus unserem Gehirn, wie es heute funktioniert. Bei jeder Entscheidung »kämpfen« der präfrontale Cortex, also der CEO unseres Gehirns, und das limbische System, das Zentrum für Emotionen und Triebe miteinander. Salat oder Fritten? Sport oder Seriengucken auf dem Sofa? Das sind heute allerdings nicht zwei Ichs, die miteinander »kämpfen«. Es ist ein Ich, das den Entscheidungsprozess ausbalanciert und dann zu einem Ergebnis kommt. Auf der zukünftigen Theaterbühne des globalen Bewusstseins werden unsere Gedanken darum streiten, einen Augenblick im Lichtkegel der inneren Aufmerksamkeit aller vernetzten Gehirne zu stehen.[18] Gedankenfreiheit wird dann ganz neu definiert werden müssen. Nicht mein Gedanke ist frei, weil er bei mir bleiben darf, sondern alle Gedanken sind an sich frei. Sie sind freigelassen in ein neuronales Netzwerk des Denkens, um sich dort mit anderen Gedanken zu etwas ganz Neuem zu verbinden.

Viele sein: die Selbstbestimmung aufgeben, um frei zu sein?

Ich bin dann ein Exemplar der Menschengattung, die wieder dahin zurückkehrt, woher sie einst gekommen ist. Der Schweizer Bildungsforscher Jean Piaget ging davon aus, dass menschliche Intelligenz und Erkenntnis in der Auseinandersetzung des einzelnen Menschen mit seiner Umwelt entstehen. So haben wir es über die Jahrhunderte geschafft, zu denen zu werden, die wir sind. Erst im Laufe der ersten Lebensjahre bildet sich die Wahrnehmung der Welt und von uns selbst in dieser Welt aus und macht den Menschen zu einem (selbst) bewussten Wesen. »Am Beginn der geistigen Evolution gibt es [...] keine Differenzierung zwischen dem Ich und der Außenwelt«, so Piaget. »Die erlebten Eindrücke sind auf einer einzigen Ebene ausgebreitet, die weder innerlich noch äußerlich ist.«[19] Da bewegen wir uns nun wieder hin, nur dass die nächste Stufe der geistigen Evolution nicht mehr das einzelne Ich betrifft, sondern das Zusammenspiel aller Ichs, zwischen denen dann auch nicht mehr nach Innen- und Außenwelt unterschieden werden kann.

Vielleicht wird das eine großartige Zukunft, in der alle Menschen zusammen denken können, in Weisen der Welt-erzeugung, die wir uns mit unseren sauber getrennten Gehir-nen heute beim besten Willen und in den wildesten Grup-penbrainstormings nicht vorstellen können. Vielleicht wird der Geist des Einzelnen aufgehen in einem transzendentalen Universum des Denkens, in dem wir klug, empathisch und glücklich sein werden. Willkommen im digitalen Nirwana. Vielleicht wird es aber auch ganz anders kommen. Dann wer-den wir uns in der Evolutionsgeschichte der Menschheit zu-rückbewegen in Richtung einer Sklavengesellschaft der Maschinenstämme, die um ihre elektrische Versorgung und die Hoheit kognitiven Prozessierens kämpfen.

Die perfekte Maschine? Sie besteht nicht mehr aus Mate-rial, sondern aus den Signalen von Milliarden Nervensyste-men. In einer so beschaffenen Gesellschaft wird der individu-elle Geist zum spezialisierten Rädchen im virtuellen Getriebe. Vor den Folgen hat der amerikanische Mathematiker und Philosoph Norbert Wiener Mitte des 20. Jahrhunderts ge-warnt. »Das menschliche Gehirn mag so weit auf dem Weg zu seiner destruktiven Spezialisierung sein wie die großen Nasenhörner der letzten der Titanotherien.«[20] Titanotherien sind nashornähnliche Dinosaurier, die vor vielen Millionen Jahren ausgestorben sind.

Es ist ganz sicher kein Zufall, dass deterministische Posi-tionen derzeit in der Tech-Industrie gut gelitten sind. Wer glaubt, die Menschheit sei auf dem unabwendbaren Weg in den Transhumanismus, hält nicht viel von der Willensfrei-heit. Denn die setzte voraus, dass wir entscheiden können, ob wir die Verschmelzung von Mensch und Maschine mitma-chen wollen. Individuelle Entscheidungsfreiheit aber ist mühsam für diejenigen, die voranschreiten und das Ziel vorgeben wollen und die glauben zu wissen, was für alle am besten ist. Je weniger Widerstand es gibt, desto besser und schneller kommt man schließlich voran. Deshalb nimmt das Bild des mathematischen Menschen immer deutlicher Gestalt an. Ein Mensch, der wie eine Maschine funktioniert. Berechenbar, eindeutig und zweifellos.

Die Neurowissenschaften haben in den Sechzigerjahren eine Blaupause dafür geliefert, dass manche Technologieutopisten glauben es heute mit der menschlichen Willensfreiheit nicht so genau nehmen zu müssen. Sie spielt denjenigen in die Hände, die eine Zukunft der vernetzten Gehirne lieber jetzt als später möglich machen wollen. Am Anfang stehen die zwei Freiburger Neurologen Hans-Helmut Kornhuber und Lüder Deecke, die 1964 das sogenannte. »Bereitschaftspotenzial« entdeckten.[21] Sie forderten Probanden dazu auf, zu einem von ihnen selbst gewählten Moment einen Knopf zu drücken. Bereits etwa 1,5 Sekunden vor dem Knopfdruck konnten die Neurologen einen elektrischen Impuls über der Kopfmitte messen, den sie schließlich »Bereitschaftspotenzial« nannten. Kornhuber und Deecke bezweifelten allerdings niemals die Existenz der Willensfreiheit. Zwanzig Jahre später wiederholte Benjamin Libet das Experiment und wollte wissen: Zu welchem Zeitpunkt hatten die Probanden nach ihrer Selbstauskunft den Entschluss gefasst, die Hand zu bewegen? Und was war in dieser Zeit im Gehirn geschehen? Mithilfe einer speziellen Uhr stellte er fest, dass dieser Entschluss erst etwa 200–300 Millisekunden vor dem Knopfdruck bewusst wurde, obwohl das Bereitschaftspotenzial bereits über eine Sekunde davor auftrat.[22] In späteren Experimenten konnten Forscher anhand der Durchblutungsmuster im Gehirn, sichtbar im MRT, bereits bis zu zehn Sekunden vor der bewussten Entscheidung vorhersagen, welchen Knopf die Probanden drücken würden.[23] Diese Forschungsergebnisse versetzten die Wissenschaft in Aufruhr. Ein heftiger Streit über die menschliche Willensfreiheit begann.[24]

Der Psychologe Wolfgang Prinz springt Libet bei: »Wir tun nicht, was wir wollen, sondern wir wollen, was wir tun.«[25] Der amerikanische Philosoph und Neurowissenschaftler Sam Harris sieht den Menschen im Lichte dieser Forschungsergebnisse als »biochemische Marionette«, den freien Willen, Entscheidungen zu treffen, als reine Illusion.[26] Und auch Gerhard Roth ist einer der Hirnforscher, die bis heute Anhänger des Determinismus sind, also der Idee, dass wir in unserem Denken und Handeln von unterbewussten Vorbestimmungen geleitet sind und das Gehirn die Entscheidungen trifft, von denen wir glauben, wir träfen sie frei und unabhängig. Er wird noch deutlicher. In seiner egozentrischen Verblendung schreibe das bewusste Ich, nicht ganz frei von Größenwahn, »alles sich selbst zu«.[27]

Etwas schöner und menschenfreundlicher, aber nicht weniger deutlich, argumentiert Edward O. Wilson. In einem Aufsatz über den freien Willen vergleicht der amerikanische Biologe das menschliche Gehirn mit einer Ameisenkolonie. »Das Selbst, gefeierter Star in allen Szenarien menschlichen Bewusstseins«, so schreibt Wilson, »muss weiterhin leidenschaftlich an seine Unabhängigkeit und den freien Willen glauben. […] Ohne diesen Glauben an den freien Willen wäre der bewusste Geist, allemal nur ein fragiles dunkles Fenster in die reale Welt, zum Fatalismus verflucht. Wie ein zu lebenslänglicher Einzelhaft Verurteilter, aller Freiheit der Entdeckung beraubt und nach Überraschungen lechzend, würde er kläglich eingehen.« Existiert also der freie Wille, fragt Wilson zum Abschluss seines Textes? »Ja«, beantwortet er die eigene Frage. »Wenn auch nicht in der letztgültigen Wirklichkeit, so doch in einem operationalen Sinne, der notwendig ist für die geistige Gesundheit und das Überleben der Menschheit.«[28]

Das ist harter Stoff. Wir betrügen uns selbst, erzählen uns die Geschichte vom freien Willen, den wir angeblich hätten, nur um unsere Selbstachtung zu behalten und irgendwie überleben zu können? Obwohl wir wissen, dass die Welt durchgetaktet ist durch biochemische und neuronale Signale?

Wenn das so ist, dann liegt die Idee nahe, unsere Gehirne an eine globale Hirncloud anzuschließen und unser Denken mindestens mal effizienter zu machen. Folgen für unsere Freiheit kann das nicht haben. Was gar nicht erst frei ist, kann auch nicht unfrei werden.

Set me free: mit sich selbst entscheiden

So einfach ist es aber nicht. Die Tatsache, dass Entscheidungen und Handlungen im Gehirn vorbereitet werden, bevor wir uns dessen bewusst sind, heißt keinesfalls, dass Menschen in ihrem Denken vorbestimmt sind. Wir sind immer noch in der Lage, ein Veto in einem einmal begonnenen Aktivierungsprozess der Nervenzellen einzulegen. Der deutsch-britische Hirnforscher John-Dylan Haynes sagt: »Es gibt nicht diesen starren Determinismus des Unterbewussten, der zwangsläufig und unabänderbar abläuft, sondern es gibt anscheinend einen Wettstreit verschiedener Hirnregionen.«[29] Das Gehirn geht also sozusagen mit sich selbst in die Diskussion darüber, ob es etwas tun oder das Ganze lieber lassen soll? Das klingt nach allen alltäglichen Lebenserfahrungen ziemlich vertraut und menschlich.

Und genau darauf stießen Forscher in weiteren Experimenten. Sie fanden Hinweise darauf, dass unser Gehirn nicht nur früher weiß, wann wir etwas tun wollen. In einer Hirnregion, dem dorsomedialen frontalen Cortex, wird offenbar überprüft, ob eine Handlung wirklich ausgeführt werden soll.[30] Der Mensch ist somit in der Lage, eine frühzeitig im Gehirn geplante und begonnene Handlung doch noch im letzten Moment wieder abzubrechen. Von einem neuronalen Automatismus im menschlichen Denken und Handeln kann dann keine Rede sein.

Es gibt also Hoffnung für den freien Willen und den freien Menschen, der lieber nicht Zahnrad im virtuellen Getriebe eines Netzwerks der Gehirne werden möchte. Oder in einer

260

Abwandlung des berühmten Zitats von Arthur Schopenhauer: Wir können wollen, was wir wollen.[31] Und gleichzeitig birgt dieses befreiende Veto in Zeiten der Neurotechnologien ein Riesenproblem. Jede Hirn-Maschine-Schnittstelle kann die Freiheit des Vetos verwirken – indem sie nämlich ein Entscheidungssignal misst und es dann in Sekundenbruchteilen in automatische Folgeprozesse überführt. Bevor der Mensch noch sein neuronales Veto einlegen kann, hat sich seine Entscheidung verselbstständigt und wird von der Maschine vollendet. Die Freiheit des gedanklichen Widerrufs ist also eine Sache von Nanosekunden. Oder sie ist einfach weg. Der Teufel des freien Entscheidens über das Wohl und Wehe des Neuro-Enhancements steckt in den kleinsten Details. Wer sie nicht kennt, lässt womöglich zu, dass eine Maschine die eigenen Entscheidungen verkalkuliert.

Alles Wollen beginnt mit Verstehen. Das Gehirn ist da in einer schwierigen Doppelrolle. Es ist Subjekt und Objekt dieses Wandels. Es soll besser werden und gleichzeitig darüber entscheiden, ob es das möchte. Nur wer die Neurotechnologien versteht, kann sie begründet annehmen oder ablehnen. Mein Kopf gehört mir – das ist keine Haltung der Fortschrittsverweigerung, sondern Ausdruck eines Anspruchs auf aufgeklärte Selbstbestimmung.

Seit Pythagoras wissen wir: Die Erde ist keine Scheibe. Und doch hat es Hunderte von Jahren gedauert, bis sich diese Erkenntnis endlich als gemeinsames naturwissenschaftliches Verständnis durchgesetzt hat. An die Konstellation der Sterne im Universum war die Machtkonstellation der Herrscher gebunden. Papst Franziskus gestand immerhin 2013 (!) in einem Interview mit Radio Vatikan ein, die Erde sei wohl doch keine Scheibe. Um gleich die Frage anzuschließen, wo denn dann Himmel und Hölle zu verorten seien, wenn nicht »oben und unten«. Es hat auch Hunderte von Jahren gedauert, bis die katholische Kirche Galileo Galilei rehabilitiert hat. Der Physiker hatte sich der Erkenntnis schuldig gemacht, dass die Erde um die Sonne kreist, nicht umgekehrt, und damit das ptolemäische Weltbild abgelöst. Das mochten diejenigen nicht, die sich gerne als Zentrum des Universums betrachteten.

Ähnliches gilt auch für das Gehirn. Ob wir unser geistiges Leben und Wirken allein als mechanische Folge neuronaler Prozesse betrachten oder uns einen freien Willen, ein Bewusstsein, einen durch die Verknüpfung von Informationen entstehenden Sinn gewähren wollen, macht einen Unterschied. Auch für diejenigen, die daran arbeiten, das menschliche Gehirn mit der Maschine zu vernetzen. Wer deterministisch denkt, also glaubt, der Mensch sei lediglich ein komplexer biochemischer Prozess, ist leichter dabei, in die biologischen und kognitiven Wirkmuster einzugreifen. Für viele Einsatzfelder neuer Technologien ist menschliche Individualität nämlich eher hinderlich als förderlich. Es gibt also auch in der Entwicklung der Neurotechnologien wieder einen Galileo-Moment. Wir sollten ihn, wörtlich, im Kopf behalten.

Die Welt ist keine Scheibe. Auch das Bewusstsein ist keine Scheibe, kein Träger, auf den die Daten der individuellen Identität eines Menschen einfach aufgespielt werden. Es bildet sich aus einem komplexen Zusammenspiel neuronaler Signale, als Essenz einer Wahrnehmungswelt aus Informationen, Wünschen, Gefühlen und Einstellungen. Menschliches Bewusstsein setzt Erfahrung voraus, um die Zukunft zu modellieren und daraus die Position des Ich auf einem zeitlichen Kontinuum zwischen gestern, heute und morgen in jedem Moment des Lebens zu bestimmen. Eine Person wird geprägt von ihren genetischen Voraussetzungen und ihrer Sozialisation, von dem, was sie lernt und erfährt, vom Umgang mit anderen Menschen und mit sich selbst. So bildet sich das Bewusstsein. So sehr es von neuronalen Prozessen und externen Einflüssen bestimmt sein mag, so beeindruckend ist es in seiner Eigenwilligkeit und Wandlungsfähigkeit.

Immer wieder gibt es Momente, in denen ein Leben eine Wendung nimmt. »Quantum Change« nennt sie der Psychologe William R. Miller.[32] Spirituelle Erlebnisse, Persönlich-

262

keitsveränderungen jenseits psychischer Krankheitsbilder, eine radikale Neuerfindung des Selbst, diese Wendungen betreffen das Denken, die Gefühle und das Verhalten eines Menschen und wirken auf den Rest seines Lebens. Sie sind Hinweise darauf, dass wir eine Wahl haben. Miller führt »Quantum Change« als Beleg dafür an, dass der Mensch frei ist. Er kann selbst entscheiden, wie er leben möchte.

Die Verbindung des menschlichen Gehirns mit dem Computer wird ein »Quantum Change« für die Menschheit. Sie kann uns ganz neue Welten eröffnen. Zu Beginn dieses Buches war schon einmal von der Quantenphysik und von Schrödingers Katze die Rede, die unter gewissen Bedingungen gleichzeitig tot und lebendig sein kann. Das Faszinierende an der Quantenphysik ist nämlich, dass sie nicht nach dem binären Code des Digitalen funktioniert. Nicht alles muss immer Null oder Eins sein. Quantenteilchen (Qubits) können beides gleichzeitig sein.

Millers Begriff des »Quantum Change« beschreibt also sehr schön, was uns geschehen wird, wenn wir Gehirn und Computer, Geist und Software verbinden. Wir können als exponentielle Ichs dann immer beides sein, Mensch und Maschine.[33] Wir werden dann zu Nervenzellen eines Weltgeistes, der ganz ähnlich tickt wie das menschliche Gehirn. Die linke Hemisphäre beherrscht die Logik, Prognostik und Effizienz und ist zuständig für das konvergente Denken. Die rechte Hemisphäre kümmert sich um Gefühle, Erinnerungen und Zweifel und ist zuständig für divergentes Denken. Beide Sphären müssen miteinander im regen Austausch verbunden sein. Andernfalls erginge es diesem Weltgeist wie dem Amerikaner Kim Peek, dem lebenden Vorbild für den von Dustin Hoffman verkörperten »Rain Man« im gleichnamigen Film. Peek konnte 12 000 Bücher auswendig aufsagen. Bei ihm waren die beiden Gehirnhälften nicht durch das Corpus Callosum, den sogenannten Hirnbalken, verbunden. Deshalb konnte er die beiden Seiten eines aufgeschlagenen Buches parallel lesen. Und doch war Peek geistig schwer behindert und nicht in der Lage, eigenständig ein soziales Leben zu führen. Es wird also unsere Aufgabe für die Zukunft sein, den Verbindungsbalken zwischen den Hemisphären des neuen Weltgeistes aus menschlicher und Künstlicher Intelligenz zu bauen und zu pflegen.

Wenn es schlecht läuft, werden wir viel verlieren von dem, was unsere Welt und das Leben schön macht: Kreativität, Emotionen, geistige Einzigartigkeit und die Fähigkeit, Menschen und Dinge zu lieben. Wenn es gut läuft, wird es uns gelingen, die beiden Zustände zu verbinden und in einer großartigen Welt zu leben. In ihr werden die Maschinen alles erledigen, was sie schneller, besser und effizienter können, auch beim Denken. Die Menschen aber werden Zeit und Muße gewinnen, ihre Stärken zu stärken, die Fantasie, die Subjektivität und Individualität, ihre Freiheit und Unabhängigkeit.

Endstation?

Der telepathische Mensch – allein im Universum des Geistes

Erinnern Sie sich an das Experiment in der Dunkelkammer? 24 Stunden alleine mit meinem Gehirn und dem, was es zu leisten imstande ist? Wie es fast ohne äußere Anreize eine Welt der Sinne erschaffen kann, allein aus sich selbst heraus? Im Entstehungsprozess dieses Buches habe ich immer wieder darüber nachdenken müssen, was diese Erfahrung bedeutet. Wie sie sich verändert vor dem Hintergrund der Möglichkeiten, die uns die Verbindung von Computer-, Bio- und Neurowissenschaften aufzeigt. Zu Beginn war die Erinnerung an diesen Trip der Sinne etwas sehr Schönes, das mich mit Respekt, manchmal fast Ehrfurcht erfüllt hat vor dem, was das Gehirn ist und was es kann.

Mit jedem weiteren Kapitel hat sich das Licht verändert, in dem diese Erfahrung leuchtet. Ich erinnere mich noch immer gerne daran. Aber damit verbunden ist auch ein beklemmendes Gefühl. Lange habe ich darüber nachgedacht, wie sich das beschreiben lässt, und ich glaube, ich weiß es jetzt. Ich fühle mich wie eine Astronautin, die im Begriff ist, aus der Raumkapsel auszusteigen und einen Erkundungsgang durchs Universum zu machen. Das muss ein ganz seltsames, zwiespältiges Gefühl sein, wenn eine Astronautin aus dem gemeinschaftlichen Leben in einer sicheren, geschlossenen Raumkapsel ins All entlassen wird. Eine Mischung aus Neugier und Vorfreude, aber auch Unsicherheit und Angst. Wie sie da so schwerelos durch die Stille und Schwärze ins Unbekannte entschwebt, verbunden mit ihrem Schiff und den anderen durch nicht mehr als ein Haltekabel und eine Funkverbindung. Ein existenzieller Moment. In ihm wird das Universum des Denkens neu erobert, und das soll gelingen durch Brainhacking, die technische und künstliche Erweiterung unseres Gehirns. Oder wie David Bowie es formulierte: »Take your protein pills and put your helmet on.«

Das 21. Jahrhundert wird das Jahrhundert des Gehirns sein. Neurotechnologien werden unser Denken schneller, besser, effizienter machen. Aber das Leben, das wir dann führen, wird ein anderes sein, als wir es heute kennen. Vielleicht leichter, besser und gesünder. Aber auch fragiler. Wenn dieses Leben zur Normalität geworden ist, werden wir unser Denken und Empfinden verändert haben. Wir werden andere sein, als die wir uns selbst kennengelernt haben.

Wie stark diese Veränderung greift, das hängt davon ab, wie weit wir die Selbstoptimierung unseres Denkens betreiben. Bei den heutigen Techno-Utopisten gibt es einige, die bereit sind, in einer Mischung aus Drill und Spiritualität die Verbesserung des Menschen mit militärischer Konsequenz voranzutreiben. Das »Quantified Self« wird zum neuen Frontkämpfer. Selbstmanagement durch Datenanalyse, die ideale Vermarktungsstrategie für unsere Zeit. Wer will, wer kann sich diesem Idealbild des Ichs verweigern?

Als besseres Selbst sind wir auf dem Weg zu einem Grad der Autonomie, wie wir ihn nie zuvor gekannt haben. Befreit von den Grenzen unseres Körpers, unseres Geistes, bereinigt von allen störenden Affekten. Wir überschreiten unsere Grenzen. Wir wachsen über uns selbst hinaus. Auch über die Idee eines authentischen und begrenzten Lebens. Authentizität hat ausgedient. In Zeiten der allumfassenden Optimierung ist nichts mehr echt, sondern immer nur der Entwurf einer Zwischenstufe auf dem Weg zu Besserem, einer endlosen Abfolge von Updates und Upgrades. Wir sind nie mehr Original, sondern immer nur die interimistische Betaversion dessen, was möglich ist. Und wo die Grenzen des Selbst fehlen, endet auch das Denken im Zeitraum zwischen Anfang und Ende. Wir implodieren in den Möglichkeiten unserer Grenzenlosigkeit.

Philosophieren heißt sterben lernen, soll Michel de Montaigne gesagt haben. Und von der Bedeutung, einen versöhnlichen Umgang zu pflegen mit der eigenen Endlichkeit, wusste schon Platon. In der Differenz zwischen Anfang und Ende, zwischen Möglichem und Unmöglichem, zwischen hier und dort, jetzt und gleich, zwischen Mensch und Maschine liegt alles menschliche Denken und Handeln.

Die Maschine wird nie die Sinnfrage stellen, weil die Frage an sich für sie sinnlos ist. Die Maschine funktioniert, sie macht, was machbar ist. Der Mensch kann die Sinnfrage stellen. Und er kann leben, ohne zu funktionieren, sogar ganz ohne Zweck. Er ist sich selbst Zweck. War es jedenfalls bis jetzt. »Wir sehnen uns nach Fortschritt, weil er in einer Welt der Evolution die besten Aussichten bietet, die Arroganz beizubehalten«[1], schreibt der Evolutionsbiologe Stephen Jay Gould in seinem Buch *Illusion Fortschritt*. Es gibt eine Arroganz gegenüber den Grenzen des menschlichen Körpers und Geistes, eine Arroganz in der Ignoranz des Humanen durch den Menschen, die ihm gefährlich werden kann. »Das […] große Projekt der Menschheit im 21. Jahrhundert«, schreibt der israelische Historiker Yuval Noah Harari, »wird es sein, dass sie für sich göttliche Schöpfungs- und Zerstörungsmacht erwirbt und den Homo sapiens zum Homo deus erhebt.«[2]

Menschen sind frei. Sie müssen nichts außer sterben. Also können sie entscheiden, wie sie leben wollen. Und sie können einen Beitrag leisten dazu, dass auch andere Menschen gut leben können. Ob wir unseren Sinn und Selbstzweck verlieren, hängt also von uns selbst ab.

Es hängt auch davon ab, ob wir zulassen, wie sich die Künstliche Intelligenz im Zusammenspiel mit uns entwickeln wird. Ob wir sie so schlau werden lassen, dass sie menschlich wirkt. Wenn Künstliche Intelligenz es schafft, uns zu täuschen, uns die Möglichkeit zu nehmen, zwischen Mensch und Maschine zu unterscheiden, dann hat sie gewonnen. Oder die haben gewonnen, die das so möchten, weil sich damit ein gutes Geschäft machen lässt. Die Selbstoptimierung des Einzelnen, das effizientere Denken mithilfe von Neurotechnologien, die Künstliche Intelligenz, die unsere Wirtschaft durchoptimieren soll – das alles sind Ausprägungen eines kommenden Kapitalismus, der nicht nur ein bisschen anders wird.

Im Neurokapitalismus erreicht die Plattformökonomie das menschliche Denken. Jedes Neuron ein kleiner Roboter, an den man Informationen und Aufträge senden kann. Jedes Gehirn ein Werkstück, das zum großen Gelingen im Netzwerk der Hirne beiträgt. So entsteht die ideale Maschine, wie Karl Marx sie sich schon Mitte des 19. Jahrhunderts vorgestellt hat. Eine schreckliche Maschine. Jedes ihrer Signale kann eine DDOS (»Distributed Denial of Service«)-Attacke auf die Freiheit des Willens und das bewusste Leben sein. Ein verteilter Angriff auf das menschliche Bewusstsein, um die Menschheit lahmzulegen.

Wir sind dann ja immer Teil dieses globalen Netzwerks der Gehirne, verbunden mit einer alles umfassenden Cloud. Wir werden irgendwann eins werden mit diesem Ganzen, uns fühlen wie ein Bein eines Tausendfüßlers, eine Zelle eines Gewebes, ein Gedanke im umfassenden Weltgeist. Das macht uns groß, aber auch abhängig. »Wir treiben einen Weltverkehr auf schmalspurigen Gehirnbahnen«, schrieb der österreichische Schriftsteller Karl Kraus zu Beginn des 20. Jahrhunderts in seinem Essay *Apokalypse*. »An allen Enden dringen die Gase aus der Welthirnjauche, kein Atemholen bleibt der Kultur und am Ende liegt eine tote Menschheit neben ihren Werken, die zu erfinden ihr so viel Geist gekostet hat, daß ihr keiner mehr übrig blieb, sie zu nützen.«[3] Er hat sich getäuscht. So dreckig und übel riechend wird es nicht zugehen, wenn die nächste Gefahr unsere schmalspurigen Gehirnbahnen erreicht. Es wird alles schön sauber und geordnet vonstattengehen. Die Verbindung von Hirnmasse und Silizium stinkt nicht.

Was aber geschieht, wenn diese Verbindung getrennt wird?

In dieser zukünftigen Gesellschaft der Neurovernetzten kann man falsche Gedanken durch Abschalten bestrafen. Wer sich über sein Hirnimplantat nicht mehr verbinden will, kann oder darf, wird zum Locked-out-Patienten in der geistigen Gesundung des Neurokapitalismus. Wird so das neue Sterben sein? Werden wir abgeschaltet und in der Dunkelheit jenseits des allumfassenden erleuchteten Netzwerks der Gehirne durch Raum und Zeit treiben wie Obdachlose des Weltgeistes? So wie der Astronaut, der das Raumschiff verlassen hat, durch Kälte und Dunkelheit des Alls schwebt und plötzlich merkt: Es gibt keine Verbindung mehr und keine Rückkehr?

Warum glaubt eine wachsende Zahl von Anhängern der Selbstoptimierung durch Brainhacking, das werde nicht geschehen? Vielmehr liege in der Optimierung des menschlichen Gehirns eine rosige Zukunft, in der wir über unsere eigenen Grenzen hinauswachsen werden? Vermutlich, weil wir über viele Jahrhunderte das Beste waren, was wir uns selbst haben vorstellen können. Unsere Gehirne sind in der Lage, die Zukunft zu simulieren. Wir bringen medizinische Wunder und technischen Fortschritt hervor, der vieles zum Guten wendet. Es Menschen möglich zu machen, wieder zu sprechen oder zu gehen, und Krankheiten zu heilen, ist ohne Zweifel großartig. Aber wir sollten die Finger davon lassen, an unserem eigenen Source Code herumzuschrauben. Wir tun es dennoch in der Erwartung, dass es immer möglich sein wird, den Überblick zu behalten. Als Menschen immer Ursache zu bleiben und nie Wirkung zu werden.

Das könnte dieses Mal schiefgehen. Wie beim selbst fahrenden Auto glauben manche Propheten der Verbindung von Gehirn und Software an das beste Ende. Immer soll es gelingen, menschliche und technische Komponenten so perfekt zusammenzuführen, dass es in ihrer Verbindung keine Fehler mehr geben kann. Wenn die Technik des selbst fahrenden Autos irgendwann so perfekt ist, wie die führenden Entwickler sich das vorstellen, wird es auch keine ethischen Dilemmata mehr geben. Wir müssen die Algorithmen dann nicht mehr darauf programmieren, wie das Auto im Falle eines Unfalls »entscheidet«. Ob es den Rentner oder die Ärztin überfährt. Solche Situationen kommen in einer perfekten technohumanen Welt schlicht nicht mehr vor. Leider gibt es aus der Technologiegeschichte kein einziges Beispiel dafür, dass eine Technologie nach ihrer Implementierung endlos fehlerfrei gelaufen wäre. Zugunfälle, Flugzeugabstürze, Tschernobyl, Fukushima und die vielen gehackten Computersysteme zeugen davon. Wir können unsere Welt nicht auf Autopilot laufen lassen. Auch nicht in Gedanken.

Es ist diese Hybris, die uns im Kopf gefährlich werden kann. Sie führt zu der Annahme, wir dürften uns vom Computer beim Denken überholen lassen. Wer das bedingungslos tut, landet irgendwann als abgewrackte Menschenhülle auf dem Standstreifen eines posthumanistischen Superhighways für selbst fahrende Gedanken. Es ist der feine Unterschied zwischen dem telepathischen und dem tele-empathischen Menschen, der uns in eine maschinelle oder eine humane Zukunft führt.

Wer über all das aber noch einmal ganz in Ruhe nachdenken möchte, sollte sich in einer Disziplin üben, die über unser Schicksal entscheiden wird. Während die Hilfsmittel zur Manipulation des Gehirns auf den Märkten der Selbstoptimierung längst angeboten werden, können wir die Zeit sinnvoll nutzen. Indem wir das tun, wofür unser Gehirn gemacht ist. Nachdenken darüber, was wir wollen.

Wir sind so frei.

270

Dank

Dieses Buch war tatsächlich eine Reise, so wie es der Untertitel sagt. Die einzelnen Stationen haben mir einen Einblick in eine Zukunft ermöglicht, in der das Denken eine andere Rolle spielen und unsere Gehirne der Resonanzraum für die nächste Zündstufe der Menschheit sein könnten. Vieles daran ist faszinierend, ja atemberaubend. Und manches gibt einem wirklich zu denken. Aber die Reise hat das vermocht, was es so reizvoll macht, in der realen Welt ebenso wie in Literatur und Geschichte unterwegs zu sein – eine Horizonterweiterung.

Ich hatte einige Mitreisende, die mir die Erkundungstour durch Geist und Gehirn zu einem besonderen Vergnügen gemacht haben. Ich bedanke mich bei den vielen Kolleginnen und Kollegen, Forscherinnen und Forschern, Unternehmerinnen und Unternehmern, die bereit waren, mit mir ausgiebig über das Thema zu sprechen. Ein großer Dank gebührt Surjo Soekadar für die inspirierenden Diskussionen über den freien Willen und das Veto und für die Erkenntnis, wie wenig wir noch immer über das Gehirn wissen. Ich danke Thomas Beschorner, der mir gezeigt hat, wie wenig es kostet, eine Zwanzig-Watt-Glühlampe ein Jahr lang brennen zu lassen, auch sonst immer viele erhellende Ideen hat und ein guter Freund ist in der Verbindung von Theorie und Lebensfreude. Ein herzlicher Dank geht an Léa Steinacker für die permanente Inspiration in der Zusammenarbeit und an Timur Erim für die Unterstützung in allen Dingen, die alltäglich zu bewältigen sind. Peter Dogs danke ich für Rat und Tat in medizinischen Fragen und Catherine Badras für ihre Unterstützung meines Selbstexperiments im geräuschisolierten Testraum der ZHAW. Ich bedanke mich bei Felicitas von Lovenberg, die nur ein einziges Mittagessen brauchte, um sich von der Idee für das Buch begeistern zu lassen. Bei Martin Janik, der das Buch sorgsam betreut hat, bei Steffen Geier für die hervorragende redaktionelle Bearbeitung und bei dem ganzen Team von Piper für die professionelle Unterstützung. Und ein ganz besonderer Dank gilt meiner Frau Anne für ihre großartige Unterstützung, für die vielen inspirierenden Gespräche zum Buch und dass sie mir immer wieder zeigt, woran die Maschinen scheitern müssen. Sie haben nämlich keinen Humor.

Schließlich gilt – in Anlehnung an Georg Christoph Lichtenberg – für dieses Buch: Wenn ein Buch und ein Kopf zusammenstoßen und es klingt hohl, dann liegt das nicht am Buch, sondern am Kopf. Alle Fehler und Missverständnisse gehen auf meine Kappe. Die ist noch nicht mit dem Weltgeist vernetzt. Deshalb schleicht sich immer mal wieder ein Schnitzer ein, das ist ja auch ganz schön menschlich.

Literatur

Isaac Asimov: »Runaround«. In: *Astounding Science Fiction* 3/1942, S. 94 – 103

Bernard J. Baars: *In the Theater of Consciousness. The Workspace of the Mind*, Oxford 1997

Walter Benjamin: *Das Kunstwerk im Zeitalter seiner technischen Reproduzierbarkeit*, Frankfurt 1996

Isaiah Berlin: *Freiheit. Vier Versuche*, Frankfurt am Main 2006

Emil Du Bois-Reymond: *Über die Grenzen des Naturerkennens*, Leipzig 1872

Pierre Bourdieu: »Ökonomisches Kapital, kulturelles Kapital, soziales Kapital«. In: Reinhard Kreckel (Hg.): *Soziale Ungleichheiten* (Soziale Welt Sonderband 2). Göttingen 1983, S. 183 – 198

Rita Carter: *Das Gehirn. Anatomie, Sinneswahrnehmungen, Gedächtnis, Bewusstsein, Störungen*, München 2014

Suzanne Corkin: *Permanent Present Tense. The Unforgettable Life of the Amnesic Patient H. M.*, New York 2013

Jonathan Crary: *24/7. Schlaflos im Spätkapitalismus*, Berlin 2014

António R. Damásio: *Descartes' Irrtum. Fühlen, Denken und das menschliche Gehirn*, München 1994

Peter Dogs: *Gefühle sind keine Krankheit. Warum wir sie brauchen und wie sie uns zufrieden machen*, Berlin 2017

Helmut Dubiel: *Tief im Hirn*, München 2006

John C. Eccles (Hg.): *Brain and Conscious Experience*, Heidelberg, New York 1966

John C. Eccles: *Wie das Selbst sein Gehirn steuert*, München 1994

Michel Foucault: *Die Ordnung der Dinge. Eine Archäologie der Humanwissenschaften*, Frankfurt 1988

Georg Franck: *Mentaler Kapitalismus. Eine politische Ökonomie des Geistes*, München, Wien 2005

Benjamin Franklin: *Mémoires de la vie privée de Benjamin Franklin écrits par lui-méme, et adressés a son fils; suivis d'un précis historique de sa vie politique, et de plusieurs pièces, relatives à ce père de la liberté*, Paris 1791

Markus Gabriel: *Ich ist nicht Gehirn*, Berlin 2015

Christian Geyer (Hg.): *Hirnforschung und Willensfreiheit. Zur Deutung der neuesten Experimente*. Frankfurt am Main 2004

Daniel Gilbert: *Stumbling on Happiness*, New York 2006 (deutsche Ausgabe: *Ins Glück stolpern. Über die Unvorhersehbarkeit dessen, was wir uns am meisten wünschen*, München 2006)

Stephen Jay Gould: *Illusion Fortschritt. Die vielfältigen Wege der Evolution*, Frankfurt am Main 1998

Michael Haller & Martin Niggeschmidt (Hg.): *Der Mythos vom Niedergang der Intelligenz. Von Galton zu Sarrazin: Die Denkmuster und Denkfehler der Eugenik*, Wiesbaden 2012

Yuval Noah Harari: *Homo Deus. Eine Geschichte von morgen*, München 2017

Sam Harris: *Free Will*, New York 2012

Bill Hayes: *Sleep Demons. An Insomniac's Memoir*, New York 2001

Robert V. Hine & John Mack Faragher: *The American West. A New Interpretive History*, New Haven 2000

Albert Hofmann: *LSD – mein Sorgenkind. Die Entdeckung einer Wunderdroge*, Stuttgart 1979

Max Horkheimer & Theodor W. Adorno: *Dialektik der Aufklärung. Philosophische Fragmente*, Frankfurt 1988

Arianna Huffington: *The Sleep Revolution. Transforming your Life on Night at a Time*, New York 2016 (deutsche Ausgabe: *Die Schlaf-Revolution: So ändern Sie Nacht für Nacht Ihr Leben*, Kulmbach 2016)

Aldous Huxley: *Die Pforten der Wahrnehmung. Himmel und Hölle. Erfahrungen mit Drogen*, München 1998

Walter Isaacson: *Steve Jobs. Die autorisierte Biografie des Apple-Gründers*, München 2011

William James: *The Energies of Man*, New York 1908

Hennric Jokeit & Ewa Hess: »Neurokapitalismus«, in: *Merkur* 721/2009, S. 541–545

Michio Kaku: *Die Physik des Bewusstseins. Über die Zukunft des Geistes*, Reinbek bei Hamburg 2015

Eric R. Kandel (Hg.) et al.: *Neurowissenschaften. Eine Einführung*, Heidelberg 2011

Christof Koch: *Consciousness. Confessions of a Romantic Reductionist*, Cambridge/Massachusetts 2012 (deutsche Ausgabe: *Bewusstsein. Bekenntnisse eines Hirnforschers*, Berlin, Heidelberg 2013)

Karl Kraus: *Apokalypse*, in: Ders.: *Werke*, Band 8, München 1960

Ray Kurzweil: *Homo s@piens. Leben im 21. Jahrhundert – was bleibt vom Menschen?*, Köln 1999

Ray Kurzweil: *Menschheit 2.0. Die Singularität naht*, Berlin 2014

Timothy Leary: *Flashbacks. A Personal and Cultural History of an Era*, Los Angeles 1983 (deutsche Ausgabe: *Denn sie wussten, was sie tun. Eine Rückblende*, Basel 1986)

Niklas Luhmann: *Aufsätze und Reden*, herausgegeben von Oliver Jahraus, Stuttgart 2001

Zack Lynch (with Byron Laursen): *The Neuro Revolution. How Brain Science Is Changing Our World*, New York 2010

Karl Marx: *Grundrisse der Kritik der Politischen Ökonomie*, Marx-Engels-Werkausgabe, Band 42, Berlin 1990

Marvin Minsky: *The Society of Mind*, New York 1988 (deutsche Ausgabe: *Mentopolis*, Stuttgart 1990)

Robert Musil: *Der mathematische Mensch*, in: Ders.: *Gesammelte Werke*, Band II, Reinbek bei Hamburg 1978

Thomas Nagel: *What is it like to be a Bat? Wie ist es, eine Fledermaus zu sein? (Englisch/Deutsch)*, Stuttgart 2016

John von Neumann: *The Computer and the Brain*, New Haven, London 1958 (deutsche Ausgabe: *Die Rechenmaschine und das Gehirn*, München 1960)

Friedrich Nietzsche: *Die fröhliche Wissenschaft*, in: Ders.: *Werke in drei Bänden*, München 1954

Michael Pauen: *Die Natur des Geistes*, Frankfurt am Main 2016

Karl R. Popper & John C. Eccles: *Das Ich und sein Gehirn*, München 1989

Jean Piaget: *Der Aufbau der Wirklichkeit beim Kinde*, Stuttgart 1975

Angelika Prentner: *Bewusstseinsverändernde Pflanzen von A – Z*, Wien 2010

Nicholas Rasmussen: *On Speed. The Many Lives of Amphetamine*, New York 2009

Jochen Richter: *Rasse, Elite, Pathos. Eine Chronik zur medizinischen Biographie Lenins und zur Geschichte der Elitegehirnforschung in Dokumenten*, Herbolzheim 2000

Eric Schmidt & Jared Cohen: *The New Digital Age. Reshaping the Future of People, Nations and Business*, New York 2013 (deutsche Ausgabe: *Die Vernetzung der Welt. Ein Blick in unsere Zukunft*, Reinbek bei Hamburg 2013)

Viktor Mayer-Schönberger: *Delete: The Virtue of Forgetting in the Digital Age*, Princeton 2011

Arthur Schopenhauer: *Die Welt als Wille und Vorstellung*, Zweiter Band, Leipzig 1844

Amartya Sen: *Die Identitätsfalle. Warum es keinen Krieg der Kulturen gibt*, München 2007

Julia Shaw: *Das trügerische Gedächtnis. Wie unser Gehirn Erinnerungen fälscht*, München 2016

Ronald Siegel: *Halluzinationen. Expedition in eine andere Wirklichkeit*, Reinbek bei Hamburg 1998

Richard H. Thaler & Cass Sunstein: *Nudge. Wie man kluge Entscheidungen anstößt*, Berlin 2009

Paul Tiedemann: *Identity and Human Rights*, in: Ders.: *Right to Identity*, Stuttgart 2016

Paul Virilio: *Politics of the Very Worst*, Boston 1999

Anmerkungen

Kopfbahnhof

1 William James: The Energies of Man. New York 1908, S. 14. [Übersetzung MM]

Das Gehirn als Eroberungszone: An der Schwelle zum Neurokapitalismus

Station 1

1 https://waitbutwhy.com/2017/04/neuralink.html [Übersetzung MM]
2 Sehr anschaulich sind die Struktur und Funktionen des Gehirns beschrieben bei Rita Carter: Das Gehirn. Anatomie, Sinneswahrnehmungen, Gedächtnis, Bewusstsein, Störungen. München 2014
3 Michio Kaku: Die Physik des Bewusstseins. Über die Zukunft des Geistes. Reinbek bei Hamburg 2015, S. 53 ff.
4 John Markoff: The transhuman condition. In: Harper's Magazine 8/2015, S. 14. [Übersetzung MM]
5 Michio Kaku: Die Physik des Bewusstseins. Über die Zukunft des Geistes. Reinbek bei Hamburg 2015, S. 36. Zur Erläuterung siehe S. 34 ff.
6 John von Neumann: The Computer and the Brain. New Haven, London 1958, S. 44
7 Arthur Schopenhauer: Die Welt als Wille und Vorstellung. Zweiter Band, Leipzig 1844, S. 391
8 https://www.theatlantic.com/magazine/archive/2014/09/prepare-to-be-shocked/375072/ [Übersetzung MM]

Station 2

1 Ronald Siegel: Halluzinationen. Expedition in eine andere Wirklichkeit. Reinbek bei Hamburg 1998, S. 12 ff.
2 http://time.com/floating/

Station 3

1 Jochen Richter: Rasse, Elite, Pathos: Eine Chronik zur medizinischen Biographie Lenins und zur Geschichte der Elitegehirnforschung in Dokumenten. Herbolzheim 2000, S. 187.

2 Emma Moore et al.: Can Musical Training Influence Brain Connectivity? Evidence from Diffusion Tensor MRI. In: Brain Science 2/2014, S. 405 – 427

3 K. Erhard, F. Kessler, N. Neumann, H.-J. Ortheil, M. Lotze: Professional training in creative writing is associated with enhanced fronto-striatal activity in a literary text continuation task. In: NeuroImage 100/2014, S. 15 – 23

4 http://www.sciencedirect.com/science/article/pii/S1053811914004613

5 http://prefrontal.org/files/posters/Bennett-Salmon-2009.pdf

6 Helmut Dubiel: Tief im Hirn. München 2006

7 https://www.newscientist.com/article/2097734-thousands-of-fmri-brain-studies-in-doubt-due-to-software-flaws/

8 http://www.wired.co.uk/article/braingate vom 1. Mai 2015. [Übersetzung MM]

9 https://www.eurekalert.org/pub_releases/2016–11/bu-rrl110716.php

10 Zitiert nach https://www.technologyreview.com/s/526336/world-cup-mind-control-demo-faces-deadlines-critics/ [Übersetzung MM]

11 https://www.theguardian.com/science/2012/dec/17/paralysed-woman-robotic-arm-pittsburgh [Übersetzung MM]

12 https://www.technologyreview.com/s/536806/a-swiss-army-knife-for-neuroscience/

13 http://stm.sciencemag.org/content/early/2016/10/12/scitranslmed.aaf 8083

14 http://science.sciencemag.org/content/early/2015/03/11/science.12618 21.full

15 https://www.nature.com/articles/srep01319#/f1

16 https://academic.oup.com/brain/article/137/4/e269/365559/A-rare-ana tomical-variation-newly-identifies-the

Station 4

1 Economist vom 6. Januar 2018, S. 7

2 Hine, Robert V., John Mack Faragher: The American West: A New Interpretive History. New Haven 2000, S. 10

3 Joachim Schummer: Symmetrie und Schönheit in Kunst und Wissenschaft. In: Wolfgang Krohn (Hg.): Ästhetik der Wissenschaft. Sonderband der Zeitschrift für Ästhetik und Allgemeine Kunstwissenschaft 7/2006, S. 59 – 78

4 http://www.sciencedirect.com/science/article/pii/S0896627301004913
5 Robert Musil: Der mathematische Mensch. In: Ders.: Gesammelte Werke, Band II. Reinbek bei Hamburg 1978, S. 1004
6 Michel Foucault: Die Ordnung der Dinge. Eine Archäologie der Humanwissenschaften. Frankfurt 1988, S. 416
7 http://www.neurotechreports.com/pages/neurotechnology-market-data-2016-2020.html
8 Olga Khazan: The Brain Bro. The Atlantic 10/2016, S. 20. [Übersetzung MM]
9 Barbara Sahakian & Sharon Morein-Zamir: Professor's little helper. Nature 450/2007, S. 1157–1159. [Übersetzung MM]
10 Zitiert nach: Seven Levy: Why you will one day have a chip in your brain. https://www.wired.com/story/why-you-will-one-day-have-a-chip-in-your-brain/ [Übersetzung MM]
11 Walter Isaacson: Steve Jobs. Die autorisierte Biografie des Apple-Gründers. München 2011, S. 56
12 Timothy Leary: Flashbacks: A Personal and Cultural History of an Era. Los Angeles 1983, S. 253. Deutsche Übersetzung nach Jörg Böckem et al.: High Sein: Ein Aufklärungsbuch. Berlin 2015
13 https://www.wired.de/collection/life/ausgabe-0715-high-performer
14 Zack Lynch: The Neuro Revolution. New York 2010. [With Byron Laursen]
15 Jerome C. Wakefield, Allan V. Horwitz: Psychiatry's Continuing Expansion of Depressive Disorder. In: Jerome C. Wakefield & Steeves Demazeux (Hg.): Sadness or Depression? History, Philosophy and Theory of the Life Sciences. Dordrecht 106, S. 173–203
16 https://www.fda.gov/iceci/criminalinvestigations/ucm260715.htm
17 Jonathan Crary: 24/7. Schlaflos im Spätkapitalismus. Berlin 2014, S. 15
18 Karl Marx: Grundrisse der Politischen Ökonomie. In: Karl Marx: Grundrisse der Kritik der Politischen Ökonomie. Marx-Engels-Werkausgabe, Band 42. Berlin 1990, S. 13
19 Ebenda
20 Ray Kurzweil: Menschheit 2.0. Die Singularität naht. Berlin 2014
21 Ray Kurzweil: Homo s@piens. Leben im 21. Jahrhundert – was bleibt vom Menschen? Köln 1999, S. 199
22 Georg Franck: Mentaler Kapitalismus. Eine politische Ökonomie des Geistes. München, Wien 2005, S. 15
23 Georg Franck: Ökonomie der Aufmerksamkeit: ein Entwurf. München 1998
24 Max Horkheimer & Theodor W. Adorno: Dialektik der Aufklärung. Philosophische Fragmente. Frankfurt 1988
25 Pierre Bourdieu: Ökonomisches Kapital, kulturelles Kapital, soziales

Kapital. In: Reinhard Kreckel (Hg.): Soziale Ungleichheiten (Soziale Welt Sonderband 2). Göttingen 1983, S. 183–198
26 Hennric Jokeit & Ewa Hess: Neurokapitalismus. In: Merkur 721/2009, S. 541–545

Ich – jetzt noch besser:
Vom Verstehen-Wollen zum Brainhacking

Station 5

1 Gary Wolf: The Data-Driven Life. In: New York Times Magazin vom 2. Mai 2010, S. 38–45. [Übersetzung MM]
2 Benjamin Franklin: Mémoires de la vie privée de Benjamin Franklin écrits par lui-méme, et adressés a son fils; suivis d'un précis historique de sa vie politique, et de plusieurs pièces, relatives à ce père de la liberté. Paris 1791, S. 97
3 Gary Wolf, a. a. O., S. 40 [Übersetzung MM]
4 Ebenda, S. 44 [Übersetzung MM]
5 Melanie Swan: The Quantified Self: Fundamental Disruption in Big Data Science and Biological Discovery. In: Big Data 2/2013, S. 85–99
6 Michael Moorstedt: Erscanne dich selbst! In: Heinrich Geiselberger & Tobias Moorstedt (Hg.): Big Data. Das neue Versprechen der Allwissenheit. Berlin 2013, S. 67–75
7 https://vimeo.com/49791232
8 Lars Distelhorst: Die Glühbirne und der Möbelpacker. Über den Begriff »Leistung« als leere Abstraktion. In: Felix Klopotek & Peter Scheiffele (Hg.): Zonen der Selbstoptimierung. Berichte aus der Leistungsgesellschaft. Berlin 2016, S. 35–52, hier S. 46
9 Konrad Paul Liessmann: Bilden, optimieren, perfektionieren. Über neue Menschen, Bioingenieure und Transhumanisten. In: Neue Zürcher Zeitung vom 19. September 2015, S. 55
10 Friedrich Nietzsche: Die fröhliche Wissenschaft, viertes Buch. In: Ders.: Werke in drei Bänden. München 1954, Band 2, S. 197
11 Es gibt verschiedene Stimulationsmethoden, die derzeit intensiv erforscht werden: Die transkranielle Gleichstromstimulation (tDCS), bei der die Nervenzellen unter dem Pluspol aktiviert, die unter dem Minuspol gehemmt werden. Bei der transkraniellen Magnetstimulation (TMS, rTMS) wird ein Magnetfeld am Gehirn angelegt, durch das im Gehirn ein leichter Stromfluss entsteht. Dann gibt es noch das »Transdermal Electrical Neurosignaling« (TEN), bei dem bestimmte Hirnareale mit einem hochfrequenten elektrischen Impuls stimuliert

werden. Siehe auch: https://thebrainstimulator.net/brain-stimulation-comparison/ und https://www.nature.com/articles/srep13865

12 https://www.ncbi.nlm.nih.gov/pmc/articles/PMC2270099/

13 https://www.researchgate.net/profile/Michael_Nitsche/publication/10 710628_Facilitation_of_Implicit_Motor_Learning_by_Weak_Transcra nial_Direct_Current_Stimulation_of_the_Primary_Motor_Cortex_ in_the_Human/links/09e4150ae2024da0f0000000/Facilitation-of-Implicit-Motor-Learning-by-Weak-Transcranial-Direct-Current-Sti mulation-of-the-Primary-Motor-Cortex-in-the-Human.pdf

14 https://www.wsj.com/articles/the-weird-world-of-brain-hacking-1447 096569 [Übersetzung MM]

15 National Academies of Science, Engineering and Medicine: Non-Invasive Neuromodulation of the Central Nervous System: Opportu nities and Challenges. Workshop Summary. Washington 2015, S. 45 ff.

16 https://www.theguardian.com/science/2016/nov/07/us-military-suc cessfully-tests-electrical-brain-stimulation-to-enhance-staff-skills

Station 6

1 https://www.welt.de/wirtschaft/karriere/leadership/article13498370/ Schlafmangel-belastet-Spitzenpolitiker-und-Manager.html

2 https://qz.com/1000370/the-days-and-nights-of-elon-musk-how-he-spends-his-time-at-work-and-play/

3 https://www.rand.org/randeurope/research/projects/the-value-of-the-sleep-economy.html

4 Arianna Huffington: The Sleep Revolution. Transforming your Life on Night at a Time. New York 2016

5 Jonathan Crary: 24/7. Schlaflos im Spätkapitalismus. Berlin 2014, S. 16, 19

6 http://www.newyorker.com/science/maria-konnikova/why-cant-we-fall-asleep

7 Peter Dogs: Gefühle sind keine Krankheit. Berlin 2017, S. 120

8 https://qz.com/1091769/the-2017-nobel-prize-in-medicine-goes-to-hall-rosbash-and-young-for-their-work-explaining-circadian-rhythm/

9 http://www.newyorker.com/science/maria-konnikova/why-we-sleep [Übersetzung MM]

10 http://www.pnas.org/content/112/4/1232.full.pdf

11 http://www.newyorker.com/science/maria-konnikova/the-walking-dead

12 http://www.nature.com/npp/journal/v25/n1s/full/1395768a.html

13 https://www.ncbi.nlm.nih.gov/pmc/articles/PMC3181883/

14 http://www.sciencedirect.com/science/article/pii/S0140673699013768

15 http://www.sciencedirect.com/science/article/pii/096054289500002J

16 http://www.sciencedirect.com/science/article/pii/S0889159103000783

17 https://link.springer.com/article/10.1007/s11065-010-9154-6
18 http://science.sciencemag.org/content/342/6156/373
19 https://www.nature.com/articles/nn.2433
20 http://science.sciencemag.org/content/290/5490/350
21 https://globenewswire.com/news-release/2015/07/31/756724/10144080/en/Global-Sleep-Aids-Market-Will-Reach-US-80–8-Bn-by-2020-Persistence-Market-Research.html
22 Bill Hayes: Sleep Demons. An Insomniac's Memoir. New York 2001, S. 5 [Übersetzung MM]
23 https://www.scientificamerican.com/article/human-sleep-project-could-unlock-the-secrets-to-a-good-nights-rest/
24 https://www.ncbi.nlm.nih.gov/pmc/articles/PMC4412888/
25 http://www.cell.com/current-biology/abstract/S0960–9822(15)01240-3
26 https://www.ncbi.nlm.nih.gov/pubmed/24962994
27 Gottlieb Duttweiler Institute: Die Zukunft des Schlafens. Neue Märkte in der Always-on-Gesellschaft. Rüschlikon/Zürich 2014
28 https://www.nytimes.com/2017/04/08/fashion/sleep-tips-and-tools.html

Station 7

1 Angelika Prentner: Bewusstseinsverändernde Pflanzen von A – Z. Wien 2010, S. 79
2 Albert Hofmann: LSD – mein Sorgenkind. Die Entdeckung einer Wunderdroge. Stuttgart 1979, S. 35
3 Aldous Huxley: Die Pforten der Wahrnehmung. Himmel und Hölle. Erfahrungen mit Drogen. München 1998, S. 8
4 International Narcotics Control Board: Report 2014. Wien 2014, S. 38
5 https://www.ncbi.nlm.nih.gov/books/NBK305684/, https://www.incb.org/documents/Publications/AnnualReports/AR2014/English/methylphenidate.pdf
6 Barbara Sahakian & Sharon Marein-Zamir: Professor's little helper. Nature 450/2007, S. 1157 – 1159
7 http://www.nature.com/news/2008/080409/full/452674a.html
8 Nicholas Rasmussen: On Speed: The Many Lives of Amphetamin. New York 2009
9 https://www.dak.de/dak/gesundheit/dak-gesundheitsreport-2015–1587898.html
10 Casey Schwartz: Generation Adderall. The Atlantic, 12. Oktober 2016. [Übersetzung MM]
11 Carey Dunne: Millenials took Adderall to get through school. Quartz, 19. Oktober 2016
12 https://www.theparisreview.org/blog/2016/01/28/the-invention-of-serendipity/

13 http://dx.doi.org/10.1080/10400419.2011.571191

14 Guilford, Joy Paul: The Structure of Intellect. Psychological Bulletin, 4/1956, S. 267 – 293

15 Guilford, Joy Paul: Creativity: Retrospect and Prospect. The Journal of Creative Behavior 3/1970, S. 149 – 168

16 http://www.sciencedirect.com/science/article/pii/S0092867415009629

17 https://techcrunch.com/2008/07/15/how-many-of-our-startup-execu tives-are-hopped-up-on-provigil/

18 https://www.ft.com/content/0a5a4404-7c8e-11e7-ab01-a13271d1ee9c

19 https://www.newyorker.com/magazine/2009/04/27/brain-gain [Übersetzung MM]

Station 8

1 http://science.sciencemag.org/content/332/6027/346

2 Niklas Luhmann: Aufsätze und Reden. Herausgegeben von Oliver Jahraus. Stuttgart 2001, S. 78

3 Viktor Mayer-Schönberger: Delete: The Virtue of Forgetting in the Digital Age. Princeton 2011

4 Richard H. Thaler & Cass Sunstein: Nudge. Wie man kluge Entscheidungen anstößt. Berlin 2009

5 https://www.wired.com/story/our-minds-have-been-hijacked-by-ourphones-tristan-harris-wants-to-rescue-them/ [Übersetzung MM]

6 https://www.technologyreview.com/s/608430/growing-up-with-alexa/

7 https://www.heise.de/newsticker/meldung/Amazon-Echo-Nachrich tensprecher-loest-Massenbestellung-aus-3591039.html

8 http://www.fr.de/kultur/netz-tv-kritik-medien/netz/kuenstliche-intel ligenz-facebook-will-suizid-absichten-erkennen-a-1397406

9 https://www.facebook.com/zuck/videos/10103661167577621/ [Übersetzung MM]

10 http://spectrum.ieee.org/the-human-os/biomedical/bionics/new-recordfor-typing-by-brain-paralyzed-man-uses-brain-implant-to-type-8-words-per-minute

11 https://www.theguardian.com/technology/2017/apr/19/facebook-mindreading-technology-f8 [Übersetzung MM]

12 https://spectrum.ieee.org/biomedical/devices/silicon-valleys-latestcraze-brain-tech

13 http://www.potomacinstitute.org/images/stories/publications/Neuro TrendsAug2015.pdf, S. 5

14 http://foreignpolicy.com/2015/09/14/this-is-your-brain-this-is-yourbrain-as-a-weapon-darpa-dual-use-neuroscience/

Station 9

1 https://kernel.co/ [Übersetzung MM]
2 Zitiert nach http://spectrum.ieee.org/the-human-os/biomedical/ima ging/why-mary-lou-jepsen-left-facebook-to-transform-heath-care-and-invent-consumer-telepathy [Übersetzung MM]
3 https://www.nanalyze.com/2017/10/29-neurotech-companies-interfa cing-brain/
4 https://www.theguardian.com/science/2013/apr/02/obama-brain-ini tiative-fight-disease
5 http://www.sciencemag.org/news/2014/06/45-billion-price-tag-brain-initiative
6 https://www.tagesanzeiger.ch/wissen/technik/Hirnforscher-kritisieren-Megaprojekt/story/19073538
7 http://neurofuture.eu/
8 http://www.pewinternet.org/2016/07/26/u-s-public-wary-of-biomedi cal-technologies-to-enhance-human-abilities/
9 https://sharpbrains.com/blog/2015/05/06/first-ever-pervasive-neuro technology-report-finds-10000-patent-filings-transforming-medicine-entertainment-and-business/ [Übersetzung MM]
10 http://www.cltampa.com/news-views/article/20714210/the-father-of-cyborgs
11 https://www.ncbi.nlm.nih.gov/pubmed/10896186
12 https://www.washingtonpost.com/archive/politics/1999/01/17/turning-thoughts-into-action/a7c18fc2-ec9c-46c5–8a4b-a9e73bf506b5/?utm_term=.784055135213
13 https://www.wired.com/2016/01/phil-kennedy-mind-control-compu ter/
14 http://www.businessinsider.de/scientist-gets-his-own-brain-implant-2015–11?r=US&IR=T
15 https://www.technologyreview.com/s/543246/to-study-the-brain-a-doctor-puts-himself-under-the-knife/
16 https://www.scientificamerican.com/article/wireless-brain-implant-allows-ldquo-locked-in-rdquo-woman-to-communicate/ [Übersetzung MM]
17 http://journals.plos.org/plosbiology/article?id=10.1371/journal.pbio.10 02593
18 https://jobs.lever.co/neuralink/6c31789f-b30a-42ce-9b11–1f4e75377a3e [abgerufen am 9.9.2017]
19 http://fortune.com/2011/12/14/video-steve-jobs-in-1980-on-pcs-as-bicycles-for-the-mind/
20 Eric R. Kandel et. al: Neurowissenschaften. Eine Einführung. Heidel berg 2011, S. 40 f.

21 https://www.eurekalert.org/pub_releases/2006–07/uops-prc072606.php

22 https://waitbutwhy.com/2017/04/neuralink.html [Übersetzung MM]

23 https://www.forbes.com/sites/robertwolcott/2017/03/30/virtual-reality-sex-and-chocolate-cake-desire-in-a-post-virtual-world/#32312e4373a6

24 Irving Janis: Groupthink. In: Psychology Today 5/1971, S. 43–46, 74–76

25 https://waitbutwhy.com/2017/04/neuralink.html

26 https://www.ncbi.nlm.nih.gov/pmc/articles/PMC4373558/

27 https://www.technologyreview.com/s/534206/a-brain-computer-interface-that-works-wirelessly/

28 https://www.ncbi.nlm.nih.gov/pmc/articles/PMC4010778/

29 http://www.nature.com/news/2002/020502/full/news020429–8.html

Identität und Freiheit:
Wer bin ich, und woher soll ich das noch wissen?

Station 10

1 http://edition.cnn.com/2017/09/05/opinions/russia-weaponize-ai-opinion-allen/index.html [Übersetzung MM]

2 Zitiert nach https://www.theguardian.com/technology/2016/jun/12/nick-bostrom-artificial-intelligence-machine [Übersetzung MM]

3 https://edoras.sdsu.edu/~vinge/misc/singularity.html [Übersetzung MM]

4 https://www.theguardian.com/science/2016/oct/19/stephen-hawking-ai-best-or-worst-thing-for-humanity-cambridge [Übersetzung MM]

5 Paul Virilio: Politics of the Very Worst. Boston 1999, S. 89 [Übersetzung MM]

6 Marvin Minsky: The Society of Mind. New York 1988

7 https://hbr.org/cover-story/2017/07/the-business-of-artificial-intelligence

8 https://www.sciencedaily.com/releases/2013/10/131010205325.htm

9 https://www.wired.com/2017/04/the-myth-of-a-superhuman-ai/

10 https://www.newyorker.com/business/currency/the-hype-and-hope-of-artificial-intelligence [Übersetzung MM]

11 https://arxiv.org/pdf/1705.08807.pdf

12 https://www.fastcodesign.com/90132632/ai-is-inventing-its-own-perfect-languages-should-we-let-it

13 https://www.wsj.com/articles/to-keep-up-with-ai-well-need-high-tech-brains-1509120930

Station 11

1 http://www.nature.com/nature/journal/v522/n7556/abs/nature14514.html

2 http://www.cell.com/cell/fulltext/S0092–8674(16)31743–3

3 Suzanne Corkin: Permanent Present Tense. The Unforgettable Life of the Amnesic Patient H. M. New York 2013

4 https://www.sciencedaily.com/releases/2015/09/150929142524.htm

5 https://www.nature.com/neuro/journal/v18/n4/full/nn.3970.html

6 Michio Kaku: Die Physik des Bewusstseins. Über die Zukunft des Geistes. Reinbek bei Hamburg 2015, S. 184 ff.

7 Ebenda, S. 184

8 Julia Shaw: Das trügerische Gedächtnis. Wie unser Gehirn Erinnerungen fälscht. München 2016

9 http://journals.sagepub.com/doi/abs/10.1177/0956797614562862

10 https://www.theverge.com/a/luka-artificial-intelligence-memorial-roman-mazurenko-bot#conversation10

Station 12

1 Isaac Asimov: Runaround. In: Astounding Science Fiction 3/1942, S. 94 – 103.

2 https://www.nytimes.com/2017/09/01/opinion/artificial-intelligence-regulations-rules.html?_r=0

3 https://www.wired.com/2015/07/hackers-remotely-kill-jeep-highway/

4 https://www.wired.com/story/malware-dna-hack/

5 Jens Clausen et al.: Help, hope, and hype: Ethical dimensions of neuroprosthetics. In: Science 6345/2017, S. 1338 – 1339

6 https://www.ncbi.nlm.nih.gov/pubmed/19569895

7 Michio Kaku: Die Physik des Bewusstseins. Über die Zukunft des Geistes. Reinbek bei Hamburg 2015, S. 114 f.

8 https://www.newyorker.com/magazine/2017/08/21/julian-assange-a-man-without-a-country

9 http://www.sciencedirect.com/science/article/pii/S0925231215004725

10 http://www.noliemri.com/index.htm

11 https://papers.ssrn.com/sol3/papers.cfm?abstract_id=1708374

12 Marcello Ienca & Roberto Andorno: Towards new human rights in the age of neuroscience and neurotechnology. In: Life Science, Society and Policy 5/2017, S. 1 – 27

13 https://www.forbes.com/2009/10/09/neuroimaging-neuroscience-mind-reading-opinions-contributors-paul-root-wolpe.html

14 Marcello Ienca & Roberto Andorno: a. a. O., S. 15

15 http://www.worldneurosurgery.org/article/S1878-8750(16)30272-8/ abstract

16 Eric Schmidt & Jared Cohen: The New Digital Age: Reshaping the Future of People, Nations and Business. New York 2013, S. 36

17 Paul Tiedemann: Identity and human rights. In: Ders.: Right to Identity. Stuttgart 2016, S. 11 – 43

18 https://www.ncbi.nlm.nih.gov/pubmed/26341901

19 https://digitalcharta.eu/

20 Isaiah Berlin: Freiheit. Vier Versuche. Frankfurt a. M. 2006

21 https://www.wired.com/2008/03/st-kia-26/

22 Anjan Chatterjee: Cosmetic Neurology and Cosmetic Surgery: Parallels, Predictions, and Challenges. Cambridge Quarterly of Healthcare Ethics. 16/2007, S. 129 – 137

23 https://www.theatlantic.com/magazine/archive/2016/07/the-war-on-stupid-people/485618/

24 Ebenda. [Übersetzung MM]

25 Siehe beispielsweise https://www.researchgate.net/profile/Filip_Lievens/publication/51689062_The_Validity_of_Interpersonal_Skills_Assessment_Via_Situational_Judgment_Tests_for_Predicting_Academic_Success_and_Job_Performance/links/0fcfd50dd60da123d60000 00.pdf

26 Thilo Sarrazin: Deutschland schafft sich ab. Wie wir unser Land aufs Spiel setzen. München 2010, S. 123

27 Michael Haller & Martin Niggeschmidt (Hg.): Der Mythos vom Niedergang der Intelligenz: Von Galton zu Sarrazin. Die Denkmuster und Denkfehler der Eugenik. Wiesbaden 2012

28 Slavoj Žižek: Das Ende der Menschlichkeit. In: Neue Zürcher Zeitung vom 23. 08. 2017, S. 40

Station 13

1 Harlow, John Martyn (1868). Recovery from the Passage of an Iron Bar through the Head. Publications of the Massachusetts Medical Society. 3/1868, S. 327 – 47

2 António R. Damásio: Descartes' Irrtum. Fühlen, Denken und das menschliche Gehirn. München 1994

3 John C. Eccles: Wie das Selbst sein Gehirn steuert. München 1994, S. 261

4 John C. Eccles (Hg.): Brain and Conscious Experience. Vatikan Stadt 1965, S. XIX f.

5 Karl R. Popper & John C. Eccles: Das Ich und sein Gehirn. München 1989, S. 156 f.

6 Markus Gabriel: Ich ist nicht Gehirn. Berlin 2015

7 Walter Benjamin: Das Kunstwerk im Zeitalter seiner technischen

Reproduzierbarkeit. In: Rolf Tiedemann und Hermann Schweppen-häuser (Hg.): Gesammelte Schriften. Band I, Werkausgabe Band 2. Frankfurt am Main 1980, S. 431–469

8 Emil Du Bois-Reymond: Über die Grenzen des Naturerkennens. Leipzig 1872, S. 464

9 Michael Pauen: Die Natur des Geistes. Frankfurt am Main 2016

10 Thomas Nagel: What is it like to be a bat? In: The Philosophical Review 4/1974, S. 435–450

11 John R. Searle: Is the Brain's Mind a Computer Program? In: Scientific American, 1/1990, S. 26–31

12 Edward O. Wilson: On Free Will. And how the brain is like a colony of ants. In: Harper's Magazine, September 2014, S. 51 [Übersetzung MM]

13 Christof Koch: Consciousness. Confessions of a Romantic Reductionist. Cambridge/Mass. 2012

14 http://journals.plos.org/ploscompbiol/article?id=10.1371/journal.pcbi.1003588

15 Daniel Gilbert: Stumbling on Happiness. New York 2006, S. 5.

16 http://www.michaelzimmer.org/2010/05/14/facebooks-zuckerberg-having-two-identities-for-yourself-is-an-example-of-a-lack-of-integrity/ [Übersetzung MM]

17 Amartya Sen: Die Identitätsfalle. Warum es keinen Krieg der Kulturen gibt. München 2007

18 Bernard J. Baars: In the Theater of Consciousness. The Workspace of the Mind. Oxford 1997

19 Jean Piaget: Der Aufbau der Wirklichkeit beim Kinde. Stuttgart 1975, S. 197

20 https://www.heise.de/newsticker/meldung/Das-Gehirn-ist-ein-Computer-152236.html

21 Hans H. Kornhuber & Lüder Deecke: Hirnpotentialänderungen bei Willkürbewegungen und passiven Bewegungen des Menschen: Bereitschaftspotential und reafferente Potentiale. In: Pflügers Archiv 284/1965, S. 1–17

22 Benjamin Libet: Unconscious cerebral initiative and the role of conscious will in voluntary action. In: The Behavioral and Brain Sciences 8/1985, S. 529–566

23 http://www.nature.com/news/2008/080411/full/news.2008.751.html

24 Christian Geyer (Hg.): Hirnforschung und Willensfreiheit: zur Deutung der neuesten Experimente. Frankfurt am Main 2004

25 http://www.tagesspiegel.de/weltspiegel/gesundheit/der-freie-wille-ist-eine-illusion/357466.html

26 Sam Harris: Free Will. New York 2012, S. 47

27 http://www.tagesspiegel.de/weltspiegel/gesundheit/der-freie-wille-ist-eine-illusion/357466.html

28 Edward O. Wilson: a. a. O., S. 52. [Übersetzung MM]
29 http://www.spiegel.de/spiegel/print/d-144021694.html
30 http://www.mitpressjournals.org/doi/full/10.1162/jocn_a_00479
31 Schopenhauer sagte sinngemäß: »Der Mensch kann zwar tun, was er
will, aber er kann nicht wollen, was er will.«
32 https://www.ncbi.nlm.nih.gov/pubmed/15048692
33 https://medium.com/@timleberecht/our-exponential-selves-identity-
in-the-digital-romantic-age-3a7669c76d19

Endstation?

1 Stephen Jay Gould: Illusion Fortschritt. Die vielfältigen Wege der Evolution. Frankfurt am Main 1998, S. 48
2 Yuval Noah Harari: Homo Deus. Eine Geschichte von morgen. München 2017, S. 69
3 Karl Kraus: Apokalypse. In: Ders.: Werke, Band 8. München 1960, S. 11